国家卫生健康委员

全国高等职业教育配套教材

供临床医学专业用

妇产科学
实训及学习指导

主　编　王泽华　王艳丽

副主编　李淑文　晋丽平　李惠新

编　者（以姓氏笔画为序）

王良玉（曲靖医学高等专科学校）

王泽华（华中科技大学同济医学院附属协和医院）

王艳丽（哈尔滨医科大学大庆校区）

杨　萍（石河子大学医学院第一附属医院）

李　敏（重庆医科大学第二附属医院）

李淑文（大庆医学高等专科学校）

李惠新（上海健康医学院附属周浦医院）

吴　畏（南京医科大学第一附属医院）

张　媛（华中科技大学同济医学院附属协和医院）

张秀芬（沧州医学高等专科学校）

陈　红（齐鲁医药学院）

赵荣伟（内蒙古医科大学附属医院）

袁超燕（湖北民族学院附属民大医院）

晋丽平（长治医学院附属和平医院）

谭布珍（南昌大学第二附属医院）

人民卫生出版社

图书在版编目（CIP）数据

妇产科学实训及学习指导 / 王泽华，王艳丽主编. —北京：
人民卫生出版社，2019

ISBN 978-7-117-28653-4

Ⅰ. ①妇… Ⅱ. ①王… ②王… Ⅲ. ①妇产科学 - 高等职业
教育 - 教学参考资料 Ⅳ. ①R71

中国版本图书馆 CIP 数据核字（2019）第 133902 号

| 人卫智网 | www.ipmph.com | 医学教育、学术、考试、健康，购书智慧智能综合服务平台 |
| 人卫官网 | www.pmph.com | 人卫官方资讯发布平台 |

妇产科学实训及学习指导

主　　编：王泽华　王艳丽
出版发行：人民卫生出版社（中继线 010-59780011）
地　　址：北京市朝阳区潘家园南里 19 号
邮　　编：100021
E - mail：pmph @ pmph.com
购书热线：010-59787592　010-59787584　010-65264830
印　　刷：河北环京美印刷有限公司
经　　销：新华书店
开　　本：787 × 1092　1/16　印张：14
字　　数：358 千字
版　　次：2019 年 8 月第 1 版　2024 年 2 月第 1 版第 2 次印刷
标准书号：ISBN 978-7-117-28653-4
定　　价：33.00 元

打击盗版举报电话：010-59787491　E-mail：WQ @ pmph.com
（凡属印装质量问题请与本社市场营销中心联系退换）

　　本书是全国高等职业教育教材《妇产科学（第8版）》的配套教材。本书以三年制临床医学专业教学大纲为依据，以教材为基础，为适应新一轮医学教育改革和国家执业助理医师资格考试的需要而组织编写的，供教学辅导及学生为巩固所学知识复习使用。

　　全书分实训指导和学习指导两部分。实训指导与临床紧密结合，为妇产科临床常用的基本操作技能实训，包括产科四步触诊、骨盆外测量、产科肛门及阴道检查、产程图、胎儿电子监护、正常分娩助产、妇科检查、宫颈脱落细胞学检查、诊断性刮宫、阴道后穹隆穿刺十项内容。学习指导包括：①重点、难点解析；②练习题；③参考答案。重点、难点解析为教材的精华所在，帮助学生在课后复习中抓住重点，弄懂难点，举一反三，融会贯通。练习题分选择题、填空题、名词解释、简答题及案例分析题。试题内容力求少而精，紧扣国家执业助理医师资格考试大纲，题意清楚，知识点突出，综合性强，注重妇产科理论与临床实践相结合。

　　由于编写人员水平有限，难免有不妥之处，恳请使用本教材的广大师生和妇产科同道们批评指正，以便再版时改进。

王泽华　王艳丽

2019年3月

目　录

第一部分　实　训　指　导

第二部分　学　习　指　导

第一部分　实训指导

实训一　产科四步触诊

【实训目的】

1. 学会对妊娠 20 周后孕妇进行腹部四步触诊的方法,以判断胎产式、胎先露、胎方位及胎先露是否衔接。
2. 学会与孕妇沟通,关心、体贴孕妇,并能为孕妇进行孕期健康指导。

【情景案例】

王女士,28 岁,G_1P_0,宫内妊娠 36 周来医院定期产前检查。医师诊断为:第一胎宫内妊娠 36 周、活胎未临产。请为其进行腹部四步触诊。

【操作前准备】

1. 用物准备　诊断床、孕妇腹部触诊模型。
2. 孕妇准备　排空膀胱,松解裤带,取仰卧位、暴露腹部。
3. 医师准备　穿白大褂、戴口罩帽子,洗手。位于孕妇右侧,与孕妇交流,告知孕妇检查目的,取得其配合。

【操作步骤】

嘱孕妇排尿后仰卧在检查床上,头部稍垫高,暴露腹部并放松,双腿略屈曲稍分开。检查者站于孕妇右侧进行检查,前 3 步面向孕妇头侧进行检查,第 4 步面向孕妇足端检查。

第 1 步:检查者两手置于宫底部,测得宫底高度,估计胎儿大小与妊娠周数是否相符。然后以两手指腹相对交替轻推,判断宫底部的胎儿部分。硬而圆且有浮球感为胎头,软而宽且形状略不规则为胎臀。若在宫底部未触及大的部分,可能为横产式。

第 2 步:检查者两手分别置于腹部左右两侧,一手固定,另一手轻轻深按检查,两手交替,分辨胎背及胎儿四肢的位置。平坦饱满者为胎背,并确定胎背向前、侧或后方。可变形的高低不平部分是胎儿肢体,若感胎儿肢体活动,更易诊断。

第 3 步:检查者右手拇指与其余 4 指分开,置于耻骨联合上方,握住胎先露部,判断先露是胎头或胎臀,左右推动以确定是否衔接。若胎先露部仍浮动,说明先露尚未入盆。若已衔接,则胎先露部不能被推动。

第 4 步:检查者两手分别置于胎先露部的两侧,向骨盆入口方向向下深按,再次核对胎先露部,并判断胎先露部入盆的程度。若胎儿先露部为胎头,在两手分别下按的过程中,一手可顺利进入骨盆入口,另一手则被胎头隆起部阻挡不能顺利进入,该隆起部称胎头隆突。枕先露时,胎头隆突为额骨,与胎儿肢体同侧;面先露时,胎头隆突为枕骨,与胎背同侧,但多不清楚。

【操作后处理】

1. 扶孕妇坐起下床。
2. 告知胎儿大小及胎方位是否正常,胎儿是否入盆。
3. 若有异常,告知孕妇注意事项。

【注意事项】

1. 关爱孕妇,注意保暖、遮挡。
2. 检查时体位及手法要正确,动作轻柔。
3. 注意保护孕妇隐私。

实训二 骨盆外测量

【实训目的】

1. 学会对妊娠 20 周后孕妇进行骨盆外测量的方法,以间接判断其骨盆大小。
2. 学会与孕妇沟通,关心、体贴孕妇,并能为孕妇进行孕期健康指导。

【情景案例】

某初孕妇,28 岁,宫内妊娠 32 周来医院定期产前检查。医师诊断为:第一胎宫内妊娠 32周、LOA、活胎未临产。请为其进行骨盆外测量。

【操作前准备】

1. 用物准备 诊断床、骨盆测量器。
2. 孕妇准备 排空膀胱,松解裤带,取仰卧位、暴露腹部。
3. 医师准备 穿白大褂、戴口罩帽子,洗手。位于孕妇右侧,与孕妇交流,告知孕妇检查目的,取得其配合。

【操作步骤】

1. 髂棘间径 孕妇取伸腿仰卧位,测量两髂前上棘外缘间的距离。正常值为 23~26cm。
2. 髂嵴间径 孕妇取伸腿仰卧位,测量两髂嵴外缘间最宽的距离。正常值为 25~28cm。
3. 骶耻外径 孕妇取左侧卧位,左腿屈曲,右腿伸直,测量第 5 腰椎棘突下凹陷处(相当于米氏菱形窝的上角)至耻骨联合上缘中点的距离,正常值为 18~20cm。
4. 坐骨结节间径或出口横径 孕妇取仰卧位,两腿弯曲,双手抱双膝,测量两坐骨结节内缘间的距离,正常值为 8.5~9.5cm。也可用检查者的手拳估测,能容纳成人横置手拳则属正常。若小于 8cm 应加测出口后矢状径。
5. 耻骨弓角度 用两拇指尖斜着对拢,放置于耻骨联合下缘,左右两拇指平放在耻骨降支上面。测量两拇指之间的角度为耻骨弓角度。正常值为 90°,小于 80° 为异常。

【操作后处理】

1. 扶孕妇坐起下床。
2. 告知其骨盆大小,为其判断是否正常。
3. 若骨盆异常,交代孕妇注意事项。

【注意事项】

1. 关爱孕妇,冬天检查注意保暖。
2. 检查时体位要正确,手法要正确,动作要轻柔。
3. 注意保护孕妇隐私。

实训三　产科肛门及阴道检查

【实训目的】

1. 学会临产后肛门及阴道检查的方法,以了解宫颈软硬、薄厚、扩张程度,是否破膜,骨盆腔大小,胎方位及胎先露下降程度。
2. 学会与产妇沟通,关心、体贴产妇,并能提供有效的产时指导。

【情景案例】

张女士,32 岁,G_1P_0,妊娠 40 周,阵发性腹痛 5h 入院。医师诊断为:第一胎宫内足月妊娠自然临产,胎心正常。请为其进行肛查,如肛查不清,请进行阴道检查。

【操作前准备】

1. 用物准备　一次性臀垫、消毒纸、润滑剂、消毒棉球、无菌手套。
2. 产妇准备　排空膀胱,松解裤带,取仰卧位、暴露会阴。
3. 医师准备　穿白大褂、戴口罩帽子,洗手。位于产妇右侧,告知产妇检查目的,取得其配合。

【操作步骤】

1. 让产妇排尿、取仰卧位,两腿屈曲分开,医务人员站在产妇右侧检查。
2. 肛查
（1）为避免粪便污染阴道,先用消毒纸遮盖阴道口。检查者右手示指戴指套蘸润滑剂轻轻伸入直肠内,拇指伸直,其余手指屈曲以利示指深入。
（2）示指向后触及尾骨尖端,了解尾骨活动度,再查两侧坐骨棘是否突出并确定胎头高低,然后用指端掌侧探查子宫颈口,摸清其四周边缘,估计宫颈管消退状况和宫口扩张的厘米数。摸清胎位,有无血管波动。
3. 阴道检查　若肛查不清、宫口扩张及胎头下降程度不明、疑有脐带先露或脐带脱垂、轻度头盆不称,经试产 4~6h 产程进展缓慢者,可进一步进行阴道检查。

（1）外阴消毒（顺序消毒两侧大小阴唇、肛周 2 遍）。

（2）右手戴无菌手套，拇指及无名指分开两侧大、小阴唇，示指及中指并拢缓慢轻柔进入阴道内，注意避免碰及肛周。

（3）用指端掌侧探查子宫颈口，扪清宫颈边缘，估计宫颈管消退和宫口扩张状况。摸清先露部为胎头或是胎臀，如为胎头，在宫颈扩张较大时触清矢状缝及囟门确定胎位（矢状缝和囟门是确定胎位的重要标志），并判定胎先露下降程度。注意先露部周围有无血管波动。

4. 肛查及阴道检查过程中的触诊特点

（1）当宫口近开全时，摸到一个窄边。当宫口全开后，则摸不到宫口边缘。

（2）胎膜未破者在胎头前方可触及前羊水囊，有弹性。胎膜已破者能直接触及胎头。

（3）触及有搏动的索状物，考虑为脐带先露或脐带脱垂，需及时处理。

（4）枕后位：盆腔后部空虚，若胎头矢状缝位于母体骨盆右斜径上，前囟在母体骨盆左前方，后囟（枕部）在母体骨盆右后方则为枕右后位，反之为枕左后位。

（5）枕横位：胎头矢状缝位于骨盆横径上，后囟在骨盆正右侧方，则为枕右横位，反之为枕左横位。

（6）胎头高直位：胎头矢状缝与骨盆入口前后径一致，后囟在耻骨联合后，前囟在骶骨前，为胎头高直前位，反之为胎头高直后位。

（7）面先露：如触到高低不平、软硬不均的颜面部，为面先露。

（8）臀先露：①触及软而不规则的胎臀或触到胎足、胎膝，为臀先露。②臀先露时，胎儿胎臀及面部鉴别：若为胎臀，可触及肛门与两坐骨结节位于一条直线上，手指放入肛门内有环状括约肌收缩感，取出手指可见有胎粪；若为颜面，口与两颧骨突出点呈三角形，手指放入口内可触及齿龈和弓状的下颌骨。③臀先露时，胎足与胎手鉴别：胎足趾短而平齐，且有足跟；胎手指长，指端不平齐。

（9）肩先露：肛查不易触及胎先露部，胎膜已破、宫口已扩张者，阴道检查可触到肩胛骨或肩峰、肋骨及腋窝。如腋窝尖端指向胎儿肩部及头端位置，可决定胎头在母体左或右侧。若肩胛骨朝向母体前或后方，可决定肩前位或肩后位。例如胎头在母体右侧，肩胛骨朝向后方，则为肩右后位。若胎手已脱出于阴道口外，可用握手法鉴别胎儿左手或右手，检查者只能与胎儿同侧的手相握。例如肩右前位时左手脱出，检查者用左手与胎儿左手相握，余类推。

（10）复合先露：能触及胎先露部旁有肢体。

（11）当出现胎头水肿、颅骨重叠、囟门触不清时，需行阴道检查借助胎儿耳郭及耳屏位置及方向判定胎位。若耳郭朝向骨盆后方，诊断为枕后位；若耳郭朝向骨盆侧方，诊断为枕横位。

【操作后处理】

1. 协助产妇整理好衣物，盖好被子。

2. 告知产妇骨盆、宫颈扩张及胎儿情况是否正常。

3. 若有异常，告知产妇并做好处理准备。

【注意事项】

1. 关爱产妇，注意保暖、遮挡。

2. 检查时体位及手法要正确，动作轻柔。

3. 注意保护产妇隐私。

实训四 产 程 图

【实训目的】

1. 学会描记宫颈口扩张和胎先露下降曲线,判断产程进展。
2. 学会与产妇沟通,关心、体贴产妇。

【情景案例】

张女士,30 岁,G_1P_0,妊娠 39 周,阵发性腹痛 4h 入院。医师诊断为:第一胎宫内足月妊娠自然临产。请行肛查或阴道检查后,将宫颈口扩张和胎先露下降情况描记在产程图上。

【操作前准备】

1. 用物准备　纸、红蓝铅笔、格尺、产程图表。
2. 医师准备　位于产妇右侧,与产妇交流。

【操作步骤】

1. 潜伏期 4h 查一次,活跃期每 2h 检查一次。将每次检查的结果记录在产程图上。
2. 产程图上描记两条曲线:宫颈扩张曲线由左向右,自下而上用红笔绘制"○",胎头下降曲线由左向右,自上而下用蓝笔绘制"×"。正常情况下,两条曲线在产程中期,即宫口开大 5~6cm 时出现交叉(宫口开大 5~6cm,胎头达到坐骨棘水平),然后分开,宫颈扩张曲线向上,胎头下降曲线向下,直至分娩结束。
3. 产程图上的"0"点是产程开始的时间(即规律宫缩出现的时间)。如果产妇入院时未临产,可以观察宫缩,临产后即可画产程图。如果是在潜伏期入院,直接开始画图。如果是活跃期入院,就以活跃期开始画图。
4. 宫口开大 3cm 为一点,预计 4h 宫口开全为第二个点,连成一条直线,称为警戒线。与警戒线间隔 4h 再划一条与之平行的直线,称为异常线。两者之间称为警戒区。
5. 不论是潜伏期或者是活跃期,如果产程没有进展,应及时处理,将处理方法记录在产程图上,例如转诊、人工破膜、缩宫素静脉滴注、剖宫产等。

【操作后处理】

1. 告知产妇产程进展情况是否正常。
2. 若有异常,要委婉告知,并做好处理准备。

【注意事项】

1. 关爱产妇,注意产妇心理变化。
2. 描记认真,防止遗漏。

实训五 胎儿电子监护

【实训目的】

1. 学会观察孕晚期孕妇胎心率的连续性变化及胎动后胎心率的改变。
2. 学会分析临产后宫缩与胎心的变化关系。
3. 学会关心、体贴孕产妇,并能预测胎儿的安危情况。

【情景案例】

某初孕妇,36 岁,宫内妊娠 37 周,产科门诊常规检查未发现异常,请为她进行胎儿电子监护。

【操作前准备】

1. 用物准备 检查床、胎儿电子监护仪、耦合剂、记录纸。
2. 孕妇准备 排空膀胱,解开裤带,露出腹部,取仰卧偏于左侧位。
3. 医师准备 穿白大衣、戴口罩帽子,洗手。位于孕妇右侧,与孕妇交流,告知孕妇胎儿电子监护的意义,取得其配合。

【操作步骤】

1. 监护开始前记录日期、时间、住院号、姓名、床号、孕周及诊断等。
2. 暖手、轻柔行四步触诊,辨明胎先露、胎方位,听诊胎心,确定胎心音最强、最清晰的部位。
3. 打开监护仪电源,将涂有耦合剂的胎心探头固定于胎心音听诊最响亮处,宫缩探头固定于易于记录胎动的胎儿臀部,告知孕妇手持记录胎动的手动按钮,感到胎动时立即按下按钮。
4. 常规监护时间是 20min,如 20min 内无胎动,再延长 20min 监护时间。
5. 观察胎心率基线、基线变异,胎动时胎心率的变化。有宫缩者尚应注意观察宫缩时胎心率的变化。
6. 填写监护结果,收藏监护资料备日后分析查用。

【操作后处理】

1. 扶孕妇坐起下床,告知其胎心率变化是否正常,并对其指导。
2. 关闭监护仪电源,整理清洁监护仪器。

【注意事项】

1. 产前监护通常 ≥ 34 周开始进行,高危妊娠酌情提前,住院的孕妇入院后即应进行。
2. 胎心率曲线记录混乱或时好时坏,大多是将探头放在了胎儿腹侧,应进行调整。
3. 宫缩时记录混乱或间断,是因胎儿宫缩时下移之故,为避免这种情况,应比无宫缩时定位稍向下 1~2cm。

实训六　正常分娩助产

【实训目的】

1. 学会正常分娩接生及新生儿处理。
2. 学会与产妇沟通,关心、体贴产妇。

【情景案例】

张女士,29岁,G_1P_0,妊娠40周,阵发性腹痛10h入院。医师诊断为:第一胎宫内足月妊娠自然临产。LOA、先露S+3,宫口开全,已破膜。请进行正常分娩接产及新生儿处理。

【操作前准备】

1. 用物准备　产床、接生模型、无菌接生包、胎心听筒或胎心监护仪、外阴冲洗消毒用物、温肥皂水、0.5%活力碘、纱布、棉签、敷料缸、脐带帽、消毒液。
2. 产妇准备　排空膀胱,脱掉一边裤腿,取膀胱截石位,暴露外阴部。
3. 医师准备　戴口罩帽子,洗手,穿无菌衣,消毒会阴,打开产包。位于产妇右侧,与产妇交流,告知产妇分娩是一个正常生理现象,取得其配合。

【操作步骤】

1. 监护产程、胎心　①子宫收缩以手掌放于产妇腹壁上,宫缩时宫体部隆起变硬,间歇期松弛变软。定时连续观察宫缩持续时间、强度、规律性以及间歇期时间,并予以记录。②用听诊器于宫缩间歇时听胎心音,每5~10min听1次,也可用胎心监护仪连续监护。

2. 外阴冲洗、消毒　初产妇宫口开全、经产妇宫口扩张3cm且宫缩规则有力时,应将产妇送至产房做好接生准备。嘱产妇仰卧于产床上,两腿屈曲分开,暴露外阴,用消毒肥皂水纱球擦洗外阴部,顺序是大小阴唇、阴阜、大腿内侧上1/3、会阴及肛周。然后用消毒干纱球盖住阴道口,用温开水冲去肥皂水,最后以0.5%活力碘冲洗,随后取下阴道口的纱球,用消毒干纱球按以上顺序擦干外阴部,铺以消毒巾于臀下。

3. 接生准备　接生者以无菌操作常规洗手后,戴手套及穿手术衣后,打开产包,铺好消毒巾准备接生。

4. 指导产妇屏气用力　宫口开全后指导产妇运用腹压,方法是让产妇足蹬在产床上,两手握住产床上的把手,一旦出现宫缩,先深吸气屏住,然后如解大便样向下用力屏气以增加腹压。于宫缩间歇时,产妇全身肌肉放松并休息。宫缩再现时,再作同样的屏气动作,以加速产程。

5. 接产　接生者站于产妇右侧,当胎头拨露使阴唇后联合紧张时,开始保护会阴。接生者将消毒巾盖于会阴部,右肘支在产床上,右手拇指与其余四指分开,用手掌大鱼际肌顶住会阴部。每当宫缩时,向上内方托压,同时左手应轻轻下压胎头枕部,协助胎头俯屈和使胎头缓慢下降。宫缩间歇时,保护会阴的右手稍放松,防止压迫过久引起会阴水肿。当胎头枕部在耻骨弓下露出时,左手按分娩机制协助胎头仰伸。此时如宫缩强,应嘱产妇张口哈气,解除腹压的作用,让产妇在宫缩间歇时稍向下屏气,使胎头缓慢娩出。胎头娩出后,不要急于娩出胎肩,而应以左手自鼻根向下颏挤压,挤出口鼻内的黏液和羊水,然后协助胎头复位和外旋转。接生者的左手将胎儿颈部向下轻压,使前肩自耻骨弓下先娩出,继之再托胎颈向上,使后肩从会阴前缘缓慢娩出。胎肩娩出后结束保护会阴。记录胎儿娩出时间。胎儿娩出以后,将弯盘放于产妇臀下接血,以计算出血量。

6. 新生儿处理

(1)新生儿呼吸道清理:胎儿娩出后,用新生儿吸痰管再次清除呼吸道中的黏液和羊水,以免发生吸入性肺炎。当确认呼吸道黏液和羊水已吸净但仍未啼哭时,可用手轻拍新生儿足底,新生儿大声啼哭,表示呼吸道已通畅。

(2)新生儿阿普加评分(Apgar score):新生儿阿普加评分法用于判断有无新生儿窒息及窒息的严重程度,以出生后 1min 时的心率、呼吸、肌张力、喉反射及皮肤颜色 5 项体征为依据,每项为 0~2 分,满分为 10 分。8~10 分属正常新生儿;4~7 分属轻度窒息;0~3 分属重度窒息(实训表 6-1)。

实训表 6-1　新生儿阿普加评分表

体征	生后 1min 内应得的分数		
	0 分	1 分	2 分
每分钟心率	0	小于 100 次	100 次及以上
呼吸	0	浅慢且不规则	佳
肌张力	松弛	四肢稍屈	四肢活动
喉反射	无反射	有些动作	咳嗽、恶心
皮肤颜色	苍白	青紫	红润

(3)脐带处理:胎儿娩出后,先清理新生儿呼吸道,通常约需 30s,随后用 75% 乙醇消毒脐带根部及周围,在脐根部 0.5cm 处用无菌粗棉线结扎第一道,在第一道外 0.5cm 处结扎第二道。必须扎紧防止脐出血,但应避免用力过猛造成脐带断裂。在第二道结扎线外 0.5cm 处剪断脐带,挤出残余血液,用碘酒消毒脐带断面。药液不可接触新生儿皮肤,以防皮肤灼伤。脐带断面干燥后,用无菌纱布包盖、固定好。目前还有用气门芯、脐带夹、血管钳等方法取代双重结扎脐带法。

7. 协助胎盘娩出　当确认胎盘已完全剥离后,在宫缩时以左手拇指置于子宫前壁,其余四指放于子宫后壁,握住宫底,同时右手轻拉脐带,协助胎盘娩出。当胎盘娩出至阴道口时,接生者用双手捧住胎盘,向一个方向旋转并向外牵拉,协助胎膜完全剥离。如胎膜排出过程中发现胎膜部分断裂,可用血管钳夹住断裂上段的胎膜,再继续向原方向旋转,直至胎膜完全排出。

8. 检查胎盘胎膜　胎盘胎膜娩出后,将胎盘铺平,先检查胎盘母体面的胎盘小叶有无缺损,然后将胎盘提起,检查胎膜是否完整,再检查胎盘胎儿面边缘有无血管断裂,能及时发现副胎盘。

9. 检查软产道　胎盘娩出后,仔细检查会阴、小阴唇内侧、尿道口周围、阴道及宫颈有无撕裂。如有撕裂应立即缝合。

10. 预防产后出血　产后注意观察子宫收缩、子宫底高度、膀胱充盈、阴道流血量、会阴、阴道有无血肿等,并测量血压、脉搏。换上干净臀垫,穿上衣物,注意保暖。如阴道流血量不多,但子宫收缩不良,子宫底上升者,提示宫腔内有积血,应挤压子宫底排出积血,并给予子宫收缩剂,预防产后出血。如产妇自觉有肛门坠胀感,多提示有阴道后壁血肿,应行肛查,确诊后给予及时处理。留产妇在产房观察 2h,若无异常,将产妇送至休养室休养。

【操作后处理】

1. 清理用物,为产妇换上干净臀垫,穿上衣物。
2. 告知产妇分娩过程是否正常,新生儿是否健康。
3. 若分娩过程有异常,告知产妇产后的注意事项。

【注意事项】

1. 注意观察产妇情绪变化,关爱、鼓励产妇自然分娩,冬天检查注意保暖。
2. 进行各项检查时,手法要正确,动作要轻柔。

实训七　妇科检查

【实训目的】

1. 学会外阴检查、窥器检查、双合诊、三合诊及肛腹诊。
2. 学会与患者沟通,取得患者的信任与配合。

【情景案例】

患者,女,32岁,已婚已育,因白带增多伴下腹不适 1 周来诊,请为其行妇科检查。

【操作前准备】

1. 用物准备　诊断床、模拟人、阴道窥器、无菌手套。
2. 患者准备　排空膀胱,取膀胱截石位仰卧于检查床上。
3. 医师准备　穿白大褂、戴口罩帽子,洗手。位于患者两腿之间,告知检查目的及注意事项,取得其配合。

【操作步骤】

1. 外阴检查　观察外阴发育及阴毛分布,有无畸形、皮炎、溃疡赘生物及肿块,观察外阴皮肤和黏膜色泽,色素有无减退及质地变化,有无增厚、变薄或萎缩。拇指和示指分开小阴唇,查看阴道口周围黏膜色泽及有无赘生物,嘱患者用力向下屏气,观察有无阴道前后壁膨出、子宫脱垂或尿失禁等。
2. 阴道窥器检查　放置阴道窥器后,打开前后两叶,暴露阴道及宫颈,观察阴道前后壁、侧壁及穹隆黏膜颜色、皱襞多少,是否有阴道隔或阴道畸形,查看阴道内分泌物量、性质、色泽,有无臭味。观察宫颈大小、颜色、外口形状,有无出血、肥大、糜烂样改变、撕裂、外翻、腺囊肿、息肉、赘生物,宫颈管内有无出血或分泌物。

3. 双合诊 检查者一手的两指放入阴道内,另一手在腹部配合检查,称为双合诊。目的在于检查阴道、宫颈、输卵管、卵巢、宫旁结缔组织以及盆腔内壁有无异常。

4. 三合诊 经直肠、阴道、腹部联合检查,称为三合诊。方法是双合诊结束后,一手示指放入阴道,中指插入直肠以替代双合诊时的两指,余步骤和双合诊相同。通过三合诊能扪清后倾后屈子宫大小,发现子宫后壁、宫颈旁、直肠子宫陷凹、宫骶韧带和盆腔后部病变。

5. 直肠 - 腹部诊:检查者一手示指伸入直肠,另一手在腹部配合检查,称为直肠 - 腹部诊。适用于无性生活史、阴道闭锁或有其他原因不宜行双合诊的患者。

【操作后处理】

1. 扶患者坐起下床。
2. 告知其检查结果及检查后可能引起的不适。
3. 结合病史及辅助检查做出诊断后,告知其治疗方法及治疗中的注意事项。

【注意事项】

1. 选择合适时间妇科检查,检查前一天禁性生活,禁阴道内冲洗及塞药。
2. 关爱患者,冬天检查注意保暖。
3. 未婚者、月经期及阴道流血者勿做阴道内诊。
4. 检查时要认真仔细,手法要正确,动作要轻柔。
5. 注意保护患者隐私。

实训八 宫颈脱落细胞检查

【实训目的】

1. 学会宫颈脱落细胞检查的操作方法。
2. 学会依据病理诊断报告,为患者解释筛检结果。

【情景案例】

某女士, 32 岁,自述无不适症状,要求做防癌检查。其结婚年龄 28 岁,G_2P_2,末次分娩于 2 年前,产后 4 个月带环。请为其进行宫颈脱落细胞检查。

【操作前准备】

1. 用物准备 宫颈取样器、载玻片、细胞保存液、阴道窥器 1 个、棉签、棉球等。
2. 受检者准备 排空膀胱,取膀胱截石位、露出外阴。
3. 医师准备 穿白大衣、戴口罩帽子,洗手;位于受检者两腿之间,与其交流,告知检查目的,取得其配合。

【操作步骤】

1. 宫颈刮片操作方法 操作者戴无菌手套,置入阴道窥器,打开阴道窥器暴露宫颈,如白带过多,可先用干棉球轻轻拭去白带,在宫颈外口鳞状上皮与柱状上皮交界处用木质刮片以宫颈口为圆心,轻轻环刮一周,取材后,薄而均匀地涂于玻片上,固定后送病理检查。

2. 薄层液基细胞学(TCT)检查操作方法　使用 TCT 专门的采样器以采集宫颈脱落细胞样本。置入装有细胞保存液的小瓶中进行漂洗。全自动细胞检测仪将样本分散并过滤,以减少血液、黏液及炎症组织的残迹。然后使用薄层液基细胞学制片法,制作成单层分布均匀细胞涂片。

【操作后处理】

1. 完整填写送检申请单的信息,告知取报告单后复诊。
2. 诊断报告回报后,根据结果,向患者解释。

【注意事项】

1. 取标本时,动作应轻、稳、准,以免损伤组织,引起出血。
2. 嘱患者及时将病理报告反馈,以免延误治疗。

实训九　诊断性刮宫

【实训目的】

1. 学会刮取宫腔内容物送病理检查协助诊断。
2. 学会与患者沟通配合检查,并为患者解释检查结果。

【情景案例】

某患者,女,49 岁,月经量增多 1 年,阴道出血 20 余天,乏力 1 周。阴道出血量较多,含大血块,既往月经规律,周期 35d。妇科检查:宫颈光滑,子宫正常大小,质中等,双附件区无异常。请为其行诊断性刮宫以协助诊断。

【操作前准备】

1. 用物准备　卵圆钳、阴道窥器、宫颈钳、宫颈扩张器、刮匙、探针、消毒干纱布、棉球及碘伏棉球若干、标本瓶。
2. 患者准备　患者自解小便后,脱出一边裤腿,取膀胱截石位,暴露外阴部。
3. 医师准备　穿白大衣、戴口罩帽子、洗手;位于受检者两腿之间,与其交流,告知检查目的,取得其配合。

【操作步骤】

1. 常规消毒外阴、阴道,铺孔巾。
2. 双合诊检查了解子宫、附件情况。
3. 用阴道窥器暴露宫颈,再次消毒宫颈与宫颈管,钳夹宫颈前唇或后唇,需分段诊刮时,则在后穹隆部置一干净湿纱布,用刮匙轻刮宫颈管,若有组织刮出单独送病理检查。用子宫探针探子宫方向及宫腔深度。若宫颈内口过紧,可用宫颈扩张器扩张至小刮匙能进入为止。

4. 阴道后穹隆处置盐水纱布一块,以刮匙顺序刮取宫腔内组织,特别注意刮宫底及两侧宫角处。取下纱布上的全部组织送病理检查。查看有无活动性出血,取下窥器。若刮出物肉眼观察高度怀疑为癌组织时,不应继续刮宫,以防出血及癌细胞扩散。若肉眼观察未见明显癌组织时,应全面刮宫,以免漏诊。

【操作后处理】

1. 刮出物常规送病理检查。
2. 刮宫患者术后 2 周内禁性生活及盆浴,以防感染。

【注意事项】

1. 不孕症或异常子宫出血患者,应选在月经前或月经来潮 6h 内刮宫。
2. 对于哺乳期、绝经后及子宫恶性肿瘤患者,均应查清子宫位置并仔细操作,以防子宫穿孔。有阴道出血者,术前术后应给予抗生素。
3. 反复刮宫,不但伤及宫内膜基底层,甚至刮出肌纤维组织,可造成子宫内膜炎或宫腔粘连,导致闭经,应注意避免。

实训十　阴道后穹隆穿刺

【实训目的】

1. 学会阴道后穹隆穿刺术的操作方法。
2. 学会与患者沟通,使其配合检查,并为患者解释检查结果。

【情景案例】

29 岁患者,停经 50d 伴右下腹剧烈疼痛及肛门坠胀半天入院。平素月经规律正常。两年前结婚,无妊娠史。入院时妇科检查:宫颈举痛明显,子宫正常大小,质软,右下腹压痛。请为其行后穹隆穿刺协助诊断。

【操作前准备】

1. 用物准备　卵圆钳 1 把、阴道窥器 1 个、宫颈钳 1 把、10ml 注射器 1 个、18 号穿刺针头 1 个、消毒用物 1 套、消毒孔巾 1 块、干纱布、棉球及碘伏棉球若干。
2. 患者准备　排空膀胱,取膀胱截石位,暴露外阴部。
3. 医师准备　穿白大衣、戴口罩帽子,洗手;位于受检者两腿之间,与其交流,告知检查目的,取得其配合。

【操作步骤】

1. 常规消毒外阴、阴道,铺孔巾。
2. 双合诊检查了解子宫、附件情况。

3. 用阴道窥器暴露宫颈和阴道后穹隆并消毒,用碘伏棉球再次消毒后穹隆部,宫颈钳夹持宫颈后唇,向前上方牵拉,充分暴露后穹隆,再次消毒。10ml 注射器接上 18 号穿刺针头,检查针头无堵塞,在后穹隆中央,距宫颈、阴道交界下约 1cm 处平行宫颈管刺入,进针 2~3cm,有落空感时抽吸注射器。可适当改变方向或深浅度,如仍未抽出液体,可边退针边抽吸。

4. 抽出液体后先肉眼观察抽出液性状,再送检或培养。

5. 拔出针头后观察穿刺点有无出血,若有活动性出血可用无菌纱布填塞压迫止血,取出宫颈钳和阴道窥器。

【操作后处理】

1. 抽出暗红色不凝血,放置 10min 以上不凝固表明为腹腔内出血,妇科多见于宫外孕、卵巢黄体破裂等。

2. 液体均应涂片行常规及细胞学检查。

【注意事项】

1. 穿刺应在阴道后穹隆中点,进针方向与宫颈管平行,深入至直肠子宫陷凹,不可过分向前或向后,以免针头刺入宫体或进入直肠。

2. 穿刺深度要适当,一般 2~3cm,穿刺过深可伤及盆腔器官或穿入血管,若积液量较少时,针头可能会超过液平面,抽不出液体。

3. 内出血量少,血肿位置高,或与周围组织粘连,均可造成假阴性,后穹隆穿刺未抽出血液,不能完全除外宫外孕。

（张 媛）

第二部分 学习指导

第一章 绪 论

（略）

第二章　女性生殖系统解剖与生理

【重点、难点解析】

本章重点解析女性生殖器官解剖及特点；骨盆的组成、平面及径线；卵巢的功能及周期性变化；雌孕激素的生理功能。难点解析月经周期调节机制；生殖器官的周期性变化。

一、女性生殖系统解剖

（一）外生殖器

女性生殖器官外露的部分，位于两股内侧从耻骨联合到会阴之间的区域。包括：阴阜、大阴唇、小阴唇、阴蒂、阴道前庭。大阴唇受伤后易出血形成血肿；阴蒂极敏感；前庭大腺位于大阴唇后部，腺管开口于小阴唇与处女膜之间的沟内，当腺管口闭塞，形成囊肿或脓肿。

（二）内生殖器

包括阴道、子宫、输卵管及卵巢，后两者称为附件。

1. 阴道

（1）形态：阴道上端包绕宫颈的部分称阴道穹隆，其中后穹隆最深，与盆腔最低的直肠子宫陷凹紧密相邻，临床上常经此穿刺或引流。

（2）组织结构：阴道横纹皱襞，伸展性大，无腺体。阴道壁富有静脉丛，损伤后易出血或形成血肿。

2. 子宫

（1）形态：盆腔正中，呈轻度前倾前屈位，倒置梨形，重量 50g，长 7~8cm，宽 4~5cm，厚 2~3cm，容量约 5ml。

1）宫体与宫颈的比例：婴儿期为 1:2，成年妇女为 2:1，老人为 1:1。

2）子宫峡部非孕期长 1cm，上端为解剖学内口，下端为组织学内口。妊娠末期子宫峡部伸展为 7~10cm 的子宫下段。

（2）组织结构

1）宫体：由子宫内膜、肌层和浆膜层组成。子宫内膜分为功能层和基底层，功能层在性激素的作用下，周期性地增厚、剥脱形成月经。肌层的肌束呈外纵、内环、中交叉，利于分娩及产后止血。

2）宫颈：宫颈管黏膜为单层高柱状上皮，宫颈阴道部黏膜为复层鳞状上皮，宫颈外口柱状上皮与鳞状上皮交接处是宫颈癌的好发部位。

（3）子宫韧带：共四对。圆韧带直接维持子宫前倾；阔韧带使子宫位于盆腔正中；主韧带固定宫颈、防止子宫下垂的作用；宫骶韧带间接维持子宫前倾位置。

3. 输卵管　全长 8~14cm，是精子与卵子相遇的场所。分为 4 部分，由内向外为：间质部、峡部、壶腹部、伞部（有"拾卵"作用）。

4. 卵巢　产生卵子及性激素，成年妇女的卵巢约 4cm×3cm×1cm 大，重 5~6g。由骨盆漏斗韧带及卵巢固有韧带固定。分皮质、髓质，皮质在外，含有数以万计的原始卵泡。

（三）内生殖器的邻近器官

1. 尿道　由于女性尿道短而直，接近阴道，易引起泌尿系统感染。

2. 膀胱　妇科检查及手术、分娩前必须排空膀胱。

3. 输尿管　输尿管在宫颈部外侧约 2cm 处，转向前进入膀胱。故行子宫切除术结扎子宫动脉时，应避免损伤输尿管。

4. 直肠　妇科手术及分娩处理时应注意避免损伤肛管、直肠。

5. 阑尾　妇女患阑尾炎时有可能累及右侧附件。

（四）淋巴和神经

1. 盆腔血管来源与分支

（1）动脉：卵巢动脉、子宫动脉、阴道动脉及阴部内动脉。卵巢动脉为腹主动脉分支，左侧卵巢动脉可来源于肾动脉。子宫动脉、阴道动脉、阴部内动脉均为髂内动脉分支。

（2）静脉：盆腔静脉均与同名动脉伴行，在相应器官及其周围形成静脉丛，互相吻合，故盆腔静脉感染容易蔓延。

2. 淋巴　主要分为外生殖器淋巴与内生殖器淋巴。淋巴回流首先进入沿髂动脉的各淋巴结，然后注入腹主动脉周围的腰淋巴结，最后汇入第二腰椎前方的乳糜池。当生殖器官发生感染或肿瘤时，往往沿各部回流的淋巴管扩散或转移。

3. 神经　外生殖器主要由阴部神经支配，内生殖器主要由交感和副交感神经支配。子宫平滑肌有自主节律活动，完全切除其神经后仍能进行节律收缩，完成分娩活动。

（五）骨盆

1. 骨盆的组成　由骶骨、尾骨、左右两块髋骨组成。髋骨分髂骨、坐骨、耻骨。关节有耻骨联合、骶髂关节和骶尾关节。有两对重要韧带即骶结节韧带和骶棘韧带，妊娠期受性激素影响，韧带松弛利于胎儿娩出。

2. 骨盆的分界　以耻骨联合上缘、髂耻缘及骶岬上缘的连线为界，将骨盆分为假骨盆和真骨盆两部分。

3. 骨盆的平面及径线

（1）骨盆入口平面：呈横椭圆形。包括：前后径（真结合径），正常值平均 11cm；横径，正常值平均 13cm；斜径，正常值平均 12.75cm。

（2）中骨盆平面：呈纵椭圆形，又称最小平面。包括：前后径，正常值平均 11.5cm；横径（坐骨棘间径），正常值平均 10cm。

（3）骨盆出口平面：由两个不在同一平面的三角形组成。包括：出口前后径，正常值平均 11.5cm；出口横径（坐骨结节间径），正常值平均 9cm；前矢状径，正常值平均 6cm；后矢状径，正常值平均 8.5cm。若出口横径与出口后矢状径之和 > 15cm 时，胎儿通过后三角区娩出。

4. 骨盆轴及骨盆的倾斜度　连接骨盆各平面中点的假想曲线称骨盆轴，分娩时胎儿沿此轴娩出。骨盆倾斜度指妇女直立时，骨盆入口平面与地平面所成的角度，一般为 60°。

二、女性生殖系统生理

(一)女性一生各时期的生理特点

女性一生包括胎儿期、新生儿期、幼年期、青春期、性成熟期、绝经过渡期、老年期7个阶段。出生后4周内称新生儿期;从月经初潮至生殖器官逐渐发育成熟的时期称青春期,月经初潮是进入青春期的重要标志;性成熟期持续约30年,是生育功能最旺盛的时期;绝经过渡期是卵巢功能逐渐衰退的时期。

(二)卵巢功能及其周期性变化

1. 卵巢生理功能 有排卵(生殖)和分泌性激素(内分泌)的功能。

2. 卵巢的周期性变化 ①卵泡的发育与成熟。②排卵:一般发生在下次月经来潮前14d左右。通常情况下,成年女子每月只排1个卵子。③黄体形成及退化:排卵后7~8d黄体发育达最高峰。若未受精,在排卵后9~10d开始退化。

3. 卵巢的内分泌功能

(1)卵巢合成和分泌雌激素、孕激素、少量雄激素。排卵前雌激素主要由卵泡内膜细胞产生;排卵后黄体细胞产生孕激素与雌激素。

(2)雌、孕激素的生理功能(表2-1)

表2-1 雌、孕激素的生理功能

	雌激素	孕激素
子宫肌	使子宫收缩力增强,对缩宫素敏感性增高	使子宫平滑肌松弛,对缩宫素敏感性降低
子宫内膜	增生	转化分泌期
宫颈	黏液分泌增加、质稀薄、易拉丝	减少、变稠、拉丝减少
输卵管	加强输卵管收缩	抑制输卵管收缩振幅
阴道上皮	增生和角化	细胞脱落加快
乳房	乳腺腺管增生	乳腺腺泡发育,乳头、乳晕着色
下丘脑	正负反馈调节	负反馈
水、钠	潴留	排泄
其他	促进卵泡发育、促骨钙沉积	排卵后升高0.3~0.5℃

(三)内生殖器官的周期性变化

1. 子宫内膜的周期性变化 在卵巢激素的作用下,分为3期:增生期(第5~14d),分泌期(第15~28d),月经期(第1~4d)。

2. 宫颈黏液、阴道黏膜、输卵管等生殖器官都受到卵巢性激素影响,呈现周期性变化。

(四)月经

月经是指有规律的、周期性的子宫出血。月经初潮年龄多在13~14岁之间。月经周期从月经来潮第一天算起。两次月经第一日的间隔时间称为一个月经周期,一般为21~35d。月经期为2~8d。月经血量多于80ml即为病理状态。月经血呈暗红色、不凝固。

【练习题】

一、选择题

（一）A1/A2 型题

1. 关于骨盆,下列正确的是（　　）
   - A. 骨盆由骶骨、尾骨及左右两块髂骨构成
   - B. 骨盆轴为贯穿骨盆腔各平面中点的假想轴线
   - C. 骨盆腔是所有生殖器所在部位
   - D. 骨盆各关节活动度在妊娠期极度增大
   - E. 骶棘韧带构成骨盆出口的侧界

2. 关于阴道的特征叙述正确的是（　　）
   - A. 阴道下端比阴道上端宽
   - B. 阴道下端开口于阴道前庭前部
   - C. 平时阴道前后壁互相贴近
   - D. 黏膜覆以单层鳞状上皮
   - E. 阴道有腺体

3. 关于子宫的解剖,下述正确的是（　　）
   - A. 成年的子宫长 7~8cm,宽 4~5cm,厚 2~3cm
   - B. 成年人子宫体与子宫颈的比例为 1∶2
   - C. 子宫峡部的黏膜无周期性变化
   - D. 子宫颈主要由平滑肌构成
   - E. 成年妇女子宫颈管长 4~5cm

4. 子宫峡部形态学特征正确的是（　　）
   - A. 子宫较宽的部分
   - B. 下端为解剖学内口
   - C. 非孕时长约 1cm
   - D. 妊娠期变软不明显
   - E. 临产后形成子宫下段达脐平

5. 关于子宫肌层**不正确**的是（　　）
   - A. 由大量平滑肌束及少量弹力纤维组成
   - B. 肌纤维的分布外层多为纵行,内层多为网状结构,中间为环形
   - C. 非孕时厚约 0.8cm
   - D. 肌层是子宫体壁的 3 层结构中最厚的一层
   - E. 子宫收缩时血管被压缩,能有效地制止子宫出血

6. 固定宫颈位置的主要韧带是（　　）
   - A. 圆韧带
   - B. 主韧带
   - C. 骨盆漏斗韧带
   - D. 阔韧带
   - E. 宫骶韧带

7. 关于输卵管的解剖生理,下列正确的是（　　）
   - A. 全长为 6~8cm
   - B. 黏膜受性激素影响有周期性变化
   - C. 平滑肌收缩时输卵管由近端向远端蠕动
   - D. 内壁为复层柱状上皮
   - E. 伞端有腹膜遮盖

8. 卵巢形态学的特征正确的是（　　　）

　　A. 成年妇女卵巢重约 10g
　　B. 卵巢表面无腹膜
　　C. 卵巢白膜是一层平滑肌组织
　　D. 皮质内不含卵泡
　　E. 髓质内含数以万计的始基卵泡

9. 关于女性内生殖器的血管，下列**不正确**的是（　　　）

　　A. 子宫动脉为髂内动脉前干的分支
　　B. 右卵巢动脉可来自右肾动脉
　　C. 左卵巢动脉可来自左肾动脉
　　D. 阴部内动脉为髂内动脉前干的终支
　　E. 会阴动脉为阴部内动脉的分支

10. 关于女性生殖淋巴解剖，下述**错误**的是（　　　）

　　A. 分为外生殖器以及内生殖器淋巴
　　B. 外生殖器淋巴分为深、浅两部分淋巴结
　　C. 浅淋巴结位于腹股沟韧带下方，阔筋膜上面
　　D. 外生殖器有感染、肿瘤时，可直接传播到腰淋巴结，然后注入胸乳糜池
　　E. 内生殖器淋巴分髂淋巴组、腰淋巴组、骶前淋巴组

11. 子宫能在盆腔维持在正常位置，主要依靠（　　　）

　　A. 卵巢固有韧带
　　B. 子宫韧带、骨盆底肌及筋膜
　　C. 盆底组织支托
　　D. 腹肌收缩力和膈肌收缩力
　　E. 膀胱、直肠支托

12. 正常骨产道的特征正确的是（　　　）

　　A. 骨盆入口前后径比横径长
　　B. 骨盆出口平面在同一平面上
　　C. 中骨盆横径比前后径长
　　D. 骨盆出口前后径小于横径
　　E. 中骨盆平面是骨盆最小平面

13. 骨盆入口前后径的正常值是（　　　）

　　A. 9cm
　　B. 10cm
　　C. 11cm
　　D. 12cm
　　E. 13cm

14. 妇女骨盆倾斜度的正常值是（　　　）

　　A. 50°
　　B. 55°
　　C. 60°
　　D. 65°
　　E. 70°

15. 在正常女性型骨盆中，其骨产道最小径线是（　　　）

　　A. 对角径
　　B. 真结合径
　　C. 坐骨棘间径
　　D. 坐骨结节间径
　　E. 后矢状径

16. 会阴侧切时会切到的盆底肌肉包括（　　　）

　　A. 会阴深横肌、坐骨海绵体肌、耻尾肌
　　B. 会阴深横肌、球海绵体肌、耻尾肌
　　C. 尿生殖膈下筋膜、会阴深横肌、髂尾肌
　　D. 会阴浅横肌、会阴深横肌、坐尾肌
　　E. 球海绵体肌、坐骨海绵体肌、会阴深横肌

17. 青春期开始的重要标志是（　　　）

　　A. 月经初潮
　　B. 卵泡开始发育

    C. 第二性征发育   D. 周期性排卵

    E. 第一性征发育

18. 属于雌激素的生理作用的是(　　　)

    A. 降低子宫对缩宫素的敏感性   B. 使子宫内膜增生

    C. 使宫颈黏液减少变稠,拉丝度增大   D. 使阴道上皮细胞脱落加快

    E. 兴奋下丘脑体温调节中枢,有升温作用

19. 孕激素的生理作用下述正确的是(　　　)

    A. 使子宫肌肉对缩宫素的敏感性增强

    B. 使阴道上皮角化,糖原增加

    C. 单独使子宫内膜呈分泌期变化

    D. 使宫颈口闭合,黏液变稠,拉丝度减少

    E. 促进骨钙的沉积

20. 关于月经**错误**的是(　　　)

    A. 月经是指有规律的、周期性的子宫内膜剥脱出血

    B. 月经是生殖功能成熟的外在标志之一

    C. 有月经表示有排卵

    D. 第一次来潮月经称月经初潮

    E. 月经血的特点是不凝固

21. 关于黄体**错误**的是(　　　)

    A. 排卵后黄体分泌雌、孕激素   B. 排卵后 9~10d 黄体开始萎缩

    C. 妊娠黄体在妊娠 18 周开始萎缩   D. 如卵子未受精,黄体退化为白体

    E. 如无妊娠,黄体寿命一般为 14d

22. 30 岁妇女,外阴部被踢伤半小时后,外阴部出现肿块,疼痛难忍,不敢行走,最可能发生的是(　　　)

    A. 前庭大腺血肿   B. 阴蒂血肿

    C. 阴阜血肿   D. 大阴唇血肿

    E. 小阴唇血肿

23. 女性,55 岁,闭经 3 年,阴道流血 3 次入院。妇科检查:宫颈Ⅲ度糜烂,触之出血,宫体后位略小,双侧附件增厚。病理为子宫颈鳞状细胞癌,宫颈癌好发部位是(　　　)

    A. 鳞状上皮   B. 柱状上皮

    C. 子宫颈外口   D. 柱状上皮与鳞状上皮交界处

    E. 以上均不正确

24. 28 岁妇女,14 岁初潮,月经周期规律,周期 35d,经期持续 6d,预测排卵日期应在(　　　)

    A. 第 14d   B. 第 17d

    C. 第 21d   D. 第 25d

    E. 第 29d

(二)A3/A4 型题

(1~2 题共用题干)

  30 岁妇女,15 岁月经初潮,月经周期规律,5/32d。结婚 4 年夫妻同居,有正常性生活,至今未怀孕。末次月经 6 月 24 日。

1. 从理论推算,该患者排卵日应在(　　　)
   A. 7月1日左右　　　　　　　　　　　B. 7月7日左右
   C. 7月12日左右　　　　　　　　　　 D. 7月1日左右
   E. 7月21日左右

2. 若该患者有排卵,检查结果能反映体内已受孕激素影响的是(　　　)
   A. 阴道上皮表层细胞角化　　　　　　B. 宫颈黏液出现羊齿植物叶状结晶
   C. 基础体温呈单相型　　　　　　　　D. 子宫内膜细胞出现分泌变化
   E. 子宫内膜呈增生期图像

（三）B型题

（1~3题共用备选答案）
   A. 宫骶韧带　　　　　　　　　　　　B. 圆韧带
   C. 主韧带　　　　　　　　　　　　　D. 阔韧带
   E. 骨盆漏斗韧带

1. 起自宫角前面、输卵管近端下方,止于大阴唇前端(　　　)

2. 位于子宫两端呈翼状的双层腹膜皱襞,由覆盖子宫前后壁的腹膜自子宫侧缘向两侧延伸达盆壁而成(　　　)

3. 起自宫体宫颈交界处后面上侧方,止于第2、3骶椎前面筋膜(　　　)

（4~6题共用备选答案）
   A. 阴道动脉　　　　　　　　　　　　B. 会阴动脉
   C. 痔下动脉　　　　　　　　　　　　D. 子宫动脉宫颈 - 阴道支
   E. 阴部内动脉和痔中动脉

4. 供应阴道上段的动脉是(　　　)

5. 供应阴道中段的动脉是(　　　)

6. 供应阴道下段的动脉是(　　　)

（7~8题共用备选答案）
   A. 坐骨海绵体肌　　　　　　　　　　B. 球海绵体肌
   C. 会阴浅横肌　　　　　　　　　　　D. 肛提肌

7. 覆盖前庭球及前庭大腺,向后与肛门外括约肌互相交叉而混合的肌肉是(　　　)

8. 自两侧坐骨结节内侧面中线汇合于中心腱的肌肉是(　　　)

（9~10题共用备选答案）
   A. 雌激素　　　　　　　　　　　　　B. 孕激素
   C. LH/FSH　　　　　　　　　　　　　D. 雄激素
   E. 甲状腺素

9. 在排卵前呈低值,排卵后出现峰值(　　　)

10. 在卵巢周期中出现两个峰值(　　　)

二、填空题

1. 女性外生殖器包括_____、_____、_____、_____及_____。

2. 前庭大腺位于_____,腺管开口于_____。

3. 女性生殖器官的邻近器官有_____、_____、_____及_____。

4. 子宫内膜分为_____层和_____层。其中_____层在青春期以后受卵巢性激素影响能发生周期性变化。

5. 卵巢为女性性腺,具有_____产生卵子并排卵的功能,_____产生性激素的功能。

三、名词解释

1. 宫旁组织
2. 会阴
3. 月经周期
4. 月经

四、简答题

1. 何谓阴道穹隆?有何临床意义?
2. 根据形状,骨盆分为几种类型?哪类最常见?
3. 试述月经的临床表现。
4. 试述生育年龄妇女雌激素的周期性变化。
5. 试述孕激素的周期性变化。
6. 试述子宫内膜组织学的周期性变化。

【参考答案】

一、选择题

（一）A1/A2 型题

1. B　2. C　3. A　4. C　5. B　6. B　7. B　8. B　9. B　10. A　11. B　12. E
13. C　14. C　15. D　16. B　17. A　18. B　19. D　20. C　21. C　22. D　23. D　24. C

（二）A3/A4 型题

1. C　2. D

（三）B 型题

1. B　2. D　3. A　4. D　5. A　6. E　7. B　8. C　9. B　10. A

二、填空题

1. 阴阜　大阴唇　小阴唇　阴蒂　阴道前庭
2. 大阴唇后部　阴道前庭后方小阴唇与处女膜之间的沟内
3. 尿道　膀胱　输尿管　直肠　阑尾
4. 基底层　功能层　功能层
5. 生殖　内分泌

三、名词解释

1. 在宫体两侧的阔韧带中有丰富的血管、神经、淋巴管及大量疏松结缔组织,称为宫旁组织。

2. 会阴是指阴道口与肛门之间的软组织,厚 3~4cm,由外向内逐渐变窄呈楔形,表面为皮肤及皮下脂肪,内层为会阴中心腱,又称会阴体。

3. 出血的第一日为月经周期的开始,相邻两次月经第一日的间隔时间,称为一个月经周期。一般为 21~35d,平均 28d。

4. 月经是指伴随卵巢的周期性排卵而出现的子宫内膜周期性脱落及出血。月经初潮是青春期的重要标志之一。

四、简答题

1. 宫颈与阴道间的圆周状隐窝,称为阴道穹隆。按其位置分为前、后、左、右四部分,其中后穹隆最深,顶端与盆腔最低的直肠子宫陷凹紧密相邻,临床上可经此穿刺或引流。

2. 根据形状,骨盆分为 4 种类型:女型骨盆最常见,扁平型骨盆次之,类人猿型骨盆列第三位,最少见的是男型骨盆。

3. 月经血呈暗红色,除血液外,还有子宫内膜碎片、宫颈黏液及脱落的阴道上皮细胞。月经血不凝。出血多时出现血凝块。正常月经具有周期性。月经周期一般为 21~35d,平均 28日。每次月经持续时间称为经期,一般为 2~7d,多为 3~5d。一次月经的总失血量为经量,正常经量为 30~50ml,超过 80ml 称为月经过多。一般月经期无特殊症状,经期盆腔充血及前列腺素的作用,有些妇女出现下腹部及腰骶部下坠不适或子宫收缩痛,并可出现腹泻等胃肠功能紊乱症状。少数妇女有头痛及轻度神经系统不稳定症状。

4. 雌激素于卵泡开始发育时分泌量很少,随卵泡渐成熟分泌渐增多,于排卵前出现第一个高峰,排卵后分泌稍减少,在排卵后 7~8d 黄体成熟时出现第二个高峰。后一高峰的值低于第一个高峰。黄体萎缩时分泌迅速减少,至月经来潮达最低水平。

5. 排卵后孕激素分泌量开始增多,在排卵后 7~8d 黄体成熟时出现仅有的一个高峰,以后逐渐下降,至月经来潮时恢复至排卵前的低水平。

6. 在卵泡期(月经周期的第 5~14d)雌激素作用下,子宫内膜腺体和间质细胞呈增生状态为增生期。在黄体形成后(月经周期的第 15~28d),孕激素作用下,子宫内膜呈分泌反应,成为分泌期内膜。接着雌孕激素水平骤降,子宫内膜剥脱出血为月经期(月经周期的第 1~4d)。

(杨 萍)

第三章 妊娠生理

【重点、难点解析】

本章重点解析胎儿附属物的形成及功能；妊娠期母体生殖、血液、循环系统的变化特点。难点解析胎儿附属物的形成过程，胎盘的血液循环特点。

一、胎儿附属物的形成及功能

胎儿附属物包括胎盘、胎膜、脐带和羊水。

（一）胎盘

由羊膜、叶状绒毛膜、底蜕膜所构成。约在受精后第3周末，胚胎血管长入绒毛间质中心，绒毛内血管形成，建立起胎儿 - 胎盘循环。母儿间的物质交换均在悬浮于母血的绒毛处进行，两者并非直接相通，而是隔着绒毛毛细血管壁、绒毛间质及绒毛滋养细胞层，构成母胎界面，形成胎盘屏障作用。

胎盘是维持胎儿在宫腔内正常发育的重要器官，它具有气体交换、营养物质供给、排出胎儿代谢产物、防御及合成等功能。

（二）胎膜

是由平滑绒毛膜和羊膜组成。胎膜可以维持羊膜腔的完整性，有防止细菌进入宫腔、避免感染的作用，并且在分娩发动上也有一定的作用。

（三）脐带

脐带（umbilical cord）是连接胎儿与胎盘的条索状组织。脐带一端连于胎儿腹壁脐轮，另一端附着于胎盘胎儿面。脐带有2条脐动脉及1条脐静脉。脐带是胎儿与母体进行物质交换的通道，脐带受压导致血流受阻时，可致胎儿缺氧，甚至危及胎儿生命。

（四）羊水

是充满在羊膜腔内的液体。妊娠早期的羊水主要来自母体血清经胎膜进入羊膜腔的透析液；妊娠中期以后，羊水主要来源是胎儿的尿液；晚期胎儿肺参与羊水的生成。妊娠38周前，羊水量随妊娠月份增加而逐渐增多，孕38周羊水量约1000ml，妊娠40周羊水量约800ml。妊娠早期羊水为无色澄清液体；妊娠晚期羊水略显浑浊。妊娠足月时，羊水pH约为7.20。适量羊水对胎儿及母体有保护作用。

二、妊娠期母体的变化

（一）生殖系统的变化

子宫变化最为显著。妊娠期子宫逐渐增大变软，至足月妊娠时子宫体积达35cm×25cm×

22cm；宫腔容量约 5000ml；重量约 1100g。妊娠晚期，由于乙状结肠占据盆腔的左侧，子宫轻度右旋。自妊娠 12~14 周起，子宫出现不规则无痛性收缩，称为 Braxton Hicks 收缩。子宫峡部非妊娠时 1cm，妊娠后变软拉长变薄，扩展成为宫腔的一部分，临产后伸展至 7~10cm，称为子宫下段，是软产道的一部分。宫颈肥大、着色及变软。宫颈内膜黏液分泌量增加，在颈管内形成"黏液栓"。接近临产时，宫颈管变短并出现轻度扩张。

（二）循环系统的变化

妊娠后期增大的子宫使膈肌上升，心脏向左、上、前移位。心脏容量从妊娠早期至妊娠末期约增加 10%，心率每分钟增加 10~15 次。心排出量约自妊娠 10 周开始增加，至妊娠 32~34 周达高峰。妊娠早期及中期血压偏低，在妊娠晚期血压轻度升高。一般收缩压无变化，舒张压轻度下降，脉压稍增大。妊娠晚期孕妇若长时间处于仰卧位姿势，增大的子宫压迫下腔静脉，回心血量减少，心排血量随之减少，使血压下降，称仰卧位低血压综合征。

（三）血液的改变

妊娠 6~8 周血容量开始增加，至妊娠 32~34 周达高峰，增加 40%~45%。血浆增加多于红细胞，故血液相对稀释。妊娠期白细胞计数轻度增加，主要为中性粒细胞增多。血浆纤维蛋白原比非孕妇女约增加 50%；凝血因子 Ⅱ、Ⅴ、Ⅶ、Ⅷ、Ⅸ、Ⅹ 也增加；血小板数轻度下降；孕妇血液处于高凝状态，有利于防止产后出血。由于血液稀释，红细胞计数、血红蛋白值、血细胞比容及血浆蛋白值下降。

【练习题】

一、选择题

（一）A1/A2 型题

1. 输卵管内精卵结合完成受精的部位，正确的是（　　　）
   A. 卵巢　　　　　　　　　　　　　　　B. 子宫
   C. 输卵管　　　　　　　　　　　　　　D. 阴道
   E. 腹腔

2. 下列**不是**受精卵着床的必备条件的是（　　　）
   A. 透明带消失　　　　　　　　　　　　B. 合体滋养层细胞形成
   C. 子宫内膜蜕变　　　　　　　　　　　D. 囊胚和子宫内膜的发育同步
   E. 有足够量的孕酮

3. 正常妊娠 40 周时羊水量约为（　　　）
   A. 1200ml　　　　　　　　　　　　　　B. 1000ml
   C. 800ml　　　　　　　　　　　　　　 D. 500ml
   E. 300ml

4. 正常脐带含有（　　　）
   A. 一条动脉，一条静脉　　　　　　　　B. 一条动脉，两条静脉
   C. 两条动脉，一条静脉　　　　　　　　D. 两条动脉，两条静脉
   E. 以上都不是

5. 关于妊娠宫颈的变化，下列**错误**的是（　　　）

A. 宫颈肥大、变软

B. 呈紫蓝色

C. 鳞状柱状上皮交界处内移

D. 宫颈腺体肥大,黏液分泌增多,形成黏液栓

E. 临近预产期时宫颈变短,轻度扩张

6. 胎盘的组成包括(　　)

A. 羊膜、包蜕膜、底蜕膜　　　　　　B. 羊膜、底蜕膜、真蜕膜

C. 包蜕膜、底蜕膜、真蜕膜　　　　　D. 羊膜、叶状绒毛膜、真蜕膜

E. 羊膜、叶状绒毛膜、底蜕膜

7. 正常妊娠 38 周时的羊水量约为(　　)

A. 600ml　　　　　　　　　　　　　B. 800ml

C. 1000ml　　　　　　　　　　　　 D. 1200ml

E. 1500ml

8. 妊娠早期羊水的主要来源是(　　)

A. 母体血清经胎膜进入羊膜腔的透析液　　B. 胎儿尿液

C. 胎儿皮肤　　　　　　　　　　　　D. 胎儿肺

E. 胎膜

9. 孕妇妊娠后期子宫增生速度最快的部分是(　　)

A. 子宫底部　　　　　　　　　　　　B. 子宫体部

C. 子宫下段　　　　　　　　　　　　D. 子宫颈

E. 子宫各部的增长速度基本相同

10. 妊娠期血液的改变**不包括**(　　)

A. 妊娠期血浆增加多于红细胞增加,因而血液稀释

B. 血液稀释,血细胞比容下降至 0.31~0.34

C. 白细胞增加,主要是中性粒细胞增加

D. 血浆纤维蛋白原含量比非孕期增加约 50%

E. 血液处于高凝状态,血小板数明显升高

11. 关于妊娠期子宫及其变化的描述**错误**的是(　　)

A. 孕卵着床后,子宫内膜因受雌、孕激素的影响而发生蜕膜变

B. 妊娠后期子宫多有不同程度的右旋

C. 妊娠后期子宫体部增长最快

D. 妊娠中期开始,子宫峡部伸展变长,逐渐形成子宫下段

E. 子宫的血流量在妊娠后期受体位的影响

12. 下列**不属于**胎儿附属物(　　)

A. 胎盘　　　　　　　　　　　　　　B. 蜕膜

C. 脐带　　　　　　　　　　　　　　D. 羊水

E. 胎膜

13. 枕左前位胎头进入骨盆入口时其衔接的径线是(　　)

A. 枕下前囟径　　　　　　　　　　　B. 枕额径

C. 枕颏径　　　　　　　　　　　　　D. 双顶径

E. 横径

14. 正常分娩时,胎头通过产道的径线是( )
   A. 枕下前囟径
   B. 枕额径
   C. 枕颏径
   D. 双顶径
   E. 前后径

15. 胎儿血液循环建立是在受精后的( )
   A. 第 1 周
   B. 第 2 周
   C. 第 3 周
   D. 第 4 周
   E. 第 5 周

16. 正常妊娠时,人绒毛膜促性腺激素(HCG)出现高峰是在着床后的( )
   A. 第 4 周
   B. 第 6 周
   C. 第 8 周
   D. 第 10 周
   E. 第 12 周

17. 妊娠期母体循环系统的变化,下列**错误**的是( )
   A. 血容量至妊娠末期增加 40%~45%
   B. 心率从孕早期至末期每分钟增加 10~15 次
   C. 心搏出量至妊娠 32~34 周达高峰
   D. 妊娠后期心脏向左、向上、向前移位
   E. 第二产程期间,心搏出量略减少

18. 关于羊水下列正确的是( )
   A. 羊水呈酸性
   B. 妊娠早期羊水是由羊膜分泌的
   C. 妊娠中期胎尿是羊水的重要来源
   D. 羊水中的酶与母体血清中的含量相同
   E. 妊娠足月时羊水无色透明

19. 孕妇血容量增加达高峰的时间是( )
   A. 孕 12~20 周
   B. 孕 20~28 周
   C. 孕 28~30 周
   D. 孕 32~34 周
   E. 孕 36~38 周

20. 胚胎期指的是受精后的( )
   A. 8 周以内
   B. 9 周以内
   C. 10 周以内
   D. 11 周以内
   E. 12 周以内

21. 关于妊娠期代谢变化**错误**的是( )
   A. 蛋白质代谢为负氮平衡
   B. 糖代谢为胰岛素分泌增加
   C. 脂类代谢为血脂升高
   D. 妊娠中期后铁的需要量增加
   E. 妊娠中晚期钙及磷需要量增加

22. 正常妊娠满 28 周末胎儿体重大致为( )
   A. 500g
   B. 1000g
   C. 1500g
   D. 2000g
   E. 2500g

23. 妊娠期肾脏功能改变正确的是( )

    A. 肾血浆流量增加,肾小球滤过率不变　　　　B. 肾血浆流量增加,肾小球滤过率减少

    C. 肾血浆流量不变,肾小球滤过率增加　　　　D. 肾血浆流量增加,肾小球滤过率增加

    E. 肾血浆流量不变,肾小球滤过率减少

24. 某女,27 岁。月经规则,周期为 28d,末次月经为 5 月 2 日,下列**错误**的是(　　　)

    A. 若受孕,孕卵着床时间约在 5 月 19 日

    B. 该女性排卵期约在 5 月 16 日

    C. 若受孕,B 超下可能发现妊娠环的最早日期约在 6 月 6 日后

    D. B 超开始能观察到原始胎心搏动的时间在 6 月 21 日后

    E. 预产期应在次年 2 月 9 日

25. 患者,女,停经 42d,疑为早孕,下列与之**不符**的是(　　　)

    A. 胃脘部略胀,乏力　　　　　　　　　　　　B. 乳房胀感

    C. 检查发现子宫质硬略大　　　　　　　　　　D. 宫颈呈紫蓝色

    E. 阴道分泌物增多

(二) A3/A4 型题

(1~2 题共用题干)

一孕妇,28 岁,G_1P_0,孕 23 周,两天前渐出现右腰疼痛,来院检查尿常规示尿中白细胞增多,B 超示右侧肾盂扩张。

1. 引起该孕妇腰痛最可能的疾病是(　　　)

    A. 先兆流产　　　　　　　　　　　　　　　　B. 胎盘早剥

    C. 肾盂肾炎　　　　　　　　　　　　　　　　D. 腰椎病

    E. 阑尾炎

2. 孕妇易患上述疾病是因为(　　　)

    A. 泌尿系统肌张力降低,输尿管受子宫压迫　　B. 孕期尿量减少

    C. 孕妇尿中葡萄糖含量增高　　　　　　　　　D. 孕期夜尿量多于日尿量

    E. 孕期血容量增加

(三) B 型题

(1~2 题共用备选答案)

    A. 1500ml　　　　　　　　　　　　　　　　B. 100ml

    C. 400ml　　　　　　　　　　　　　　　　　D. 800ml

    E. 1000ml

1. 妊娠 38 周羊水量约为(　　　)

2. 妊娠 40 周羊水量约为(　　　)

(3~5 题共用备选答案)

    A. 羊膜　　　　　　　　　　　　　　　　　　B. 胎膜

    C. 血管合成膜　　　　　　　　　　　　　　　D. 底蜕膜

    E. 合体滋养细胞

3. 构成胎盘母体部分的是(　　　)

4. 母体与羊水的交换主要通过(　　　)

5. 妊娠 10 周后孕激素的主要来源是(　　　)

二、填空题

1. 胎盘的生理功能包括_____、_____、_____、_____及_____。
2. 羊水的生理功能为_____、_____。
3. 按蜕膜与受精卵的部位关系,将蜕膜分为三部分,即_____、_____和_____。
4. 胎儿附属物包括_____、_____、_____及_____。
5. 正常脐带含有_____条动脉,_____条静脉。
6. 胎盘的组成自外到内包括_____、_____和_____。

三、名词解释

1. 仰卧位低血压综合征
2. 蒙氏结节
3. 妊娠

四、简答题

1. 为什么孕妇易患急性肾盂肾炎?
2. 妊娠期母体生殖系统的变化特点主要有哪些?

【参考答案】

一、选择题

(一)A1/A2 型题

1. C　2. C　3. C　4. C　5. C　6. E　7. C　8. A　9. A　10. E　11. C　12. B　13. B　14. A　15. C　16. D　17. E　18. C　19. D　20. A　21. A　22. B　23. D　24. A　25. C

(二)A3/A4 型题

1. C　2. A

(三)B 型题

1. E　2. D　3. D　4. B　5. E

二、填空题

1. 气体交换　营养物质供应　排出胎儿代谢产物　防御功能　合成功能
2. 保护胎儿　保护母体
3. 底蜕膜　包蜕膜　真蜕膜
4. 胎盘　胎膜　脐带　羊水
5. 2　1
6. 底蜕膜　叶状绒毛膜　羊膜

三、名词解释

1. 孕妇若长时间处于仰卧位姿势,增大的子宫压迫下腔静脉使血液回流受阻,回心血量减少,心排出量随之减少,血压下降,称仰卧位低血压综合征。

2. 妊娠期乳房增大,乳晕变黑,乳晕外围的皮脂腺肥大形成散在的结节状小隆起,称蒙氏结节。

3. 胚胎和胎儿在母体内发育成长的过程。

四、简答题

1. 妊娠期,受孕激素影响,泌尿系统平滑肌张力降低,肾盂及输尿管轻度扩张,输尿管增粗及蠕动减弱,尿液缓慢,且右侧输尿管受右旋妊娠子宫压迫,加之输尿管有尿液逆流现象故孕妇易患急性肾盂肾炎,以右侧多见。

2. 妊娠期子宫逐渐增大变软,妊娠 12 周后增大的子宫超出盆腔,在耻骨联合上方可触及。妊娠晚期,子宫轻度右旋。子宫各部增长迅速,增长速度以宫底部最快。宫体部肌纤维含量最多,子宫下段次之,子宫颈最少。自妊娠 12~14 周起,子宫出现不规则无痛性收缩,称为 Braxton Hicks 收缩。子宫峡部拉长变薄,临产后可伸展至 7~10cm,称为子宫下段,是软产道的一部分。宫颈肥大、着色及变软。宫颈内膜黏液分泌量增加,在颈管内形成"黏液栓"。接近临产时,宫颈管变短并出现轻度扩张。

(陈 红)

第四章　妊 娠 诊 断

【重点、难点解析】

本章重点解析早期、中期及晚期妊娠的诊断；胎产式、胎先露、胎方位的定义及判断。难点解析胎产式、胎先露、胎方位的关系。

一、早、中晚期妊娠的诊断

（一）早期妊娠的诊断

1. 停经　是妊娠最早、最重要的症状。

2. 早孕反应　停经 6 周左右出现，多在妊娠 12 周后自行消失。

3. 尿频　增大的子宫在盆腔内压迫膀胱所致，子宫增大超出盆腔后可自然消失。

4. 乳房的变化　逐渐增大，有胀痛感。检查发现乳头、乳晕着色，乳晕周围有蒙氏结节。

5. 妇科检查　阴道黏膜及宫颈阴道部充血，呈紫蓝色。停经 6~8 周时，双合诊检查发现宫颈变软，子宫峡部极软，感觉宫颈与宫体似不相连，称为黑加征。随妊娠进展，子宫增大变软。

6. 辅助诊断方法　妊娠试验、超声检查、基础体温测定、宫颈黏液检查。

（二）中、晚期妊娠的诊断

1. 有早期妊娠经过，孕妇自觉腹部逐渐增大并感觉到胎动。

2. 子宫增大　子宫随妊娠周数增加逐渐增大。依据手测子宫底高度及尺测耻上子宫长度，可初步判断妊娠周数并估计胎儿的大小。

3. 胎动　初孕妇在妊娠 20 周开始自觉有胎动。正常胎动每小时 3~5 次。

4. 胎心音　妊娠 18~20 周，可用普通听诊器经孕妇腹壁听到胎儿心音。胎心音呈双音，似钟表"滴答"声，速度较快，正常时 110~160 次 /min。

5. 胎体　妊娠 20 周后，经腹壁可触到子宫内的胎体。妊娠 24 周以后，触诊时可以区分出胎头、胎背、胎臀及胎儿肢体。胎头圆而硬，有浮球感；胎背宽而平坦；胎臀宽而软，且形状略不规则；胎儿四肢小且有不规则地活动。

二、胎产式、胎先露、胎方位

胎儿在子宫内的姿势称为胎姿势。正常情况下胎姿势呈胎头俯屈，颏部贴近胸壁，脊柱略前弯，四肢屈曲交叉于胸腹前，其体积及体表面积均明显缩小，整个胎体成为头端小、臀端大的椭圆形，以适应妊娠晚期椭圆形宫腔的形状。

1. 胎产式　胎体纵轴与母体纵轴的关系,称为胎产式。胎体纵轴与母体纵轴平行者,称为纵产式;胎体纵轴与母体纵轴垂直者,称为横产式;胎体纵轴与母体纵轴交叉,称为斜产式,属暂时的,在分娩过程中多数转为纵产式,偶尔转为横产式。

2. 胎先露　最先进入骨盆入口的胎儿部分,称为胎先露。纵产式有头先露及臀先露,横产式为肩先露。

3. 胎方位　胎儿先露部的指示点与母体骨盆的关系,称为胎方位。枕先露以枕骨、面先露以颏骨、臀先露以骶骨、肩先露以肩胛骨为指示点。根据指示点与母体骨盆前、后、左、右、横的关系而有不同的胎方位。如枕先露时,胎头枕骨位于母体骨盆的左前方,称为枕左前位,余类推。

【练习题】

一、选择题

（一）A1/A2 型题

1. 早期妊娠的诊断,下述最为准确的是（　　　）
   A. 停经伴恶心、呕吐
   B. 阴道充血变软,呈紫蓝色
   C. 子宫增大
   D. 超声多普勒检查证明有胎心音
   E. 自觉有胎动

2. 妊娠早期黑加征（Hegar 征）是指（　　　）
   A. 子宫增大变软
   B. 子宫呈前倾前屈位
   C. 双合诊检查发现,子宫峡部柔软,宫体和宫颈似不相连
   D. 宫颈充血变软,呈紫蓝色
   E. 乳头及乳晕着色加深,乳晕周围有褐色小结节

3. 初孕妇初感胎动时间一般在（　　　）
   A. 14 周
   B. 16 周
   C. 20 周
   D. 24 周
   E. 24 周以上

4. 下列检查对早期妊娠诊断没有帮助的是（　　　）
   A. 尿妊娠试验
   B. B 型超声检查
   C. 宫颈黏液检查
   D. 雌激素测定
   E. 基础体温测定

5. 在孕妇的腹壁上听诊,与母体心率相一致的音响是（　　　）
   A. 胎心音
   B. 子宫杂音
   C. 脐带杂音
   D. 胎动音
   E. 以上都不对

6. 枕左前位胎心听诊最清楚的部位在（　　　）
   A. 脐左下方
   B. 脐左上方
   C. 脐右上方
   D. 脐右下方

E. 靠近脐部

7 孕妇出现早孕反应,一般是在停经后的(　　　)

 A. 4 周左右   B. 5 周左右

 C. 6 周左右   D. 7 周左右

 E. 以上都不是

8. 妊娠中晚期,正常胎动平均每小时(　　　)

 A. 2~4 次   B. 3~5 次

 C. 5~8 次   D. 8~10 次

 E. 以上都不是

9. 头先露中最常见的是(　　　)

 A. 前囟先露   B. 枕先露

 C. 面先露   D. 额先露

 E. 颏先露

10. 正常胎心率为(　　　)

 A. 70~80 次 /min   B. 80~100 次 /min

 C. 100~110 次 /min   D. 110~160 次 /min

 E. 160~180 次 /min

11. 头先露时胎心听得最清楚的部位是(　　　)

 A. 脐下   B. 脐上

 C. 脐周   D. 剑突下

 E. 耻骨联合处

12. 育龄妇女可能妊娠的最早、最重要症状是(　　　)

 A. 早孕反应   B. 停经史

 C. 尿频   D. 乳房变化

 E. 体温升高

13. 正常妊娠 24 周末,子宫底高度在(　　　)

 A. 脐下 2 指   B. 脐下 1 指

 C. 平脐   D. 脐上 1 指

 E. 脐上 2 指

14. 胎方位是指(　　　)

 A. 胎儿长轴与母体长轴的关系

 B. 胎儿顶骨与母体骨盆的关系

 C. 最先进入骨盆入口的胎儿部分与母体骨盆的关系

 D. 胎儿先露部的指示点与母体骨盆的关系

 E. 以上都不是

15. 下列**不是**臀先露类型的是(　　　)

 A. 单臀先露   B. 单足先露

 C. 复合臀先露   D. 双足先露

 E. 混合臀先露

16. 肩先露胎方位有(　　　)

A. 4 种   B. 6 种

C. 5 种   D. 3 种

E. 8 种

17. 关于胎心音的描述正确的是（　　　）

A. 单音吹风样   B. 多伴有杂音

C. 胎心率与孕妇心率接近   D. 双音似钟表滴答声

E. 双音吹风样

18. 某女，26 岁。月经过期 7d，既往月经规律，5~6/28~30。查体：宫颈着色，软，子宫近正常大小，双附件（－）。诊断妊娠的最早方法是（　　　）

A. 放射免疫测定 β-HCG   B. 超声检查

C. 基础体温   D. 听胎心

E. 早孕反应

19. 某育龄妇女，停经 45d，前来就诊，下列检查对诊断其早孕**没有**帮助的是（　　　）

A. 尿妊娠试验   B. 黄体酮试验

C. 宫颈黏液检查   D. 雌激素测定

E. 基础体温测定

20. 足月妊娠，规律性腹痛 10h，宫口开大 5cm，先露部为头 S−2，大囟门位于 1 点，小囟门位于 7 点，下述胎位最正确的是（　　　）

A. 枕左前位   B. 枕左后位

C. 枕右前位   D. 枕右后位

E. 高直后位

21. 某孕妇，G_1P_0，末次月经记不清。产科检查：宫高 34cm，胎头入盆，胎心位于脐右下方。其孕周大致是（　　　）

A. 孕 20 周   B. 孕 24 周

C. 孕 28 周   D. 孕 34 周

E. 孕 40 周

22. 患者 28 岁，已婚，以往月经 4~5/30~35，现停经 2 个月，停经 38d 妊娠试验（－），停经 40d 曾每日肌内注射黄体酮 20mg 持续 5d，停药无阴道出血，基础体温双相持续 3 周，诊断可能为（　　　）

A. 妊娠   B. 闭经

C. 子宫结核   D. 黄体功能不足

E. 子宫内膜不规则脱落

（二）A3/A4 型题

（1~2 题共用题干）

某孕妇，25 岁，G_1P_0，停经 18 周，不觉胎动。产科检查：宫底高度在脐耻之间，胎方位及胎心不清。

1. 监测宫内胎儿情况首选的方法是（　　　）

A. 腹部 X 线摄片   B. 多普勒超声检查

C. B 型超声检查   D. 胎儿心电图检查

E. 测定羊水甲胎蛋白值

2. 该孕妇尿中与胎儿胎盘单位功能关系密切的激素是（　　　）

A. 雌酮   B. 雌二醇

C. 雌三醇   D. 孕酮

E. 睾酮

（3~4 题共用题干）

某女，26 岁，停经 11 周，1 个月前自测尿妊娠试验阳性，恶心、呕吐 3 周，近 1 周加重，做 B 超示宫内早孕。

3. 孕妇出现恶心、呕吐等早孕反应，与之有关的激素是（   ）

A. 雌二醇   B. 雌三醇

C. 孕激素   D. 前列腺素

E. 绒毛膜促性腺激素

4. 早孕反应的鉴别下列疾病**除外**的是（   ）

A. 胃炎   B. 肾盂肾炎

C. 病毒性肝炎   D. 胃肠功能紊乱

E. 急性脂肪肝

（三）B 型题

（1~4 题共用备选答案）

A. 28 周末   B. 32 周末

C. 20 周末   D. 36 周末

E. 16 周末

1. 宫底高度在脐耻之间，妊娠周数应是（   ）

2. 宫底高度在脐下 1 横指，妊娠周数应是（   ）

3. 宫底高度在脐上 3 横指，妊娠周数应是（   ）

4. 宫底高度在剑突下 2 横指，妊娠周数应是（   ）

（5~8 题共用备选答案）

A. 胎方位   B. 胎产式

C. 胎姿势   D. 胎先露

E. 胎体轴

5. 胎儿在子宫内的姿势称（   ）

6. 胎体纵轴与母体纵轴的关系称（   ）

7. 最先进入骨盆入口的胎儿部分称（   ）

8. 胎儿先露部的指示点与母体骨盆的关系称（   ）

二、填空题

1. 妊娠全过程共 40 周，分为三个时期，即_____、_____和_____。

2. 妊娠 6~8 周行双合诊发现，宫颈变软，子宫峡部极软，感觉宫颈和宫体似不相连，称为_____。

三、名词解释

1. 胎产式

2. 胎先露

3. 胎方位

四、简答题

1. 早期妊娠的症状、体征有哪些?

2. 头先露、臀先露、枕先露各有多少种胎方位? 其中枕先露胎方位有哪些?

五、案例分析题

某女,27岁,已婚。平素月经周期规则,5~6/28~30d。现停经50d,1周前晨起出现恶心、呕吐,食欲缺乏。妇科检查:阴道黏膜及宫颈阴道部分呈紫蓝色,子宫稍增大,质软,宫体与宫颈似不相连。

问题:1. 该患者最可能的诊断是什么?

2. 哪些辅助检查可协助诊断?

【参考答案】

一、选择题

(一)A1/A2 型题

1. D 2. C 3. C 4. D 5. B 6. A 7. C 8. B 9. B 10. D 11. A 12. B 13. D 14. D 15. C 16. A 17. D 18. A 19. D 20. D 21. E 22. A

(二)A3/A4 型题

1. C 2. C 3. E 4. B

(三)B 型题

1. E 2. C 3. A 4. D 5. C 6. B 7. D 8. A

二、填空题

1. 早期妊娠 中期妊娠 晚期妊娠
2. 黑加征

三、名词解释

1. 胎产式指胎体纵轴与母体纵轴的关系。
2. 胎先露指最先进入骨盆入口的胎儿部分。
3. 胎方位指胎儿先露部指示点与母体骨盆的关系,简称胎位。

四、简答题

1. 早期妊娠的主要表现有:①停经,是妊娠最早、最重要的症状。生育年龄有性生活史的妇女,平时月经周期规律,一旦月经过期10d或以上,应怀疑妊娠。若停经已达8周以上,妊娠的可能性更大。②早孕反应,停经6周左右出现,多在妊娠12周后自行消失。早孕反应主要有畏寒、头晕、乏力、嗜睡、流涎、食欲缺乏、喜食酸物、恶心、晨起呕吐等现象。③尿频,前倾增大的子宫在盆腔内压迫膀胱所致,妊娠12周后,子宫增大超出盆腔尿频自然消失。④乳房的变化,自觉乳房胀痛。乳房体积逐渐增大,有静脉显露,乳头增大,乳头乳晕着色加深,乳晕周围有深褐色的蒙氏结节。⑤妇科检查,阴道黏膜及宫颈阴道部充血,呈紫蓝色。停经6~8周时,双合诊检查发现宫颈变软,子宫峡部极软,感觉宫颈与宫体似不相连,称为黑加征。随妊娠进展,子宫增大变软。

2. 头先露、臀先露各有6种胎方位,肩先露有4种胎方位。枕先露有枕左前、枕左横、枕左后、枕右前、枕右横、枕右后6种胎方位。

五、案例分析题

1. 最可能的诊断:早期妊娠(停经史、早孕反应及妇科检查表现符合早期妊娠的症状体征特点)。

2. 辅助检查:妊娠试验、超声检查、基础体温(BBT)测定及宫颈黏液结晶检查都有辅助诊断价值。

(陈　红)

第五章 产前检查及高危妊娠监测

【重点、难点解析】

本章重点解析产前检查的时间安排、推算预产期的方法、产科腹部检查的内容及方法、骨盆外测量径线的名称、正常值及方法、围生期定义及高危妊娠监测。难点解析胎心听诊部位，骨盆内测量方法及正常值，胎儿电子监护。

一、产前检查的内容和方法

（一）产前检查的时间安排和内容

1. 产前检查的时间　根据我国目前孕期保健现状和产前检查项目的需要，推荐产前检查的时间是在早孕确定诊断后每 4 周检查 1 次，妊娠 37 周后每周检查 1 次。高危孕妇应酌情增加产前检查次数。产前检查的时间和内容安排见表 5-1。

2. 首次产前检查　详细询问病史，将内容填写至孕妇保健手册，进行体格检查、常规实验室检查、心电图、B 型超声检查，以确定孕妇既往和目前健康状况。按末次月经日期推算预产期，月份减 3 或加 9，日数加 7，所得日期即为预产期。还可根据早孕反应开始出现的时间、胎动开始时间、子宫底高度、子宫长度、B 型超声测得胎儿双顶径值推算出预产期。确定目前孕周，识别孕期高危因素。妊娠 6~8 周超声检查可确定是否宫内妊娠、胎儿是否存活、胎儿数目、核实孕周，如首次超声检查于妊娠 11~13^{+6} 周进行，应测量胎儿 NT。进行营养和生活方式的指导，改变不良生活习惯，保持心理健康，告知避免接触有毒有害物质和宠物、慎用药物和疫苗，补充叶酸 0.4~0.8mg/d 至 3 个月，对流产有所认识并预防。

3. 复诊产前检查　复诊可了解前次产前检查后有何不适，有无特殊情况出现，如头痛、眼花、水肿、阴道流血、胎动异常等；进行常规体格检查，测量血压、体重，测量子宫底高度，检查胎位、胎心；与孕周所对应，安排进行相应的非整倍体母体血清学筛查、胎儿系统 B 型超声筛查，妊娠 24~28 周行妊娠期糖尿病筛查；评估孕妇及胎儿体重增长是否合理，及时发现妊娠并发症，监测胎儿宫内安危，识别高危妊娠，给予相应处理或转诊。进行健康教育指导，并预约下次复诊时间，告知复诊时注意事项。

产前检查的时间及内容安排见表 5-1。

表 5-1　产前检查的时间及内容安排

	必查项目	备查项目	健康教育
第 1 次检查	1. 血压、体重指数、胎心率 2. 血常规、尿常规、血型（ABO 和 Rh）、空腹血糖、肝功能和肾功能、乙型肝炎病毒表面抗原、梅毒螺旋体和 HIV 筛查、心电图 3. 宫颈脱落细胞学检查（孕前 12 个月未查者）	1. HCV 筛查、抗 D 滴度检查（Rh 阴性者） 2. 地中海贫血和甲状腺功能筛查 3. 宫颈分泌物检测淋球菌、沙眼衣原体和细菌性阴道病的检测 4. B 型超声确诊宫内早孕；妊娠 11~13^{+6} 周超声测量胎儿 NT 5. 孕 10~12 周绒毛活检	1. 营养和生活方式的指导 2. 避免接触有毒有害物质和宠物 3. 慎用药物和疫苗 4. 继续补充叶酸（0.4~0.8）mg/d 至 3 个月 5. 流产的认识和预防
第 2 次检查	1. 血压、体重 2. 宫高、腹围、胎心率 3. 妊娠中期非整倍体母体血清学筛查（15~20^{+0} 周）	羊膜腔穿刺检查胎儿染色体核型	1. 妊娠中期胎儿非整倍体筛查的意义 2. Hb < 105g/L，补充元素铁 60~100mg/d
第 3 次检查	1. 血压、体重增长情况、宫高、腹围、胎心率 2. 胎儿系统 B 型超声筛查（18~24 周） 3. 血常规、尿常规	宫颈评估（B 型超声测量宫颈长度，早产高危者）	1. 早产的认识和预防 2. 营养和生活方式的指导 3. 胎儿系统 B 型超声筛查的意义
第 4 次检查	1. 血压、体重增长情况、宫高、腹围、胎心率 2. 75gOGTT 3. 血常规、尿常规	1. 抗 D 滴度复查（Rh 阴性者） 2. 宫颈阴道分泌物 fFN 检测（早产高危者）	1. 早产的认识和预防 2. 营养和生活方式的指导 3. 妊娠期糖尿病筛查的意义
第 5 次检查	1. 血压、体重增长情况、宫高、腹围、胎心率、胎位 2. 产科 B 型超声检查 3. 血常规、尿常规	B 型超声测量宫颈长度或宫颈阴道分泌物 fFN 检测	1. 分娩方式指导 2. 开始注意胎动 3. 母乳喂养指导 4. 新生儿护理指导
第 6 次检查	1. 血压、体重增长情况、宫高、腹围、胎心率、胎位 2. 血常规、尿常规	1. GBS 筛查（35~37 周） 2. 肝功能、血清胆汁酸检测（32~34 周，怀疑 ICP 孕妇） 3. NST 检查（34 周开始） 4. 心电图复查（高危者）	1. 分娩前生活方式指导 2. 分娩相关知识 3. 新生儿疾病筛查 4. 抑郁症的预防
第 7~11 次检查	1. 血压、体重增长情况、宫高、腹围、胎心率、胎位、宫颈检查（Bishop 评分） 2. 血常规、尿常规 3. NST 检查（每周 1 次）	1. 产科 B 型超声检查 2. 评估分娩方式	1. 新生儿免疫接种 2. 产褥期指导 3. 胎儿宫内情况的监护 4. 超过 41 周，住院并引产

（二）产科检查

包括腹部检查、骨盆测量、阴道检查、肛门指诊。

1. 腹部检查

（1）视诊：注意腹部的形状及大小、腹部有无水肿及手术瘢痕等。

（2）触诊：先测子宫长度及腹围,后行腹部四步触诊法。腹部四步触诊法可检查子宫大小、胎产式、胎先露、胎方位及先露部是否衔接。①第一步,摸清宫底高度,估计胎儿大小与妊娠周数是否相符,辨别宫底部的胎儿部分,可间接了解胎先露。②第二步,确定胎背及胎儿肢体。③第三步,查清胎先露及胎先露是否衔接。④第四步,进一步核实胎先露部及其衔接的程度。

（3）听诊:胎心在靠近胎背上方孕妇腹壁处听得最清楚。枕左前位于脐下左侧听诊,枕右前位于脐下右侧听诊,骶左前于脐上左侧听诊,骶右前于脐上右侧听诊,肩先露在靠近脐部下方听得最清楚。

2. 骨盆测量　分骨盆外测量和骨盆内测量。

（1）骨盆外测量:①髂棘间径。测量两髂前上棘外缘间的距离,正常值为 23~26cm。②髂嵴间径。测量两髂嵴外缘间最宽的距离,正常值为 25~28cm。③骶耻外径。测量第 5 腰椎棘突下至耻骨联合上缘中点的距离,正常值为 18~20cm。④坐骨结节间径。测量两坐骨结节内侧缘间的距离,正常值 8.5~9.5cm,若此径 < 8cm,应加测骨盆出口后矢状径。⑤骨盆出口后矢状径。为坐骨结节间径中点至骶骨尖端的长度,正常值为 8~9cm,骨盆出口后矢状径值与坐骨结节间径值之和 < 15cm,表明骨盆出口狭窄。⑥耻骨弓角度。正常值为 90°,小于 80° 为不正常。

（2）骨盆内测量:适用于骨盆外测量有异常者。

骨盆内测量常在妊娠 24~36 周进行。主要测量:①对角径,正常值为 12.5~13cm。②坐骨棘间径,测量两坐骨棘间的距离,正常值约为 10cm。③坐骨切迹宽度,代表中骨盆后矢状径,若能容纳 3 横指（5.5~6cm）为正常,否则属中骨盆狭窄。

3. 阴道检查　妊娠早期初诊时,孕妇应行双合诊检查。若妊娠 24 周左右首次进行产前检查,应测量对角径。

4. 肛门指诊　检查可以了解胎先露部、骶骨前面弯曲度、坐骨棘间径、坐骨切迹宽度,以及骶尾关节活动度,并测骨盆出口后矢状径。

二、孕期指导及常见症状的处理

（一）孕期指导

孕妇在孕期要加强营养,应摄入富含蛋白质、脂肪、糖类、微量元素（铁、钙、锌、碘、硒、钾）和维生素（维生素 A、维生素 B 族、维生素 C、维生素 D）的饮食。保持孕期体重适度的增长速率。孕妇每日睡眠应在 10h 左右,卧床时宜左侧卧位,应避免重体力劳动。孕妇衣着宽松,应勤洗澡、更衣。妊娠最后 3 个月不宜盆浴,以免造成感染。妊娠前 3 个月和后 3 个月,避免性生活,以防流产、早产和感染。

（二）常见症状的处理

1. 消化系统症状　早孕反应者,少食多餐,忌油腻,可给维生素 B_6 口服;消化不良者,可给维生素 B_1、酵母片及胃蛋白酶,饭时与稀盐酸 1ml 同服,每日 3 次。便秘者应养成定时排便习惯并适当运动,多吃易消化、富含纤维素的新鲜蔬菜和水果,少吃辛辣食物,必要时用缓泻剂,如开塞露、甘油栓。

2. 外阴阴道假丝酵母菌病　部分孕妇有阴道分泌物增多伴外阴瘙痒症状,确诊后给予阴道放置克霉唑栓剂等治疗。

3. 贫血　孕妇于妊娠后期对铁需求量增多,应在妊娠 16~20 周开始补充铁剂,如硫酸亚铁 0.3g,每日 1 次口服,预防贫血。已发生贫血者,应查明原因并对症治疗。缺铁性贫血可给予硫酸亚铁 0.6g，并给维生素 C 促进铁的吸收。

4. 腰背痛 孕妇常感轻微腰背痛。休息时孕妇将枕头垫于腰背部可缓解，必要时卧床休息或服止痛药。若腰背痛明显，应查找原因，对症治疗。

5. 下肢及外阴静脉曲张 妊娠晚期睡眠时应适当垫高下肢，以利静脉回流。避免长时间站立，分娩时应避免外阴部静脉曲张破裂。

6. 下肢肌肉痉挛 是孕妇缺钙的表现，肌肉痉挛常发生于小腿腓肠肌，于妊娠晚期多见，常在夜间发作。痉挛发作时应将痉挛下肢伸直，并行局部按摩，痉挛常能迅速缓解。必要时可补充钙剂。

7. 下肢水肿 妊娠晚期下肢水肿休息后不消退，应注意是否有妊娠期高血压疾病、妊娠合并肾脏疾病等。孕妇睡眠取左侧卧位，下肢垫高 15° 改善下肢血液回流，水肿多可好转。

8. 仰卧位低血压 妊娠晚期，孕妇仰卧时间较长时，因增大的子宫压迫下腔静脉，使回心血量及心排血量减少，出现低血压。若孕妇及时改为左侧卧位，可使血压迅速恢复正常。

三、高危妊娠监测

（一）围生期定义

国际上对围生期的规定有四种，我国采用围生期Ⅰ，即从妊娠满 28 周（胎儿体重 ≥ 1000g，身长 ≥ 35cm）至产后 1 周。计算相关统计指标时采用围生期Ⅰ符合我国目前国情。

（二）高危妊娠的监护

1. 胎儿宫内安危的监测 可通过胎动、腹部听诊、胎儿电子监护、胎儿心电图、胎儿头皮血 pH 测定、羊膜镜检查反映胎儿宫内安危情况。重点解析胎儿电子监护，胎心率的监测有两种基本变化，包括胎心率基线与一过性胎心率改变。

（1）胎心率基线：正常 FHR 为 110~160 次 /min（bpm），FHR > 160bpm 为心动过速，FHR < 110bpm 为心动过缓。变异振幅正常在 6~25bpm；变异频率为 1min 内正常 ≥ 6 次。胎心基线变异存在，说明胎儿有储备能力。若基线变异 < 5bpm，表示胎儿储备能力丧失。

（2）一过性胎心率改变：即与子宫收缩有关的胎心率变化，包括加速和三种减速。

1）加速：即在子宫收缩后短暂加速，是胎儿健康的信号。

2）减速：子宫收缩后 FHR 减慢，早期减速是胎头在盆腔内受压所致，不因体位和吸氧而改变，多无临床意义；变异减速是由于宫缩时脐带受压所致，变换体位可减轻脐带受压；晚期减速由胎盘功能不良引起，多为胎儿宫内窘迫的表现。

2. 胎盘功能监测 可通过测定孕妇尿中雌三醇值、孕妇血清胎盘生乳素值、胎动计数及缩宫素激惹试验进行。

3. 胎儿成熟度的监测 可通过推算孕周，测量宫高及腹围，B 型超声测量胎头双顶径及羊水分析进行。

（三）孕期用药对胎儿、新生儿的影响

受精后 2 周内，药物对胚胎的影响结果是：要么导致流产，要么正常发育；受精后 3~12 周是胚胎、胎儿各器官分化、发育阶段，为致畸高度敏感期，受有害药物作用后，即可发生畸形；受精后第 12 周至足月是胎儿生长发育、器官功能完善阶段，孕产妇用药要有明确的指征，不要擅自使用，需要在医生指导下。美国药物和食品管理局（FDA）根据药物对胎儿的危害性将其分为五类：A 类、B 类、C 类、D 类、X 类，孕期尽量选用 B 类的药物，避免选用 C 类的药物，禁止使用 D 类、X 类的药物。严格掌握用药剂量和持续时间，能用一种药物，避免联合用药；尽量

选择疗效肯定的上市较长时间的药物,避免使用新药;在病情允许的情况下,妊娠早期的疾病可推迟到中晚期妊娠用药治疗。若病情需要在妊娠早期应用对胎儿有害的药物,应先终止妊娠再用药。

【练习题】

一、选择题

(一)A1/A2 型题

1. 超声测量 NT(颈后透明层)厚度的时间是(　　)
   A. 11~13⁺⁶ 周
   B. 孕 14~16 周
   C. 孕 16~18 周
   D. 孕 18~20 周
   E. 确定早孕开始

2. 下列**不是**骨盆外测量的径线的是(　　)
   A. 髂棘间径
   B. 髂嵴间径
   C. 骶耻外径
   D. 坐骨结节间径
   E. 坐骨棘间径

3. 腹部四部触诊法第一步检查描述正确的是(　　)
   A. 检查者站于孕妇左侧
   B. 面向孕妇足部
   C. 摸清宫底高度及宫底胎儿部分
   D. 触摸胎儿先露部
   E. 查明胎儿四肢和躯干

4. 骨盆出口横径小于 8cm,应进一步测量的径线是(　　)
   A. 骶耻内径
   B. 骨盆出口前矢状径
   C. 骶耻外径
   D. 髂前上棘间径
   E. 骨盆出口后矢状径

5. 下述各项作为推算预产期的根据最不合适的是
   A. 体重
   B. 末次月经
   C. 妊娠反应
   D. 初觉胎动
   E. 超声检查

6. 四步触诊法,用于检查(　　)
   A. 子宫大小、胎姿势、胎先露、胎方位及胎先露是否衔接
   B. 子宫大小、胎盘、胎先露、胎方位及胎先露是否衔接
   C. 子宫大小、胎姿势、胎先露、胎方位及胎先露入盆的程度
   D. 子宫大小、胎产式、胎先露、胎方位及胎先露入盆的程度
   E. 子宫大小、胎姿势、胎方位及胎先露入盆的程度

7. 女性,28 岁,平素月经规律,周期 30d,末次月经是 2016 年 4 月 20 日,其预产期应是(　　)
   A. 2017 年 1 月 27 日
   B. 2017 年 2 月 4 日
   C. 2017 年 2 月 20 日
   D. 2017 年 2 月 5 日
   E. 2017 年 7 月 27 日

8. 女性,23 岁,孕 32 周,产前检查胎背位于母体腹部右侧,胎心位于右上腹,宫底可触及浮球感,诊断胎方位为(　　　)

  A. LOA   B. LOT

  C. RSA   D. LSA

  E. LOP

9. 妊娠 36 周后胎心音的听诊部位,**错误**的是(　　　)

  A. 枕左前位,母体脐下左侧   B. 枕右前位,母体脐下右侧

  C. 骶右前位,母体脐上右侧   D. 骶左前位,母体脐下左侧

  E. 肩先露,母体腹壁脐周围

10. 关于腹部四部触诊,描述**不正确**的有(　　　)

  A. 第一步了解宫底高度及宫底部的胎儿部分

  B. 第二步了解胎背及胎儿肢体

  C. 第三步仅了解胎先露

  D. 第三步了解胎先露及胎先露是否衔接

  E. 第四步进一步核实胎先露部及其衔接的程度

11. 关于产前检查时间的描述,**不正确**的有(　　　)

  A. 产前检查从孕 3 个月开始

  B. 孕 15~20 周行唐氏综合征血清学筛查

  C. 孕 36 周后每周检查 1 次

  D. 每次都要测量孕妇的血压和体重

  E. 孕期有异常情况可增加检查次数及内容

12. 关于孕期指导,**错误**的是(　　　)

  A. 孕妇饮食应多样化   B. 孕期体重增加越多表明胎儿越健康

  C. 妊娠最后 3 个月应避免盆浴、性交   D. 妊娠晚期应多取左侧卧位

  E. 妊娠期间应避免重体力劳动

13. 正常妊娠 24 周末,子宫底高度在(　　　)

  A. 脐上 1 指   B. 脐上 3 指

  C. 平脐   D. 脐下 1 指

  E. 脐剑之间

14. 正常胎心频率是(　　　)

  A. 60~100 次 /min   B. 80~120 次 /min

  C. 100~140 次 /min   D. 110~140 次 /min

  E. 110~160 次 /min

15. 骨盆外测量,低于正常值的径线是(　　　)

  A. 髂棘间径 25cm   B. 髂嵴间径 27cm

  C. 骶耻外径 16cm   D. 坐骨结节间径 9cm

  E. 后矢状径 8.5cm

16. 骨盆外测量径线中反映骨盆入口平面大小的主要径线是(　　　)

  A. 骶耻外径   B. 粗隆间径

  C. 髂棘间径   D. 髂棘间径

E. 坐骨棘间径

17. 对于胎儿电子监护,提示胎儿缺氧的是( )
  A. 加速
  B. 早期减速
  C. 变异减速
  D. 晚期减速
  E. 基线摆动

18. 以下各项**不属于**高危妊娠范畴的是( )
  A. 右腿外伤史
  B. 过期妊娠
  C. 胎盘功能不全
  D. 有剖宫产史
  E. 双胎妊娠

19. 下面关于胎心率变异减速的描述**不正确**的是( )
  A. 持续时间长短不一
  B. 下降迅速且幅度大
  C. 恢复缓慢
  D. 减速与宫缩无关系
  E. 是脐带受压兴奋迷走神经所致

20. 高危妊娠时,选择终止妊娠的时间应取决于( )
  A. 宫颈成熟度
  B. 宫底高度
  C. 胎动次数
  D. 胎盘功能和胎儿成熟度
  E. 胎儿电子监测

21. 我国围生期的规定是( )
  A. 妊娠 28 周至产后 4 周
  B. 妊娠 20 周至产后 4 周
  C. 妊娠 20 周至产后 1 周
  D. 妊娠 28 周至产后 1 周
  E. 从胚胎形成至产后 1 周

22. 可以判断胎儿储备功能的是( )
  A. NST
  B. 羊水穿刺
  C. L/S 比值
  D. 阴道涂片细胞学检查
  E. OCT

23. 对于胎儿电子监测**错误**的是( )
  A. 受宫缩影响结果出现误差
  B. 可同时记录宫缩、胎心、胎动变化
  C. 能连续观察胎心率的动态变化
  D. 对母儿均无不良影响
  E. 是监测胎儿宫内安危的一项重要指标

24. 临产后,由于子宫收缩时脐带受压,兴奋迷走神经,胎儿监护时可能出现( )
  A. 迟发性胎心减速
  B. 晚期减速
  C. 散发的,短暂的胎心率加速
  D. 变异减速
  E. 胎心基线率有变异

25. 孕妇尿中与胎儿胎盘功能关系密切的激素是( )
  A. 雌三醇
  B. 雌酮
  C. 雌二醇
  D. 孕酮
  E. 睾酮

26. 足月临产,胎膜破裂流出棕黄色羊水,胎心监护时可能出现( )
  A. 加速
  B. 胎心基线率有变异
  C. 变异减速
  D. 散发的,短暂的胎心率加速

    E. 晚期减速

27. 正常胎心基线变异范围是（　　　）

    A. ＜5bpm

    B. 5~10bpm

    C. 6~25bpm

    D. 10~15bpm

    E. 15~25bpm

（二）A3/A4 型题

（1~3 题共用题干）

王女士,24 岁,2017 年 4 月确诊早孕,医生行四步触诊检查,宫底在脐上三横指,耻骨联合上扪及圆而硬浮球样物,胎头枕部在骨盆左前。

1. 下列判断正确的是（　　　）

    A. 妊娠 24 周末,头先露,胎位 LOA

    B. 妊娠 24 周末,臀先露,胎位 LSA

    C. 妊娠 28 周末,臀先露,胎位 RSA

    D. 妊娠 28 周末,头先露,胎位 ROA

    E. 妊娠 28 周末,头先露,胎位 LOA

2. 胎心听诊最清楚的位置（　　　）

    A. 脐下右侧

    B. 脐下左侧

    C. 脐周

    D. 脐上右侧

    E. 脐上左侧

3. 该患者 BMI 为 $21.5kg/m^2$,正常情况下,此后该孕妇平均每周体重增加应该为（　　　）

    A. ＜0.2kg

    B. 0.4kg

    C. 0.5kg

    D. 1.0kg

    E. ＞1.0kg

（4~5 题共用题干）

任某,孕 37 周,产前检查中发现胎儿近 3 周宫高增长缓慢,胎心听诊 126 次 /min。

4. 实习医师建议检查下列某项,被带教老师否定,因该项检查不能反映胎盘功能（　　　）

    A. 血清胎盘生乳素

    B. 雌三醇（E3）测定

    C. 尿雌激素 / 肌酐比值（E/C 比）

    D. 胎动计数

    E. HCG 测定

5. 为判断胎儿宫内安危情况,行 NST,胎心 126 次 /min,胎动时胎心率加速 5bpm,持续 8s,为 NST 无反应型,引起以上胎儿电子变化的主要原因是（　　　）

    A. 胎头受压

    B. 脐带受压

    C. 胎儿躯干局部受压

    D. 胎动活跃

    E. 胎盘功能低下

（三）B 型题

（1~5 题共用备选答案）

    A. 25~28cm

    B. 23~26cm

    C. 18~20cm

    D. 8.5~9.5cm

    E. 10cm

1. 髂棘间径正常平均值（　　　）

2. 髂嵴间径正常平均值（　　　）

3. 骶耻外径正常平均值（　　　）

4. 坐骨棘间径正常平均值（　　　）

5. 坐骨结节间径正常平均值（　　　）

二、填空题

1. 产科检查包括_____、_____、_____、_____四部分检查方法。

2. 正常情况下应该于_____周补充钙剂。

三、名词解释

仰卧位低血压综合征

四、简答题

1. 试述腹部四步触诊法的目的和意义。

2. 如何推算预产期？

3. 复诊产前检查应包括哪些内容？

五、案例分析题

某孕妇，23 岁，G_1P_0，平素月经规律，末次月经为 2017 年 12 月 5 日，现停经 53d，自觉恶性呕吐，食欲缺乏。辅助检查：尿妊娠试验阳性；B 超检查确诊早孕。

问题：1. 请推算预产期。

　　　2. 首次产前检查必查的项目有哪些？

【参考答案】

一、选择题

（一）A1/A2 型题

1. A　2. E　3. C　4. E　5. A　6. D　7. A　8. C　9. D　10. C　11. A　12. B　13. A　14. E　15. C　16. A　17. D　18. A　19. C　20. D　21. D　22. A　23. A　24. D　25. A　26. E　27. C

（二）A3/A4 型题

1. E　2. B　3. B　4. E　5. E

（三）B 型题

1. B　2. A　3. C　4. E　5. D

二、填空题

1. 腹部检查　骨盆测量　阴道检查　肛门检查

2. 16

三、名词解释

仰卧位低血压综合征：妊娠末期，孕妇仰卧时间较长时，增大的子宫压迫下腔静脉，使回心血量及心排出量突然减少，出现低血压。

四、简答题

1. 四步触诊法的目的是检查子宫大小、胎先露、胎方位及先露部是否衔接。第一步,检查者两手置子宫底部了解子宫外形并摸清宫底高度,估计胎儿大小与妊娠周数是否相符;第二步,了解位于子宫左、右侧胎背及胎儿四肢的位置;第三步,了解胎先露是什么,是否衔接;第四步,核对胎先露部及其入盆程度。

2. 从末次月经第一日算起,月份减 3 或加 9,日数加 7,所得日期即为预产期。若为农历,应换算为阳历。若孕妇的末次月经记不清或哺乳期无月经来潮而妊娠者,可根据早孕反应出现的时间、胎动开始时间、宫底高度、B 型超声检查测得胎儿头臀长等指标推算预产期。

3. 复诊产前检查内容应包括了解前次产前检查后有何不适,有无特殊情况出现,如头痛、眼花、水肿、阴道流血、胎动异常等;评估孕妇及胎儿体重增长是否合理;血压、体重、宫高、腹围、胎心率是每次产前检查的必查项目,晚期妊娠每次应检查血常规和尿常规;依据不同孕周产前检查内容的安排进行其他相关检查;识别高危妊娠,给予相应处理或转诊;进行健康教育指导,并预约下次复诊时间。

五、案例分析题

1. 按末次月经日期推算预产期,月份减 3 或加 9,日数加 7,所得日期即为预产期。预产期是 2018 年 9 月 12 日。

2. 首次产前检查一般于 6~8 周进行,询问相关病史,有重点地行全身检查(血压、体重必测);辅助检查:血常规、尿常规、血型(ABO 和 Rh)、空腹血糖、肝功能和肾功能、乙型肝炎病毒表面抗原、梅毒螺旋体和 HIV 筛查、HCV 筛查、心电图、宫颈脱落细胞学检查(孕前 12 个月未查者),B 型超声确诊宫内早孕等。

(张秀芬)

第六章　妊娠病理

【重点、难点解析】

本章重点解析流产、早产及异位妊娠的概念、临床表现、诊断及预防；难点解析流产、早产及异位妊娠的处理方法。

一、流产的概念、临床表现、诊断及处理

（一）概念及临床表现

流产是指妊娠不足 28 周、胎儿体重不足 1000g 而终止者。流产的主要临床表现为停经、阴道流血和腹痛。根据自然流产发展的不同阶段，分为先兆流产、难免流产、不全流产和完全流产；此外流产可有 3 种特殊情况，即稽留流产、复发性流产及流产合并感染。

（二）各种类型流产的诊断及处理

1. 先兆流产　B 超检查宫腔内看到妊娠囊及胎心时或根据血 HCG 倍增情况（流产发生在超声检查尚未能显示胎囊及原始心血管搏动时），综合判断妊娠有希望继续者，卧床休息，应用黄体酮、维生素 E 等保胎处理后，如流血停止或腹痛消失，妊娠可继续；若流血增多或腹痛加剧，则可能发展为难免流产。

2. 难免流产　指流产已不可避免，表现为阴道流血增多，阵发性腹痛加剧，宫口已扩张，胚胎组织或胎囊堵塞于宫颈口内，B 型超声检查往往胎心消失。应尽早使胚胎及胎盘组织完全排出。

3. 不全流产　指妊娠产物部分排出体外，部分残留于宫腔或宫颈内，影响子宫收缩，导致阴道流血持续不止，甚至发生休克。B 型超声检查可协助诊断，应及时清除宫腔内残留组织，有休克征象者应同时输血输液，给以抗生素预防感染。

4. 稽留流产　指胚胎或胎儿死亡，滞留宫腔内，尚未自然排出者。妇科检查宫颈口未开，子宫小于停经周数，宫颈口关闭，未闻及胎心音，B 型超声检查可协助诊断。因胚胎或胎儿死亡时间过长，可能造成母体凝血功能障碍，引起严重出血。因此处理前应做凝血功能检查，并做好输血准备。子宫小于 12 孕周者，可行刮宫术，子宫大于 12 孕周者，可采用缩宫素或前列腺素等进行引产，促使胎儿胎盘排出。

5. 复发性流产　自然流产连续发生 2 次或 2 次以上者，每次流产多发生在同一妊娠月份。考虑染色体异常的夫妇应于孕前进行遗传咨询，宫颈功能不全者，可于妊娠 13~14 周行宫颈内口环扎术，当原因不明的复发性流产妇女再次妊娠时，处理同先兆流产，需用药至妊娠 12 周或超过以往发生流产的周数。

6. 流产合并感染（septic abortion）　流产过程中，若阴道流血时间长，有组织残留于宫腔内或无菌操作不当等，可能引起宫腔感染，常为厌氧菌及需氧菌混合感染，并发盆腔炎、腹膜炎、

败血症及感染性休克。治疗原则为控制感染的同时尽快清除妊娠产物。如阴道流血不多,应首先控制感染后再行刮宫。如阴道流血量多,应在抗感染以及静脉输液、输血的同时,钳夹残留组织,待感染控制后,再行刮宫术清除宫内残留组织。若已合并感染性休克者,先积极抗休克治疗,待病情稳定后再行刮宫术清除宫内残留组织。

二、早产的概念、临床表现、诊断及处理

1. 概念　早产是指妊娠满 28 周至不满 37 周分娩者,此时娩出的新生儿称早产儿,出生体重为 1000~2499g。

2. 临床表现及诊断　早产的主要临床表现是子宫收缩,最初为不规律子宫收缩,常伴少许阴道流血,逐渐发展为规律宫缩,伴随宫颈管消失和宫口扩张,其过程与足月临产相似,发生胎膜早破较足月临产多;早产可以分为先兆早产和早产临产两个阶段,先兆早产是指出现规律或不规律宫缩,宫颈尚未扩张,经阴道超声测量宫颈长度 ≤ 20mm,早产临产是指出现规律宫缩(20min ≥ 4 次或60min ≥ 8 次),伴宫颈管缩短 ≥ 80%,宫颈口扩张 1cm 以上。

3. 处理　母胎情况允许时,应尽可能延长孕周;如早产已不可避免时,应促胎肺成熟,提高早产儿的存活率。宫缩抑制剂适用于延长孕周对母儿有益者。原则:为减少药物的不良反应,宫缩抑制剂持续应用 48h,常用抑制宫缩药物为利托君、硝苯地平、阿托西班等,妊娠 32 周前早产者常规应用硫酸镁作为胎儿中枢神经系统保护剂治疗,可降低早产儿的脑瘫风险。早产儿,尤其是孕周 < 32 周者需要良好的新生儿救治条件,应转到有早产儿救治能力的医院分娩。大多数早产儿可经阴道分娩。

三、异位妊娠的概念、临床表现、诊断、鉴别诊断及处理

(一)概念及输卵管妊娠的转归

受精卵在子宫腔以外的部位着床、发育称为异位妊娠。以输卵管壶腹部妊娠最多见,输卵管妊娠常见原因为慢性输卵管炎。输卵管管腔狭窄,管壁薄缺乏黏膜下组织,受精卵在输卵管着床后,不能形成良好的蜕膜,可出现的结局包括输卵管妊娠流产、输卵管妊娠破裂、陈旧性宫外孕、继发性腹腔妊娠。

(二)诊断及鉴别诊断

典型症状为停经后腹痛及阴道流血,重者出现失血性休克。经阴道超声检查是诊断输卵管妊娠的首选方法;动态监测血 β-HCG 水平变化是早期诊断异位妊娠的重要方法,也对评价治疗的效果有重要意义;阴道后穹隆穿刺可协助诊断。输卵管妊娠应与流产、急性输卵管炎、急性阑尾炎、黄体破裂及卵巢囊肿蒂扭转鉴别。

(三)处理

异位妊娠的治疗包括期待治疗、药物治疗及手术治疗。

1. 期待治疗　适用于一般情况稳定,初始血 β-HCG 水平低于 1500U/L,且血 β-HCG 水平呈下降趋势,患者理解病情变化并且能够进行随访。如果期待治疗期间血 β-HCG 不继续下降反而升高或患者明显腹痛者,应进一步选择药物或手术治疗。

2. 药物治疗　采用化学药物治疗,主要适用于病情稳定、要求保留生育能力的年轻患者。符合下列条件可采用此法治疗:①无药物治疗的禁忌证。②生命体征稳定,无或仅有少量腹腔内出血。③输卵管妊娠包块直径 ≤ 3cm。④血 β-HCG < 2000U/L。化疗一般采用全身用药,常用药物为甲氨蝶呤(MTX)。治疗期间应用 B 型超声和 β-HCG 进行严密监测,注意患者的病情变化及药物的毒副作用。若病情无改善,甚至发生急性腹痛或输卵管破裂症状,则应立即进行手术治疗。

3. 手术治疗　分为保留患侧输卵管手术和切除患侧输卵管手术。手术适应证为：①生命体征不稳定或有腹腔内出血征象者。②诊断不明确者。③异位妊娠病灶可能或即将破裂。④随诊不可靠者。⑤期待疗法或药物治疗有禁忌证者。手术方式应根据患者的临床表现、生育状况、输卵管的破坏程度而定。

【练习题】

一、选择题

（一）A1/A2 型题

1. 流产的概念正确的是（　　　）
   A. 流产是指妊娠小于 22 周、胎儿体重小于 800g 而终止者
   B. 先兆流产是指原因消除，妊娠仍能继续者
   C. 难免流产是指继续妊娠仅有部分可能者
   D. 不全流产是指宫口已开，见胎囊堵塞于宫颈口内者
   E. 复发性流产是指流产连续发生 4 次或 4 次以上者

2. 早期流产最常见的原因是（　　　）
   A. 子宫因素
   B. 内分泌失调
   C. 染色体异常
   D. 母亲重度贫血
   E. 环境影响

3. 先兆流产与难免流产最根本的鉴别要点是（　　　）
   A. 腹痛程度
   B. 病变进展快慢
   C. 出血量多少
   D. 宫口开放与否
   E. 子宫大小

4. 输卵管妊娠的常见原因是（　　　）
   A. 输卵管发育异常
   B. 输卵管慢性炎症
   C. 盆腔肿瘤压迫
   D. 辅助生殖技术
   E. 孕卵发育迟缓

5. 异位妊娠患者就诊的最主要症状是（　　　）
   A. 停经
   B. 阴道出血
   C. 腹痛
   D. 恶心、呕吐
   E. 晕厥与休克

6. 诊断异位妊娠简便、可靠的方法是（　　　）
   A. 妊娠试验
   B. B 型超声
   C. 基础体温测定
   D. 腹腔镜
   E. 阴道后穹隆穿刺

7. 患者停经 10 周，阴道流血量多，并有烂肉样物掉出，患者非常紧张、害怕。检查：BP 80/50mmHg，P 100 次 /min，面色苍白，手脚凉，宫口有组织堵塞，子宫如孕 40d 大小。该患者的处理原则最恰当的是（　　　）
   A. 保胎
   B. 抢救休克
   C. 抗感染
   D. 立即清宫

E. 抢救休克同时清宫

8. 输卵管妊娠发生破裂后,以下**错误**的是( )

    A. 多数病例有短期停经史　　　　　　　B. 腹部叩诊常有移动性浊音

    C. 尿妊娠试验均阳性　　　　　　　　　D. 出现休克症状和体征

    E. 宫颈举痛明显

9. 以下**不是**输卵管妊娠化学药物治疗指征的是( )

    A. 输卵管妊娠包块直径 ≤ 4cm　　　　　B. 血 β-HCG < 2000U/L

    C. 无明显内出血征象　　　　　　　　　D. 输卵管妊娠未发生破裂或流产

    E. 停经周数 ≤ 10 周

10. 患者,女,24 岁,已婚。孕 20 周无胎动,下腹未见膨隆。检查:宫颈口闭,无阴道流血,子宫如孕 60d 大小。B 超提示胎心消失,入院后应协助医生进行的化验检查为( )

    A. 凝血功能检查　　　　　　　　　　　B. 血肝功能

    C. 肌酐　　　　　　　　　　　　　　　D. 尿蛋白

    E. 血红蛋白

11. 27 岁女性,停经 68d 就诊,诊断为"难免流产",下列与诊断**不符**的是( )

    A. 宫颈口可见胎囊　　　　　　　　　　B. 阴道多量出血伴腹痛

    C. 宫口闭,阴道出血少于经量　　　　　D. 多由先兆流产发展而来

    E. 宫口扩张,宫体如 60d 大小

12. 一患者阴道不规则少量流血 3 个月,来院就诊。尿妊娠试验阳性,给予刮宫,但刮出物未见绒毛,病理检查结果为蜕膜组织,则其可能的诊断为( )

    A. 早期妊娠反应　　　　　　　　　　　B. 异位妊娠

    C. 功能性子宫出血　　　　　　　　　　D. 葡萄胎

    E. 子宫内膜炎

13. 29 岁患者,停经 6 周,阴道少量出血 10d,色褐,今晨突然腹痛剧烈伴肛坠,恶心,BP 60/40mmHg,下腹有明显压痛及反跳痛,并有移动性浊音,宫颈举痛(＋),后穹隆穿刺抽出 5ml 暗红色不凝血液,下列措施最恰当的是( )

    A. 纠正休克后再手术　　　　　　　　　B. 即刻剖腹探查

    C. 纠正休克同时手术　　　　　　　　　D. 注射止血药,情况不好转再手术

    E. 活血化瘀治疗

14. 25 岁女性,停经 80d 阴道少量出血 3d,增多半天。入院查体:面色苍白,BP 80/50mmHg,P 110 次 /min,阴道内有大量血块,宫口有组织物堵塞,子宫大小如孕 50d,两侧附件未及异常,应诊断为( )

    A. 完全流产　　　　　　　　　　　　　B. 不全流产

    C. 稽留流产　　　　　　　　　　　　　D. 难免流产

    E. 先兆流产

（二）A3/A4 型题

（1~2 题共用题干）

患者,女,21 岁,平素月经规律,停经 42d,突感左下腹撕裂样疼痛 1h,面色苍白、恶心,阴道少量流血。T 36.5℃。妇科检查:宫颈着色、举痛,宫旁右侧似扪及一囊性包块。

1. 本例最可能的诊断应是( )

  A. 流产
  B. 输卵管妊娠破裂
  C. 急性输卵管炎
  D. 卵巢黄体破裂
  E. 卵巢囊肿蒂扭转

2. 对确诊本例最有帮助的检查应是（   ）
  A. 血常规
  B. 尿胰淀粉酶
  C. B 型超声检查
  D. 诊断性刮宫
  E. 腹部 X 平片

（3~5 题共用题干）

已婚女性,35 岁,G_4P_1,停经 54d,下腹部轻度阵发性腹痛及阴道少量流血 6h,妇科检查:子宫稍大,宫口未开。

3. 最可能的诊断是（   ）
  A. 先兆流产
  B. 难免流产
  C. 不全流产
  D. 稽留流产
  E. 复发性流产

4. 5d 后阴道流血增加,下腹阵发性腹痛明显加重。妇科检查:宫口松弛,宫口处见胚胎组织堵塞。可诊断为（   ）
  A. 先兆流产
  B. 难免流产
  C. 不全流产
  D. 复发性流产
  E. 稽留流产

5. 最有效的处理是（   ）
  A. 肌内注射缩宫素
  B. 尽早清宫
  C. 尽早剖宫产
  D. 肌内注射立止血
  E. 纱布条填塞阴道压迫止血

（三）B 型题

（1~4 题共用备选答案）
  A. 停经后少量阴道流血,轻微下腹痛,宫口未开;胎膜未破
  B. 停经后多量阴道流血,下腹阵发性剧痛,宫口开大,胎膜已破
  C. 停经后多量阴道流血,有肉样组织排出,子宫小于停经周数,宫口开大
  D. 停经后出现反复阴道流血,子宫与妊娠周数相符,尿妊娠试验阳性
  E. 停经后出现少量阴道流血,妊娠中期发现子宫明显小于停经周数,尿妊娠试验阴性

1. 稽留流产表现为（   ）
2. 不全流产表现为（   ）
3. 难免流产表现为（   ）
4. 先兆流产表现为（   ）

（5~8 题共用备选答案）
  A. 多见于输卵管壶腹部妊娠,停经周数多在 8~12 周
  B. 多见于输卵管峡部妊娠,停经周数多在 6 周左右
  C. 反复内出血形成盆腔血肿,机化变硬与周围组织粘连
  D. 胚胎绒毛组织排至腹腔后重新种植获得营养继续生长发育
  E. 输卵管妊娠保守手术后,残余滋养细胞继续生长,再次发生出血

5. 持续性异位妊娠（　　　）

6. 输卵管妊娠流产（　　　）

7. 陈旧性宫外孕（　　　）

8. 继发腹腔妊娠（　　　）

二、填空题

1. 按照流产发展的阶段可分为_____、_____、_____、_____。

2. 早期流产发生于妊娠_____周前,晚期流产发生在妊娠_____周。

3. 异位妊娠的主要症状为_____、_____、_____、_____。

4. 异位妊娠发生部位以_____最常见,输卵管妊娠以_____妊娠最多见。

5. 异位妊娠应与_____、_____、_____、_____等相鉴别。

三、名词解释

1. 稽留流产

2. 复发性流产

3. 早产

4. 异位妊娠

5. 持续性异位妊娠

四、简答题

1. 试述先兆流产和难免流产的鉴别要点。

2. 流产与异位妊娠如何鉴别?

3. 流产感染的治疗原则有哪些?

4. 试述早产时应用哪些抑制宫缩药物。

5. 确诊异位妊娠可采用的辅助检查有哪些?

五、案例分析题

案例 1:

30 岁女性,已婚,停经 45d,阴道出血 2d。患者平素月经规则,5/30d,末次月经于 2016-8-14,2d 前有少量阴道出血,暗红色,无腹痛,今日晨起阴道出血量增多,量稍多于月经,鲜红色,少量烂肉样组织物排出,伴下腹阵痛,来院就诊。婚后 3 个月早孕人工流产史 1 次,未避孕半年。

查体:BP 110/70mmHg,P 84 次 /min。妇科检查:外阴发育正常,未产式,阴道畅,见鲜红色血自宫口流出。宫颈光滑,轻度着色,宫口松弛,可见组织物堵塞,无举痛。子宫前位,软,稍大于正常,无压痛,双侧附件区未触及异常包块,无压痛。

问题:1. 该患者的诊断、鉴别诊断及诊断依据是什么?

2. 针对该患者情况应进一步检查什么? 处理原则是什么?

案例 2:

患者,26 岁,G_3P_0,因停经 46d,左下腹隐痛 2d,加剧 6h,于 2017 年 3 月 10 日 11pm 急症入院。末次月经 2017 年 1 月 22 日,停经后无明显早孕反应,3 月 3 日起有少量阴道流血,近 2d 感下腹隐痛,未引起注意,3 月 10 日下午 5 时突感左下腹剧痛,不能忍受,在当地卫生所注射"阿托品"未缓解,并伴有肛门坠胀、心慌,上厕所时晕倒 1 次,遂于当晚 11 时急诊抬送入院。起病来无畏寒发热。既往体健,月经正常。查体:T 37.2℃,P 120 次 /min,R 22 次 /min,BP 80/50mmHg,急性病容,面色苍白,心肺正常。全腹压痛、反跳痛,以左下腹为甚,移动性浊音(+)。妇查:外阴(−),阴道内少量血液,举痛明显,后穹隆饱满,宫体后倾,稍大,软,压痛,左附件增厚,压痛明显。化验:Hb 62g/L,WBC 9.6×10^9/L。

问题:1. 请给出初步诊断及诊断依据。

2. 针对该患者目前情况,应给予哪些观察及处理?

【参考答案】

一、选择题

（一）A1/A2 型题

1. B 2. C 3. D 4. B 5. C 6. B 7. E 8. C 9. E 10. A 11. C 12. B 13. C 14. B

（二）A3/A4 型题

1. B 2. C 3. A 4. B 5. B

（三）B 型题

1. E 2. C 3. B 4. A 5. E 6. A 7. C 8. D

二、填空题

1. 先兆流产 难免流产 不全流产 完全流产

2. 12 12~28

3. 停经 阴道流血 腹痛 晕厥与休克

4. 输卵管妊娠 壶腹部

5. 流产 黄体破裂 卵巢囊肿蒂扭转 急性阑尾炎 急性盆腔炎

三、名词解释

1. 稽留流产又称过期流产,指胚胎或胎儿已经死亡但滞留于宫腔内数周,未自然排除者。

2. 复发性流产指连续自然流产 2 次或 2 次以上者。

3. 早产是指妊娠满 28 周至不满 37 周分娩者。

4. 受精卵在子宫腔以外的部位着床、发育称为异位妊娠。

5. 输卵管妊娠保守手术后,残余滋养细胞有可能继续生长,再次发生出血,引起腹痛等。

四、简答题

1. 先兆流产时,阴道少量流血和(或)下腹痛,宫口未开,胎膜未破;难免流产时,阴道多量流血,阵发性腹痛加重,胎膜破裂,阴道流水,宫口已扩张,有时见胚胎组织或胎囊堵塞于宫颈口内。

2. 流产与异位妊娠虽然都有停经、阴道流血、腹痛等症状但有差异（表6-1）。

3. 流产感染的治疗原则为控制感染的同时尽快清除妊娠产物。如阴道流血不多,应首先控制感染,选用广谱抗生素 2~3d,待感染控制后再行刮宫。如阴道流血量多,应在抗感染以及静脉输液、输血的同时,钳夹残留组织,待感染控制后,再行刮宫术清除宫内残留组织。切不可用刮匙全面搔刮宫腔,以免感染扩散。若已合并感染性休克者,先积极抗休克治疗,待病情稳定后再行刮宫术清除宫内残留组织。

表 6-1　流产与异位妊娠鉴别

	流产	异位妊娠
阴道流血	停经后少量阴道流血	短暂停经后不规则阴道流血
腹痛	下腹正中阵发性胀痛	患侧下腹隐痛或撕裂样剧痛
β-HCG	阳性	阳性,往往低于正常宫内妊娠
B 超检查	宫腔内可探及妊娠囊	子宫内膜增厚不见妊娠囊,宫旁一侧见边界不清、回声不均的混合性包块,有时可见包块内有妊娠囊、胚芽及原始心管搏动
后穹隆穿刺	阴性	可抽出陈旧性不凝血
诊刮物病检	胚胎组织或绒毛	见到蜕膜而无绒毛

4. 早产时常用的抑制宫缩药物有：① β₂- 肾上腺素能受体激动剂，多选用利托君。②钙拮抗剂，多选用硝苯地平。③前列腺素合成酶抑制剂，多选用吲哚美辛。④阿托西班。

5. 异位妊娠的辅助检查有：① B 型超声检查，是诊断异位妊娠的重要方法之一。典型声像为子宫内膜增厚见妊娠囊；宫旁一侧见边界不清、回声不均的混合性包块，有时可见包块内有妊娠囊、胚芽及原始心管搏动；直肠子宫陷凹处有积液。②妊娠试验，测定 β-HCG 为早期诊断异位妊娠的常用手段。胚胎存活或滋养细胞尚有活力时，β-HCG 为阳性，但异位妊娠时往往低于正常宫内妊娠，血 β-HCG 的倍增在 48h 内不足 66%。其阴性时也不能完全否定异位妊娠。③阴道后穹隆穿刺，为简单可靠诊断腹腔内出血的方法。内出血时，血液积聚于直肠子宫陷凹，后穹隆穿刺可抽出陈旧性不凝固血。④腹腔镜检查，可在直视下检查，创伤小，术后恢复快，适用于异位妊娠未发生流产或破裂时的早期诊断及治疗。出血量多或严重休克时不宜做此检查。

五、案例分析题

案例 1：

1. 诊断：不全流产。鉴别诊断：与先兆流产、宫外孕相鉴别。诊断依据：停经后阴道出血史，阴道出血量多，鲜红色，伴下腹阵痛，有组织物排出。查体：阴道畅，见鲜红色血自宫口流出。宫颈光滑，宫口松弛，可见组织物堵塞，轻度着色，无举痛。子宫前位，软，稍大于正常，附件区未触及异常包块，无压痛。

2. 进一步检查：超声检查，血 HCG，化验血常规；治疗原则：①建立静脉通路，立即行清宫术；②抗生素预防感染。

案例 2：

1. 诊断：①异位妊娠（左输卵管妊娠破裂）；②失血性休克；③贫血。诊断依据为：停经46d，阴道不规则流血 2d，突起下腹痛 4h，呈撕裂样痛，同时伴有恶心、肛门坠胀感、全腹压痛、反跳痛，肝脾未扪及，移动性浊音阳性。妇科检查：外阴有血迹，阴道见少量血液，宫颈着色，光滑，大小正常，有举痛，有血自宫口流出。宫体前位，稍大，软，活动，无压痛，左附件区增厚，有压痛。急性病容，贫血貌，P 110 次 /min，BP 80/50mmHg。化验：Hb 62g/L。

2. 立即开放静脉通道，在输液、输血积极抗休克治疗的同时做好相关手术准备，行左输卵管切除术，酌情处理对侧输卵管，术后予抗感染、止血、纠正贫血等治疗。

（张秀芬）

第七章 妊娠并发症

【重点、难点解析】

本章重点解析:妊娠期高血压疾病基本病理生理变化、分类、临床表现及防治措施;前置胎盘、胎盘早剥的分类、临床表现及对母儿的危害;羊水量异常的诊断及处理;多胎妊娠的诊断、并发症及处理;过期妊娠对母儿的危害及处理。难点解析:妊娠期高血压疾病分类及临床表现,子痫前期的处理。

一、妊娠期高血压疾病

(一)妊娠期高血压疾病的分类及临床表现

妊娠期高血压疾病为妊娠期特有的疾病,是一组妊娠与血压升高并存的疾病。该组疾病包括妊娠期高血压、子痫前期、子痫、慢性高血压并发子痫前期和妊娠合并慢性高血压。

1. 妊娠期高血压　妊娠期出现收缩压≥ 140mmHg 和(或)舒张压≥ 90mmHg,并于产后12 周恢复正常;尿蛋白(−)。

2. 子痫前期(pre-eclampsia)　妊娠 20 周后出现收缩压≥ 140mmHg 和(或)舒张压≥ 90mmHg,且伴有下列任一项:尿蛋白≥ 0.3g/24h,或尿蛋白 / 肌酐比值≥ 0.3,或随机尿蛋白≥ (+);无蛋白尿但伴有以下任何一种器官或系统受累:心、肺、肝、肾等重要器官,或血液系统、消化系统、神经系统的异常改变,胎盘 - 胎儿受到累及等。

子痫前期孕妇出现下述任何情况之一者可诊断为重度子痫前期(severe preeclampsia):①血压持续升高,收缩压≥ 160mmHg 和(或)舒张压≥ 110mmHg。②持续性头痛、视觉障碍或其他中枢神经系统异常表现。③持续性上腹部疼痛及肝包膜下血肿或肝破裂表现。④肝酶异常:血丙氨酸转氨酶(ALT)或天冬氨酸转氨酶(AST)水平升高。⑤肾脏功能受损。尿蛋白≥ 2.0g/24h 或(++);少尿(24h 尿量< 400ml 或每小时尿量< 17ml);血肌酐> 106μmol/L。⑥血液系统异常:血小板< 100×10^9/L;血管内溶血、贫血、黄疸或血 LDH 升高。⑦低蛋白血症伴腹腔积液、胸腔积液或心包积液。⑧心力衰竭。⑨肺水肿。⑩胎儿生长受限或羊水过少、胎死宫内、胎盘早剥。

3. 子痫　子痫前期孕妇出现抽搐,不能用其他原因解释。

4. 慢性高血压并发子痫前期　慢性高血压孕妇妊娠前无蛋白尿,若妊娠后出现蛋白尿≥ 0.3g/24h;或原有高血压和蛋白尿的妇女在妊娠 20 周后蛋白尿明显增加或血压进一步升高。

5. 妊娠合并慢性高血压　妊娠前或妊娠 20 周前收缩压≥ 140mmHg 和(或)舒张压≥ 90mmHg,妊娠期无明显加重;或妊娠 20 周后首次诊断为高血压并持续到产后 12 周以后。

（二）子痫前期的处理

子痫前期一旦确诊,应住院治疗。治疗原则:休息、镇静、预防抽搐、有指征地降压和利尿、密切监测母儿情况,适时终止妊娠。

1. 解痉 首选药物硫酸镁。硫酸镁是子痫治疗的一线药物,也是重度子痫前期预防子痫发作的关键用药。

2. 镇静 地西泮。

3. 降压 降压治疗的目的是预防心脑血管意外和胎盘早剥等严重母胎并发症。拉贝洛尔、硝苯地平、硝酸甘油等均可考虑使用。

4. 利尿 仅用于并发心衰、肺水肿、脑水肿、全身水肿、肾功能不全的少尿无尿,可用呋塞米、甘露醇。

5. 适时终止妊娠。

6. 产后仍有子痫发作可能,如血压下降不满意,可予硫酸镁或冬眠合剂预防。

（三）硫酸镁使用过程的注意事项

正常孕妇血清镁离子浓度 0.75~1mmol/L,治疗有效的浓度为 1.7~3.0mmol/L,若血清镁离子浓度高于 3.5mmol/L 即可发生中毒症状。中毒现象首先为膝反射减弱或消失,随着血镁浓度增加可出现全身肌张力减退及呼吸困难、复视、言语不清,严重者出现呼吸肌麻痹,甚至呼吸停止、心跳停搏,危及生命。因此,用药前及用药过程中应注意:①定时检查膝腱反射是否减弱或消失。② R ≥ 16 次 /min。③尿量每 24h 不少于 600ml,每小时不少于 25ml。④有条件时监测血中镁离子浓度,使血镁浓度维持在 1.7~3mmol/L,治疗时须备钙剂作为解毒剂。当出现镁中毒时,立即静脉缓慢推注 10% 葡萄糖酸钙 10ml。

（四）妊娠期高血压疾病终止妊娠的指征

1. 子痫前期患者经积极治疗 24~48h 病情加重者。

2. 重度子痫前期患者孕周已超过 34 周。

3. 子痫前期患者孕龄不足 34 周,胎盘功能减退,胎儿已成熟者。

4. 子痫前期患者,孕龄不足 34 周,胎盘功能减退,胎儿尚未成熟者,可用地塞米松促胎肺成熟后终止妊娠。

5. 子痫控制 2h 后可考虑终止妊娠。

二、前置胎盘

1. 前置胎盘的概念及分类 前置胎盘是指妊娠 28 周后胎盘附着在子宫下段,甚至胎盘下缘达到或者覆盖子宫颈内口,位置低于胎儿先露部。根据胎盘下缘与子宫颈内口的关系,分为完全性前置胎盘、部分性前置胎盘、边缘性前置胎盘和低置胎盘等 4 种类型。

2. 前置胎盘的临床表现及诊断 前置胎盘的典型症状为妊娠晚期或临产时发生无诱因、无痛性反复阴道流血。患者的一般情况与出血量的多少有关,大量出血时呈现面色苍白、脉搏微弱、血压下降等休克征象;反复出血者可出现贫血,贫血程度与失血量成正比。首选阴道 B 超确定胎盘边缘和宫颈内口的关系。

3. 前置胎盘的处理 处理原则是抑制宫缩、纠正贫血和预防感染。根据前置胎盘的类型、阴道流血量、妊娠周数、产次、胎位、胎儿情况、是否临产、宫口开大程度、有无休克等全面考虑恰当处理方法。

三、胎盘早剥

（一）胎盘早剥的概念及分类

胎盘早剥是指妊娠 20 周后或分娩期，正常位置的胎盘在胎儿娩出前部分或全部从子宫壁剥离。胎盘早剥的主要病理变化是底蜕膜出血，在子宫壁与胎盘母体面之间形成血肿，使胎盘从附着处分离。胎盘早剥的病理类型分为显性剥离、隐性剥离及混合性剥离 3 种。

（二）胎盘早剥的分度及临床表现

Ⅰ度：多见于分娩期，胎盘剥离面积小，患者无腹痛或者腹痛轻微，贫血体征不明显。腹部检查见子宫软，大小与妊娠周数相符，胎位清楚，胎心率正常。产后检查见胎盘母体面有凝血块及压迹即可诊断。

Ⅱ度：胎盘剥离面为胎盘面积 1/3 左右。主要症状为突然发生持续性腹痛，腰酸或腰背痛，疼痛程度与胎盘后积血量成正比；无阴道流血或流血量较少，贫血程度与阴道流血量不相符。腹部检查见子宫大于妊娠周数，宫底随胎盘后血肿增大而升高。胎盘附着处压痛明显（胎盘位于后壁则不明显），宫缩有间歇，胎位可扪及，胎儿存活。

Ⅲ度：胎盘剥离面超过胎盘面积 1/2。患者出现恶心、呕吐、面色苍白、四肢湿冷、脉搏细数、血压下降等休克症状。腹部检查见子宫板状硬，于宫缩间歇时不能松弛，胎位扪不清，胎心消失。若患者无凝血功能障碍属Ⅲa，有凝血功能障碍属Ⅲb。

（三）胎盘早剥的常见并发症及处理

1. DIC 和凝血机制障碍　对于处于休克状态的危重患者，积极开放静脉通道，迅速补充血容量，改善血液循环，最好输新鲜血，既可补充血容量，又能补充凝血因子。如果合并凝血功能障碍，必须在迅速终止妊娠、阻断促凝物质继续进入母体血液循环基础上纠正凝血机制障碍。

2. 产后出血　胎儿娩出后立即给予促进子宫收缩药物，如缩宫素、前列腺素制剂等。胎儿娩出后人工剥离胎盘，持续按摩子宫。若仍不能有效控制子宫出血，或血液不凝、凝血块较软，应快速输入新鲜血补充凝血因子，必要时行子宫切除术。

3. 急性肾功能衰竭　若尿量 < 30ml/h，提示血容量不足，应及时补充血容量；若血容量已补足而尿量 < 17ml/h，可给予呋塞米 20~40mg 静脉推注，必要时可重复用药，通常 1~2d 尿量可恢复。若短期内尿量不增加且血清尿素氮、肌酐、血钾进行性升高，且二氧化碳结合力下降，提示肾功能衰竭。出现尿毒症时，应及时行透析治疗以挽救孕妇的生命。

4. 羊水栓塞　解除肺动脉高压、改善低氧血症，抗过敏，抗休克，防治 DIC，预防肾衰竭，预防感染。

四、羊水异常

羊水异常分为羊水过多和羊水过少。羊水过多为在妊娠任何时期羊水量超过 2000ml。羊水过少为妊娠晚期羊水量少于 300ml。羊水过多分为急性与慢性，急性羊水过多发生在妊娠 20~24 周，慢性羊水过多常发生在妊娠晚期。孕妇感腹胀、呼吸困难、不能平卧。羊水过少临床症状不典型。羊水异常可危及母儿健康，应定期进行妇科检查，出现胎儿畸形或胎死宫内时应及时终止妊娠。胎儿正常，胎肺不成熟应进行期待疗法。

五、多胎妊娠

多胎妊娠常并发妊娠期高血压疾病、妊娠期肝内胆汁淤积综合征、贫血、羊水过多、胎膜早破、胎盘早剥、产后出血、流产等。需要结合超声等检查手段加强对双胎孕妇的孕期管理；明确终止妊娠的指征。

六、过期妊娠

过期妊娠是指平时月经周期规则，妊娠达到或超过 42 周尚未分娩者。过期妊娠常引起胎儿窘迫、胎粪吸入、过熟综合征、新生儿窒息、围生儿死亡、难产、巨大儿等，母体难产率增加，围生儿病率增加。诊断过期妊娠时应注意核对孕周，通过胎动、电子胎儿监护、B 型超声检查等判断胎儿安危状况，酌情给予促宫颈成熟、引产术、产程处理、剖宫产术等相关处理。

【练习题】

一、选择题

（一）A1/A2 型题

1. 妊娠期高血压疾病的基本病理变化为（　　　）
   A. 水钠潴留　　　　　　　　　　　　B. 血液浓缩
   C. 血管脆性及通透性增高　　　　　　D. 全身小血管痉挛
   E. 低血容量

2. 妊娠期高血压疾病孕妇，水肿（++）是指（　　　）
   A. 踝部及小腿有凹陷性水肿，经休息后消退
   B. 踝部及小腿有凹陷性水肿，经休息后不消退
   C. 水肿延及大腿，经休息后不消退
   D. 水肿达外阴部及腹部
   E. 全身水肿

3. 关于子痫的描述正确的是（　　　）
   A. 分娩期发生者占绝大多数
   B. 子痫的发生与是否定期做产前检查关系不大
   C. 子痫是子痫前期—子痫最严重阶段
   D. 子痫发作时先为全身肌肉强烈抽动，随后全身肌肉强直
   E. 子痫发作时每次抽搐约持续 5min

4. 子痫发作时孕妇的直接死因是（　　　）
   A. 心脏病　　　　　　　　　　　　　B. Ⅲ度胎盘早剥
   C. 脑出血　　　　　　　　　　　　　D. 急性重型肝炎
   E. 急性肾衰竭

5. 治疗重度子痫前期孕妇，首选药物应是（　　　）
   A. 降压药　　　　　　　　　　　　　B. 镇静药
   C. 硫酸镁　　　　　　　　　　　　　D. 利尿药
   E. 扩容剂

6. 用硫酸镁治疗重度子痫前期及子痫时，最早出现的中毒反应是（　　　）
   A. 血压降低　　　　　　　　　　　　B. 尿量减少

C. 呼吸次数减少

D. 心率减慢

E. 膝反射减弱或消失

7. Ⅲ度胎盘早剥的临床表现正确的是(　　　)

A. 妊娠晚期无痛性阴道流血

B. 腹部柔软

C. 触诊胎位清楚

D. 听诊胎心率正常

E. 贫血程度与阴道流血量不成正比

8. 胎盘早剥的主要病理变化是(　　　)

A. 胎盘边缘血窦破裂

B. 胎盘血管痉挛

C. 底蜕膜出血

D. 真蜕膜出血

E. 包蜕膜出血

9. **不是**Ⅲ度胎盘早剥临床表现的是(　　　)

A. 突然发生的持续性腹痛

B. 多量阴道流血

C. 子宫呈板状硬,有压痛

D. 恶心、呕吐、出冷汗

E. 胎位扪不清,胎心听不清

10. 下列情况易发生 DIC 的是(　　　)

A. 前置胎盘

B. 宫外孕

C. 胎盘早剥

D. 先兆流产

E. 羊水过多

11. 前置胎盘出现阴道流血正确的是(　　　)

A. 常发生在妊娠中期

B. 常伴有下腹部疼痛

C. 阴道流血量与贫血程度不成比例

D. 妊娠足月出现阴道流血多为部分性前置胎盘妊娠

E. 28 周出现阴道流血多为完全性前置胎盘

12. 属于羊水过多的指征是(　　　)

A. 羊水指数小于 25cm

B. 羊水指数大于 25cm

C. 羊水指数小于 16cm

D. 羊水指数大于 16cm

E. 最大羊水池深度大于 6cm

13. 关于急性羊水过多正确的是(　　　)

A. 多发生在妊娠晚期

B. 胎心听诊清楚

C. 自觉症状轻微

D. 下肢及外阴水肿发生率不高

E. 容易发生早产

14. 疑神经管畸形的羊水过多孕妇,有意义的检查项目是(　　　)

A. 血雌三醇值

B. 血 HCG 值

C. 血甲胎蛋白值

D. 血胎盘生乳素值

E. 羊水 L/S 比值

15. 超声诊断羊水过少的标准是羊水指数(　　　)

A. ≤ 5cm

B. ≤ 3cm

C. ≤ 8cm

D. ≤ 10cm

E. ≤ 12cm

16. 羊水过少的处理**错误**的是（　　　）

 A. 孕中晚期羊水过少可行羊膜腔灌注法 B. 若妊娠足月,应尽早破膜

 C. 剖宫产可降低围生儿病死率 D. 羊水过少确诊后,一律剖宫产

 E. 多次羊膜腔输液可致绒毛膜羊膜炎

17. 双卵双胎的特点正确的是（　　　）

 A. 胎儿死亡率高于单卵双胎 B. 两个胎儿体重悬殊

 C. 有发生双胎输血综合征的可能 D. 发生率低于单卵双胎

 E. 两胎囊间的中隔由两层羊膜和两层绒毛膜组成

18. 最常见的双胎妊娠胎位是（　　　）

 A. 双头先露 B. 双臀先露

 C. 一头先露一肩先露 D. 一臀先露一肩先露

 E. 一头先露一臀先露

19. 患者,女,23 岁,初孕妇,重度子痫前期,估计其病情及决定处理方案最有价值的辅助检查方法是（　　　）

 A. 全血黏度比值及血浆黏度比值 B. 测定血细胞比容

 C. 测定血丙氨酸转氨酶值 D. 眼底检查

 E. 测定尿雌激素 / 肌酐值

20. 患者,女,26 岁,初孕妇,妊娠 37 周。既往血压正常,未作产前检查。7d 前突觉头痛,逐渐加重。BP 160/110mmHg,尿蛋白（3g/24h）,水肿（++）,血细胞比容 0.40。此时正确处置应是（　　　）

 A. 立即行剖宫产术 B. 头部 CT 检查

 C. 呋塞米 40mg 静脉注射 D. 肼屈嗪 40mg 静脉滴注

 E. 25% 硫酸镁 20ml 缓慢静脉注射后改静脉滴注硫酸镁

21. 初孕妇,28 岁,妊娠 34 周,自觉头痛、眼花 1 周,经治疗 5d 未见效。今晨 4 时突然出现持续腹痛并逐渐加重,腹部检查发现子宫板状硬。本例最可能的诊断是（　　　）

 A. Ⅲ度胎盘早剥 B. 胎膜早破

 C. 先兆早产 D. 前置胎盘

 E. 先兆子宫破裂

22. 患者,女,29 岁经产妇,孕 38 周,阴道无痛性多量流血 5h 入院,查 BP 80/60mmHg,P 102 次 /min,无宫缩,宫底在剑突下 2 指,臀先露,胎心 94 次 /min。本例最可能的诊断是（　　　）

 A. 前置胎盘 B. 正常产程

 C. 先兆临产 D. 胎盘早剥

 E. 先兆子宫破裂

23. 患者,女,28 岁,停经 36 周,腹胀、行动不便 1 周,加重 1d。检查见孕妇半卧位,腹部明显膨隆,皮肤张力大,胎心 142 次 /min,遥远,胎位不清。B 超检查最大羊水池深度 11cm,胎儿外观无畸形。胎盘Ⅲ级。正确的处理方法是（　　　）

 A. 卧床休息、口服镇静剂 B. 人工破膜,终止妊娠

 C. 口服吲哚美辛 D. B 型超声定位穿刺放羊水,延长孕周

 E. 低盐饮食

24. 患者,女,34 岁,停经 41 周,胎动减少 3d,下腹阵痛 2h。检查宫高 29cm,胎心 140 次 / min。B 超检查羊水指数 5cm,胎儿外观无畸形,胎心电子监护检查 CST 阳性。正确的处理方法是(　　　)

    A. 卧床休息

    B. 人工破膜观察羊水

    C. 住院观察,密切检测胎心胎动

    D. 剖宫产

    E. 缩宫素引产

25. 29 岁初产妇,双胎妊娠,第一胎儿为臀先露,娩出的新生儿 2600g,Apgar 评分 7 分。阴道检查发现第二胎儿为肩先露,破膜后上肢脱出,胎心 140 次 /min,有力规律。本例恰当的紧急处理应是(　　　)

    A. 给予子宫收缩剂

    B. 行内转胎术

    C. 行外转胎术

    D. 行剖宫产术

    E. 脱出的上肢送回宫腔

26. 有关过期妊娠说法**错误**的是(　　　)

    A. 羊水量迅速减少

    B. 羊水胎粪污染率增加

    C. 胎盘物质交换与转运能力下降

    D. 过期妊娠胎儿可出现胎儿生长受限

    E. 胎儿过度成熟说明胎盘功能良好

27. 对于月经周期不规律的孕妇,核对孕周最可靠的方法是(　　　)

    A. 末次月经来潮时间

    B. 早期 B 超检查

    C. 早孕反应出现的时间

    D. 孕酮的测定

    E. 胎动出现的时间

(二)A3/A4 型题

(1~2 题共用题干)

28 岁初孕妇,妊娠 43 周,自觉胎动减少 2d。BP 100/70mmHg,枕左前位,无头盆不称征象。

1. 下列辅助检查项目**不重要**的是(　　　)

    A. B 型超声检查

    B. 测量子宫长度和腹围

    C. 胎儿监护仪监测胎心率变化

    D. 胎儿监护仪监测预测胎儿储备能力

    E. 阴道分泌物生化指标检测了解胎儿成熟度

2. 经检查证实胎盘功能减退,无应激试验(NST)为无反应型,缩宫素激惹试验(OCT)出现频繁晚期减速,此时最恰当的处理是(　　　)

    A. 静脉滴注缩宫素经阴道分娩

    B. 行剖宫产术终止妊娠

    C. 左侧卧位,吸氧,等待自然分娩

    D. 刺激乳头诱发宫缩

    E. 静脉滴注维生素 C,吸氧,等待自然分娩

(3~5 题共用题干)

患者,女,21 岁初孕妇,妊娠 33 周,头痛 1d 就诊。查体:BP 160/110mmHg,P 90 次 /min。宫底高度 28cm,臀先露,胎心 144 次 /min,尿蛋白 2g/24h,水肿(＋)。

3. 本例应诊断为(　　　)

    A. 妊娠期高血压

    B. 妊娠期水肿

    C. 妊娠期蛋白尿

    D. 轻度子痫前期

    E. 重度子痫前期

4. 最重要的辅助检查手段是（　　　）
   A. 血细胞比容
   B. 血常规及凝血检查
   C. 总蛋白和清蛋白定量
   D. 眼底检查
   E. B 型超声检查

5. 患者住院后**不必要**的措施是（　　　）
   A. 卧床休息，左侧卧位
   B. 静脉注射地西泮 10mg
   C. 给予地塞米松
   D. 给予硫酸镁
   E. 给予肼屈嗪

（6~8 题共用题干）

患者，女，32 岁，妊娠 35 周，产前检查 BP 180/112mmHg，拒绝住院治疗，3h 前突然腹痛伴阴道流血，BP 75/30mmHg，P 120 次 /min，宫底剑突下 2 指，板状腹，胎位不清，胎心音消失，宫颈未消失。

6. 本例最可能的诊断是（　　　）
   A. 前置胎盘
   B. 胎盘早剥
   C. 子宫破裂
   D. 先兆子宫破裂
   E. 羊水栓塞

7. 为确诊最有价值的辅助检查是（　　　）
   A. B 型超声检查
   B. 阴道检查
   C. 血红细胞计数及血红蛋白值
   D. 胎心监护
   E. 血白细胞计数及分类

8. 此时最恰当的处理是（　　　）
   A. 输血输液
   B. 静脉滴注缩宫素引产
   C. 剖宫产结束分娩
   D. 给予镇静药，等待产程发动
   E. 穿颅术结束分娩

（9~12 题共用题干）

患者，女，26 岁，经产妇，妊娠 37 周，阴道无痛性多量流血 5h 入院。查 BP 80/60mmHg，P 102 次 /min。无宫缩，宫底在剑突下 2 指，臀先露，胎心率 94 次 /min，骨盆外测量正常。

9. 本例最可能的诊断应是（　　　）
   A. 先兆临产
   B. 正常产程
   C. 先兆子宫破裂
   D. 胎盘早剥
   E. 前置胎盘

10. 确诊本例需参考的辅助检查结果是（　　　）
    A. 血压高
    B. B 型超声见胎盘下缘部分覆盖宫颈内口
    C. 胎心听不清
    D. 贫血程度与阴道失血量不相符
    E. 子宫有局限性压痛

11. 本例最恰当的处理应是（　　　）
    A. 期待疗法
    B. 立即剖宫产
    C. 静脉滴注缩宫素
    D. 人工破膜

　　E. 外转胎位术

12. 预防本病的发生,最有意义的是(　　　)

　　A. 加强定期的产前检查

　　B. 避免宫腔内压力骤然降低

　　C. 避免多次刮宫、多产、产褥感染

　　D. 妊娠期间避免长时间仰卧和腹部外伤

　　E. 积极防治妊娠期高血压疾病

(13~15 题共用题干)

　　患者,女,28 岁,停经 38 周,胎动减少 3d。检查宫高 28cm,胎心 132 次 /min,子宫敏感性高,轻微刺激即可诱发宫缩。胎心电子监护检查子宫收缩时出现晚期减速。

13. 该患者目前重要的辅助检查手段是(　　　)

　　A. 仔细四步触诊　　　　　　　　　　B. 重复胎心电子监护

　　C. 住院观察　　　　　　　　　　　　D. B 型超声检查

　　E. 尿雌三醇、胎盘生乳素检测

14. 本例最可能的诊断是(　　　)

　　A. 羊水过少　　　　　　　　　　　　B. 羊水过多

　　C. 正常妊娠　　　　　　　　　　　　D. 脐带绕颈

　　E. 足月孕临产

15. 本例的最佳处理是(　　　)

　　A. 吸氧　　　　　　　　　　　　　　B. 住院观察,密切检测胎心胎动

　　C. 剖宫产　　　　　　　　　　　　　D. 人工破膜观察羊水

　　E. 缩宫素引产

(三)B 型题

(1~3 题共用备选答案)

　　A. 胎盘早剥　　　　　　　　　　　　B. 部分性前置胎盘

　　C. 完全性前置胎盘　　　　　　　　　D. 先兆子宫破裂

　　E. 子宫破裂

1. 25 岁初孕妇,妊娠 39 周,患重度子痫前期,昨日突然出现阴道流血伴下腹痛。最可能的诊断是(　　　)

2. 28 岁初产妇,临产过程中出现下腹剧痛、烦躁不安、呼叫、下腹拒按。最可能的诊断是(　　　)

3. 27 岁初孕妇,妊娠 29 周,睡眠中发现无痛性阴道流血,流血量与贫血程度成正比。最可能的诊断是(　　　)

(4~5 题共用备选答案)

　　A. 人工破膜　　　　　　　　　　　　B. 剖宫产

　　C. 引产　　　　　　　　　　　　　　D. 会阴侧切

　　E. 低位产钳术

4. 妊娠 36 周,子痫,抽搐控制 6h,此时应采取的措施是(　　　)

5. 子痫前期初产妇,BP 143/95mmHg,尿蛋白 0.5g/24h,妊娠 39 周,临产,宫口开全 1h,LOA,S+3,胎心 110 次 /min,羊水轻度胎粪污染,此时应采取的措施是(　　　)

（6~8 题共用备选答案）

    A. 流产   B. 胎盘早剥

    C. 早产   D. 妊娠期高血压疾病

    E. 前置胎盘

6. 妊娠晚期反复无痛性阴道流血的是（　　　）

7. 妊娠晚期突然发生腹部持续性疼痛的是（　　　）

8. 患者可能发生抽搐的是（　　　）

二、填空题

1. 妊娠期高血压疾病的基本病理生理变化是_____、_____及_____。

2. 妊娠期高血压疾病发生于_____以后,临床表现为_____、_____、_____,严重时出现_____,甚至发生母婴死亡。

3. 子痫按发生时间分为_____、_____、_____。

4. 妊娠期高血压疾病治疗基本原则是_____、_____、_____,有指征地_____和_____,密切监测母儿情况,适时终止妊娠。

5. 前置胎盘分为_____、_____、_____。

6. 前置胎盘的典型症状为妊娠晚期或临产时发生_____。

7. 前置胎盘的处理原则为_____、_____、_____。

8. 胎盘早剥从病理变化分为 3 种类型_____、_____、_____。

9. 胎盘早剥的并发症有_____、_____、_____。

三、名词解释

1. 过期妊娠

2. 双胎输血综合征

3. 子宫胎盘卒中

4. 羊水过少

四、简答题

1. 过期妊娠对母儿影响有哪些?

2. 简述妊娠期高血压疾病孕产妇应用硫酸镁时的注意事项。

3. 简述子痫前期的处理。

4. Ⅱ度、Ⅲ度胎盘早剥有哪些并发症?

5. 简述羊水过多的处理措施。

五、案例分析题

案例 1:

患者 27 岁,初产妇,妊娠 42^{+1} 周,规律宫缩 10h,估计胎儿体重 3500kg,枕左前位,胎头高浮,胎心率 166 次 /min。骨盆外测量各值为临界值,宫口开大 2cm,尿雌激素 / 肌酐比值为 6。

问题: 1. 请给出初步诊断。

      2. 针对该患者目前情况,应给予哪些观察及处理?

案例 2:

患者,30 岁,G_1P_0,因停经 37^{+2} 周,头痛、头昏 1 周于 2013 年 10 月 8 日上午 9 时入院。末次月经 2013 年 1 月 20 日,孕 4^+ 月时感觉有胎动,随后腹部逐渐增大,定期行产前检查,2 周前测 BP 130/90mmHg,近 1 周感头痛、眼花,下肢出现水肿,遂来医院就诊。既往体健。查体:一般情况好,BP 160/95mmHg,P 80 次/min,R 20 次/min,双下肢水肿(+)。产科情况:宫高 32cm,腹围 100cm,LOA,头先露,未入盆,LOA,胎心 164 次/min,无宫缩。实验室检查,血常规:Hb 100g/L,WBC 12.8×10^9/L,N 22%,L 28%,PT 147×10^9/L。

问题:1. 请提出诊断及诊断依据。

2. 还需做哪些进一步检查?

3. 请提出处理方案。

案例 3:

某患者,G_3P_1,妊娠 29 周,早晨家属发现孕妇躺在血泊中,孕期平顺,孕 4^+ 月时自觉胎动,入院后查体:T 37.2℃,P 128 次/min,R 22 次/min,BP 70/50mmHg,神情淡漠,面色苍白。检查:外阴(-),阴道有活动性出血,子宫大小与孕周相符,胎心 150 次/min。

问题:1. 根据上述资料,该患者最可能的诊断是什么?

2. 针对该患者目前情况,应如何处理?

案例 4:

某患者,G_1P_0,妊娠 38 周,腹部直接受到撞击后发生持续剧烈腹痛 5h 入院。检查:贫血貌,BP 80/50mmHg,P 120 次/min,子宫硬,不松弛,有局限性压痛,胎位不清,胎心未闻及,阴道少量流血。肛查宫口未开。

问题:1. 根据上述资料,该患者最可能的诊断是什么?

2. 该患者应做哪些进一步检查?

3. 针对该患者目前情况,应如何处理?

案例 5:

患者,女,24 岁,G_1P_0,妊娠 24 周,腹胀 2d 入院。体格检查:BP 130/85mmHg,痛苦表情,不能平卧。产科检查:宫高 36cm,腹围 103cm,下肢水肿,胎位不清,胎心未听到。

问题:1. 根据上述资料,该患者最可能的诊断是什么?诊断依据是什么?

2. 针对该患者目前情况,应进行如何处理?

案例 6:

患者,女,26 岁,G_1P_0,妊娠 34 周,患者于胎动时常感腹痛。检查:发现腹围、宫高均较同期妊娠者小,子宫敏感性高,轻微刺激即可引起宫缩,胎动减少。

问题:1. 根据上述资料,该患者的初步诊断及诊断依据是什么?

2. 针对该患者目前情况,应怎样进行处理?

案例 7:

患者,女,25 岁,G_1P_0,妊娠 10 周,常规妇科检查,子宫增大较同期单胎妊娠明显,B 超可见到两个妊娠囊及两个原始心管搏动。

问题:1. 根据上述资料,该患者的初步诊断及诊断依据是什么?

2. 针对该患者目前情况,应给予哪些处理?

【参考答案】

一、选择题

（一）A1/A2 型题

1. D　2. C　3. C　4. C　5. C　6. E　7. E　8. C　9. B　10. C　11. E　12. B　13. E　14. C　15. A　16. D　17. E　18. A　19. D　20. E　21. A　22. A　23. B　24. D　25. B　26. E　27. B

（二）A3/A4 型题

1. E　2. B　3. E　4. D　5. C　6. B　7. A　8. C　9. E　10. B　11. B　12. C　13. D　14. A　15. C

（三）B 型题

1. A　2. D　3. C　4. B　5. E　6. E　7. B　8. D

二、填空题

1. 全身小血管痉挛　血管内皮损伤　局部缺血
2. 妊娠 20 周　高血压　水肿　蛋白尿　抽搐或昏迷
3. 产前子痫　产时子痫　产后子痫
4. 休息　镇静　预防抽搐　降压　利尿
5. 完全性前置胎盘　部分性前置胎盘　边缘性前置胎盘　低置胎盘
6. 无痛性反复阴道流血
7. 抑制宫缩　止血　纠正贫血　预防感染
8. 显性出血　隐性出血　混合性出血
9. DIC 和凝血机制障碍　产后出血　急性肾衰竭　羊水栓塞

三、名词解释

1. 凡平素月经周期规律,妊娠达到或超过 42 周(≥ 294d)尚未分娩者,称为过期妊娠。

2. 双胎输血综合征:是单绒毛膜双羊膜囊双胎的严重并发症。通过胎盘间的动 - 静脉吻合支,两胎儿的血液循环相通,血液从动脉向静脉单向分流,使一个胎儿成为供血儿,另一个胎儿成为受血儿,造成供血儿贫血、血容量减少,致使发育迟缓、肾灌注不足、羊水过少,甚至因营养不良而死亡;受血儿血容量多,动脉压增高,各器官体积增大,胎儿体重增加,可发生充血性心力衰竭,胎儿水肿,羊水过多。

3. 子宫胎盘卒中又称库弗莱尔子宫,是指胎盘早剥发生内出血时,血液积聚于胎盘与子宫壁之间,随着胎盘后血肿压力的增加,血液浸入子宫肌层,引起肌纤维分离,断裂甚至变性,当血液渗透至子宫浆膜层时,子宫表面呈现蓝紫色瘀斑,称为子宫胎盘卒中。

4. 妊娠晚期羊水量少于 300ml,称羊水过少。

四、简答题

1. 过期妊娠时,由于胎盘的病理改变致使胎儿窘迫、胎粪吸入综合征、巨大儿、新生儿窒息等围生儿发病率及病死率均明显增高。对母体,又因胎儿窘迫、头盆不称、产程延长、颅骨钙化不易变形、巨大儿等使手术产率及产伤率明显增加。

2. 妊娠期高血压疾病硫酸镁治疗过程中应防止镁离子中毒,中毒现象首先表现在膝反射消失,故应定时检查膝反射,膝反射必须存在;血镁浓度增加能抑制呼吸,故呼吸每分钟不应少于 16 次;若尿少排泄镁离子受抑制易在体内蓄积中毒,故尿量 24h 应不少于 400ml,每小时尿量不少于 17ml。因镁离子能与钙离子争夺神经细胞上的同一受体,阻止镁离子继续结合,故应备钙剂为解毒剂。当出现镁离子中毒时,常用 10% 葡萄糖酸钙 10ml 立即静脉推注。

3. 子痫前期一旦确诊,应住院治疗。治疗原则:休息、镇静、预防抽搐、有指征地降压和利尿、密切监测母儿情况,适时终止妊娠。①解痉,首选药物硫酸镁。硫酸镁是子痫治疗的一线药物,也是预防子痫发作的预防用药。②镇静,地西泮。③降压,降压治疗的目的是预防心脑血管意外和胎盘早剥等严重母胎并发症。拉贝洛尔、硝苯地平、硝酸甘油等均可考虑使用。④利尿,仅用于并发心衰、肺水肿、脑水肿、全身水肿、肾功能不全的少尿、无尿,可用呋塞米、甘露醇。⑤适时终止妊娠。⑥产后仍有子痫发作可能,如血压下降不满意,可予硫酸镁或冬眠合剂预防。

4. Ⅱ度、Ⅲ度胎盘早剥的并发症有弥散性血管内凝血与凝血功能障碍(尤其是胎死宫内时)、产后出血、急性肾衰竭和羊水栓塞。

5. 羊水过多的处理:①如合并胎儿畸形,立即引产。②疑有羊膜绒毛膜炎者,可静脉滴注抗生素。③妊娠未足月,胎儿无畸形,症状较轻者,可继续妊娠,严密观察羊水量的变化。而症状严重孕妇无法忍受,可行羊膜腔穿刺放出羊水,注意放羊水的速度及量,防止胎盘早剥及早产。④胎儿成熟后,可行人工破膜终止妊娠,采用高位破膜,使羊水缓慢流出,以免引起胎盘早剥或脐带脱垂。⑤分娩时注意预防子宫收缩乏力及产后出血的发生。

五、案例分析题

案例 1:

该病例的诊断及处理为:

1. 临床诊断:过期妊娠;胎儿窘迫? 相对头盆不称;G_1P_0,宫内孕 42^{+1} 周,头位。

2. 观察与处理:应立即行剖宫产。患者初孕妇,过期妊娠,尿雌激素 / 肌酐比值为 6,说明胎盘功能不良;胎心增快,胎儿窘迫可能;经充分试产,仍胎头高浮,未入盆,有相对头盆不称。故不能经阴道分娩,应及时进行剖宫产。

案例 2:

1. 该病例的诊断:重度子痫前期;G_1P_0,宫内孕 37^{+2} 周,头位。

诊断依据:患者基础 BP 90/65mmHg,近 1 周感头痛、眼花、下肢出现水肿,入院测 BP 160/95mmHg,双下肢水肿(+),查尿常规示尿蛋白(++)。

2. 该病例进一步检查:胎心监护;B 超看胎儿宫内情况、胎盘成熟度、脐动脉血流;眼底检查;24h 尿蛋白定量;肝肾功能;电解质;凝血功能。

3. 处理:①休息,充足睡眠,左侧卧位,吸氧。②镇静,适当选用地西泮等镇静药物消除孕妇的焦虑和精神紧张。③解痉,首选硫酸镁。④密切监测母胎状态,NST 等。⑤择期剖宫产终止妊娠。⑥其他对症治疗。

案例 3:

1. 诊断:前置胎盘;失血性休克;G_3P_1,宫内孕 29 周。

诊断依据为：妊娠 29 周无痛性阴道流血；患者 P 128 次 /min，BP 70/50mmHg，神情淡漠，面色苍白；阴道有活动性出血。

2. 处理：输血补液，纠正失血性休克；病情稳定后，严密观察，在确保母儿安全的前提下尽量延长孕周。

案例 4：

1. 临床诊断：Ⅲ度胎盘早剥；失血性休克；G_1P_0，宫内孕 38 周。诊断依据为：患者腹部直接受到撞击后发生持续剧烈腹痛；面色苍白，BP 80/50mmHg，P 120 次 /min，子宫板状硬，不松弛，有局限性压痛；胎位不清，胎心未闻及；阴道少量流血。

2. 应给患者进一步急查 B 超及凝血功能等。

3. 处理：纠正休克的同时，行剖宫产术。

案例 5：

1. 临床诊断：急性羊水过多；G_1P_0，宫内孕 24 周。诊断依据为：患者感腹胀，表情痛苦，呼吸困难，不能平卧。检查见腹围增加，下肢水肿，胎位不清，胎心遥远或听不清，故应诊断为急性羊水过多。

2. 处理：严密观测患者生命体征，如患者压迫症状明显、妊娠不足 37 周，应在 B 型超声监测下进行穿刺放羊水。

案例 6：

1. 临床诊断：羊水过少；G_1P_0，宫内孕 34 周。诊断依据为：患者于胎动时常感腹痛，检查发现腹围、宫高均较同期妊娠者小，子宫敏感性高，轻微刺激即可引起宫缩，胎动减少，应诊断为羊水过少。

2. 处理：患者胎动减少，胎盘功能不良，应立即终止妊娠。

案例 7：

1. 临床诊断：双胎妊娠；G_1P_0，宫内孕 10 周。诊断依据为：患者妊娠 10 周，子宫增大较同期单胎妊娠明显，B 超可见到两个妊娠囊及两个原始心管搏动，应诊断为双胎妊娠。

2. 处理：此时 B 超应明确双胎绒毛膜性的诊断，以指导产科风险评估及孕期监测。定期产前检查，进食含高蛋白质、高维生素以及必需脂肪酸的食物；注意补充铁、叶酸及钙剂，预防贫血和妊娠期高血压疾病；应适当休息，以防流产或早产；应注意血压及尿蛋白的变化。

（晋丽平）

第八章　胎 儿 异 常

【重点、难点解析】

本章重点解析胎儿窘迫的诊断和处理。难点解析胎儿生长受限的诊断和处理，死胎的处理。

一、胎儿生长受限

1. 定义　指无法达到其应有生长潜力的小于胎龄儿。可分为内因性匀称型 FGR、外因性不匀称型 FGR、外因性匀称型 FGR。

2. 诊断

（1）临床筛查

1）宫高、腹围值测量：若连续 3 周测量均在第 10 百分数以下者可能有 FGR。

2）胎儿发育指数：小于 −3 提示可能有 FGR。

3）孕妇体重：妊娠晚期，若体重增长停滞或缓慢可能为 FGR。

（2）辅助检查筛查：B 型超声测量、彩色多普勒超声检查与抗心磷脂抗体（ACA）的测定有助于诊断 FGR。

3. 治疗　治疗越早效果越好，孕 32 周前治疗疗效佳，如超过 36 周将影响疗效。FGR 的治疗原则是：积极寻找病因、补充营养、改善胎盘循环、加强胎儿监测、适时终止妊娠。FGR 胎儿对缺氧耐受力差，可以适当放宽剖宫产指征。

二、胎儿先天畸形

常见的胎儿先天畸形发生顺序为无脑儿、脑积水、开放性脊柱裂、脑脊膜膨出、腭裂等。在妊娠 18~24 周之间进行 B 型超声大结构的筛查，能检查出一些常见的胎儿畸形。

1. 无脑儿　是胎儿先天畸形中最常见的一种。孕 14 周后，B 型超声探查见不到圆形颅骨光环，头端有不规则"瘤结"即可诊断。一经确诊应引产。

2. 脊柱裂　脊柱裂有 3 种：隐性脊柱裂、脊髓脊膜膨出、脊髓裂。妊娠 18~20 周时 B 型超声可确诊。脊柱裂患儿应建议引产。

3. 脑积水　孕 20 周后，B 型超声检查可确诊。一旦确诊及早引产。不论头先露还是臀先露均可根据宫口开大程度，在 B 型超声指引下经腹或阴道穿刺囟门或颅缝放脑积液，使胎头缩小而娩出。

三、胎儿窘迫

胎儿在子宫内因急性或慢性缺氧危及其健康和生命者,称胎儿窘迫。分为急性胎儿窘迫和慢性胎儿窘迫两种。急性常发生在分娩期,慢性发生在妊娠晚期。

1. 临床表现及诊断

（1）急性胎儿窘迫

1）胎心率变化:缺氧早期,胎儿电子监护可出现胎心基线代偿性加快、晚期减速或重度变异减速;随产程进展,尤其在较强宫缩刺激下胎心基线可下降到 < 110 次 /min。当胎心基线率 < 100 次 /min,基线变异 ≤ 5 次 /min,伴频繁晚期减速或重度变异减速时提示胎儿缺氧严重,可随时胎死宫内。

2）胎动:缺氧初期为胎动频繁,随着缺氧加重,胎动强度由强变弱,次数逐渐减少,直至消失。

3）羊水胎粪污染:如果胎心监护正常,不需要进行特殊处理;如果胎心监护异常,存在宫内缺氧情况,会引起胎粪吸入综合征（MAS）,造成不良胎儿结局。

4）酸中毒:若胎儿头皮血 pH < 7.20 可诊断为酸中毒。

（2）慢性胎儿窘迫:胎动减少是其最早的信号,正常胎动计数 ≥ 6 次 /2h,若 < 6 次 /2h 或减少 50% 者提示胎儿缺氧可能。还可根据脐动脉多普勒超声血流、胎儿电子监护、胎儿生物物理评分等进行评估诊断。

2. 处理

（1）急性胎儿窘迫:应尽快终止妊娠。无论何种方式结束分娩,均应做好抢救新生儿窒息的准备。

1）剖宫产:宫口未开全或预计短期内无法阴道分娩的,指征有:①胎心基线变异消失伴胎心基线 < 110 次 /min,或伴频繁晚期减速,或伴有频繁重度变异减速;②正弦波;③胎儿头皮血 pH < 7.20。

2）阴道分娩:宫口已开全,胎头双顶径已达坐骨棘平面以下。

（2）慢性胎儿窘迫:应针对病因,结合孕周、胎儿成熟度和缺氧的严重程度决定期待疗法或终止妊娠。

四、死胎

妊娠 20 周后胎儿在宫内死亡,称为死胎。胎死宫内 4 周以上,DIC 发生机会增多,可引起分娩时的严重出血。

1. 诊断 孕妇自觉胎动停止,检查时听不到胎心,子宫比妊娠周数少,可考虑死胎。B 型超声发现胎心和胎动消失。

2. 处理 死胎一经确诊,应予引产。可经羊膜腔内注入依沙吖啶引产、缩宫素引产或米索前列醇引产。死胎超过 4 周尚未排出者,应做凝血功能检查。若纤维蛋白原 < 1.5g/L,血小板 < 100×10^9/L 时,可用肝素治疗,剂量为每次 0.5mg/kg,每 6h 给药 1 次,一般用药 24~48h 后,可使纤维蛋白原和血小板恢复到有效止血水平,然后再引产,并备新鲜血预防产后出血和感染。

五、巨大胎儿

巨大胎儿是指胎儿出生体重达到或者超过 4000g 者,有造成不良分娩结局的可能。

1. 诊断 详细询问病史,注意孕妇血糖的情况。孕妇自觉腹部增大迅速,且有沉重感。触诊:宫高、腹围大于妊娠月份;胎体大,先露高浮;听诊:胎心音位置较正常稍高。若宫高≥35cm,腹围≥110cm,或宫高+腹围>140cm,高度提示巨大胎儿。B超提示胎体及胎头双顶径均大,双顶径≥10.0cm时,应考虑巨大胎儿。

2. 处理 加强孕期检查,做好指导工作。适时分娩,分娩方式根据具体情况选择。同时做好抢救新生儿的准备。

【练习题】

一、选择题

(一)A1/A2 型题

1. 下列有关慢性胎儿窘迫的描述,正确的是( )
   A. 多发生于妊娠中期　　　　　　　　B. 多发生于妊娠晚期
   C. 多发生于分娩早期　　　　　　　　D. 多发生于分娩期
   E. 多发生于第二产程

2. 胎儿急性缺氧早期胎动特点是( )
   A. 频繁　　　　　　　　　　　　　　B. 减弱
   C. 消失　　　　　　　　　　　　　　D. 不变
   E. 减少

3. 关于胎儿生长受限,**错误**的是( )
   A. 治疗后 FGR 无改善,胎儿停止生长 3 周以上应终止妊娠
   B. 当 FGR 可继续妊娠时,因胎儿小妊娠时间应超过预产期
   C. 体重低于同胎龄平均体重 2 个标准差
   D. FGR 产科处理时适当放宽剖宫产指征
   E. 体重低于同胎龄正常体重第 10 百分位数

4. 胎儿先天畸形最常见的是( )
   A. 神经管畸形　　　　　　　　　　　B. 唇裂
   C. 脑积水　　　　　　　　　　　　　D. 连体儿
   E. 腭裂

5. 关于死胎,下列**错误**的是( )
   A. 妊娠 10 周后胎儿在宫内死亡
   B. 死胎一经确诊应予引产
   C. 死胎易发生 DIC
   D. 死胎可经羊膜腔内注入依沙吖啶引产
   E. 备血预防产后出血和感染

6. 适宜诊断胎儿宫内窘迫的是( )
   A. 宫缩时胎心 110 次 /min　　　　　　B. 胎动每小时 3~5 次
   C. 胎儿头皮血 pH 小于 7.20　　　　　D. 胎儿电子监护示早期减速
   E. 臀位分娩时羊水中混有胎粪

7. 患者,女,30 岁,G$_3$P$_0$,妊娠 8 周,首次来院作产前检查,担心新生儿有先天畸形,若行 B 型超声大结构的筛查建议妊娠时间是（　　）

  A. 妊娠 10~12 周   B. 妊娠 8~9 周

  C. 妊娠 13~15 周   D. 妊娠 18~24 周

  E. 妊娠 14~16 周

8. 关于胎儿电子监测,提示胎儿缺氧的是（　　）

  A. 加速   B. 早期减速

  C. 变异减速   D. 晚期减速

  E. 以上都不是

9. 第二产程中,下列**不需要**干预产程是（　　）

  A. 羊水胎粪污染,且胎心监护异常   B. 第二产程已达 2h

  C. CST 有早期减速   D. CST 有晚期减速

  E. CST 有重度变异减速

10. 患者,女,35 岁,G$_3$P$_0$,现孕 36 周,B 型超声提示 BPD、AC 相当于孕 32 周,首要处理是（　　）

  A. 诊断 FGR,予营养支持治疗

  B. 诊断 FGR,加强胎心、脐血流、羊水监测

  C. 诊断 FGR,建议立即终止妊娠

  D. 诊断 FGR,排除胎儿畸形

  E. 核实预产期是否正确

11. 初产妇,23 岁,妊娠 40 周,上午 9 时开始有阵发性宫缩,16 时肛门检查:头先露,"−2",宫口开大 4cm。胎心 100 次 /min,羊水 Ⅲ 度污染。对此患者应采取的措施是（　　）

  A. 腹部加压   B. 剖宫产

  C. 等待自然分娩   D. 产钳术

  E. 静脉滴注缩宫素

12. 初孕妇,月经周期正常,停经 43 周,无其他并发症,NST 两次无反应,OCT 10min 内 3 次宫缩,每次持续 40~50s,均出现晚期减速,1 周前 24h 尿 E$_3$ 为 15mg,现仅 8mg。处理正确的是（　　）

  A. 立即人工破膜引产   B. 口服雌激素 3d

  C. 缩宫素引产   D. 立即剖宫产

  E. 1 周后复查

13. 初产妇,26 岁。G$_1$P$_0$,孕 40 周,因胎动减少入院,查宫底耻上 32cm,LOA,先露固定,胎心 132 次 /min,无宫缩,入院后测 24h 尿 E$_3$ 为 6mg,应考虑为（　　）

  A. 脐带受压   B. 胎儿受压

  C. 胎儿先天性畸形   D. 胎盘功能不全

  E. 过期妊娠

（二）A3/A4 型题

（1~3 题共用题干）

初产妇,26 岁,产程进展顺利,宫口开全半小时,头先露,LOA,胎儿电子监护示晚期减速。B 超提示脐带绕颈。

1. 临床诊断是（　　　）
   - A. 急性胎儿窘迫
   - B. 轻度新生儿窒息
   - C. 慢性胎儿窒息
   - D. 重度新生儿窒息
   - E. 新生儿产伤

2. 引起胎儿电子监护晚期减速的原因最可能是（　　　）
   - A. 胎盘功能减退
   - B. 胎儿畸形
   - C. 脐带绕颈
   - D. 妊娠期高血压疾病
   - E. 前置胎盘

3. 此时应采取处理是（　　　）
   - A. 静脉滴注缩宫素加强宫缩
   - B. 产钳助产
   - C. 继续观察胎心变化
   - D. 立即行剖宫产结束分娩
   - E. 等待自然分娩

（4~5 题共用题干）

初产妇，25 岁，妊娠 39 周，上午 8 时开始有阵发性宫缩，10 点胎膜破裂，16 时肛门检查：头先露，"–3"，宫口开大 5cm。胎心 100 次/min，羊水Ⅲ度污染。

4. 对该患者处理**错误**的是（　　　）
   - A. 吸氧
   - B. 左侧卧位
   - C. 静脉滴注缩宫素加强宫缩
   - D. 静脉滴注维生素 C
   - E. 若宫缩强应抑制宫缩

5. 对此患者应采取紧急措施是（　　　）
   - A. 腹部加压
   - B. 剖宫产
   - C. 等待自然分娩
   - D. 产钳术
   - E. 静脉滴注缩宫素

（三）B 型题

（1~4 题共用备选答案）
   - A. 急性胎儿窘迫
   - B. 轻度新生儿窒息
   - C. 慢性胎儿窘迫
   - D. 重度新生儿窒息
   - E. 新生儿产伤

1. 胎儿娩出后 1min 有心跳及不规则呼吸，Apgar 评分 4~7 分（　　　）
2. 胎儿娩出后 1min 仅有心跳而无呼吸，Apgar 评分 0~3 分（　　　）
3. 胎儿在宫内有缺氧现象危急胎儿健康和生命，多发生在临产过程中（　　　）
4. 胎儿在宫内有缺氧现象危急胎儿健康和生命，多发生在妊娠晚期（　　　）

二、填空题

1. 小于孕龄儿是指出生体重低于同胎龄应有体重第百分位数＿＿＿＿以下或低于其平均体重＿＿＿＿个标准差的新生儿。

2. 胎儿生长受限根据其发生的时间、病因分为＿＿＿＿、＿＿＿＿、＿＿＿＿ 3 类。

3. FGR 的治疗原则是＿＿＿＿、＿＿＿＿、＿＿＿＿、＿＿＿＿。

4. 胎儿窘迫分为＿＿＿＿、＿＿＿＿两种。急性常发生在＿＿＿＿，慢性发生在＿＿＿＿。

三、名词解释

1. 胎儿生长受限

2. 胎儿窘迫

3. 巨大胎儿

四、简答题

1. 急性胎儿窘迫的临床表现有哪些?

2. 胎儿生长受限终止妊娠的指征有哪些?

五、案例分析题

初产妇,因"停经 39 周,阴道流液 1d,下腹痛半天"入院。自述 1d 前阴道流水、清亮,B 型超声提示脐带绕颈 1 周。孕妇入院后行胎心监护示有反应型,入院 1h 后出现规律宫缩,产妇紧张,每次宫缩即大喊大叫,约 4h 后,产妇喊叫时屏气用力,拟内诊,此时胎心 60 次/min,立即吸氧,胎心监护示胎心极不规则,70~180 次/min,宫口开大 3cm,宫颈厚,头先露,"-2"。

问题:1. 该病例诊断是什么?

　　　 2. 临床上如何处理?

【参考答案】

一、选择题

(一)A1/A2 型题

1. B　2. A　3. B　4. A　5. A　6. C　7. D　8. D　9. C　10. E　11. B　12. D　13. D

(二)A3/A4 型题

1. A　2. C　3. B　4. C　5. B

(三)B 型题

1. B　2. D　3. A　4. C

二、填空题

1. 10　2

2. 内因性匀称型 FGR　外因性不匀称型 FGR　外因性匀称型 FGR

3. 积极寻找病因　补充营养　改善胎盘循环　加强胎儿监测　适时终止妊娠

4. 急性　慢性　分娩期　妊娠晚期

三、名词解释

1. 胎儿生长受限:指无法达到其应有生长潜力的小于孕龄儿。

2. 胎儿窘迫:胎儿在子宫内因急性或慢性缺氧危及其健康和生命者。

3. 巨大胎儿:指胎儿出生体重达到或者超过 4000g 者。

四、简答题

1. 急性胎儿窘迫的临床表现：①胎心率变化，缺氧早期，胎心基线代偿性加快、晚期减速或重度变异减速；随产程进展，胎心基线可下降到 < 110 次 /min。当胎心基线率 < 100 次 /min，基线变异 ≤ 5 次 /min，伴频繁晚期减速或重度变异减速时提示胎儿缺氧严重，可随时胎死宫内。②胎动，缺氧初期为胎动频繁，缺氧加重后胎动强度由强变弱，次数减少直至消失。③羊水胎粪污染。④酸中毒，若胎儿头皮血 pH < 7.20 可诊断为酸中毒。

2. 胎儿生长受限终止妊娠的指征：①治疗后 FGR 无改善，胎儿停止生长 3 周以上；②胎盘老化，伴有羊水过少等胎盘功能低下表现；③ NST、胎儿生物物理评分及胎儿血流测定等提示胎儿缺氧；④妊娠合并症、并发症病情加重，继续妊娠将危害母婴健康或生命者，均应尽快终止妊娠，一般在妊娠 34 周左右考虑终止妊娠，若孕周未达到 34 周者，应促胎肺成熟后再终止妊娠。

五、案例分析题

1. 诊断：急性胎儿宫内窘迫。
2. 处理：上推胎头，立即行剖宫产术终止妊娠。

（王良玉）

第九章 妊娠合并症

【重点、难点解析】

本章重点解析妊娠、分娩对心脏病的影响；妊娠合并病毒性肝炎的预防、诊断和治疗；妊娠合并糖尿病的诊断；妊娠合并急性阑尾炎的治疗原则。难点解析妊娠合并心脏病的诊断、处理；妊娠合并重型肝炎的诊断、处理；妊娠合并糖尿病的治疗。

一、妊娠合并心脏病

（一）妊娠合并心脏病易发生心力衰竭的时期

妊娠、分娩加重心脏负担。因此，在妊娠 32~34 周后、分娩期和产后 3d 内，是心力衰竭的高发时期，应加倍注意。

（二）妊娠合并心脏病的诊断

1. 妊娠前有心悸、气短、心力衰竭史，或曾有风湿热病史，体检、X 线、心电图检查曾被诊断有器质性心脏病。

2. 有劳力性呼吸困难，经常性夜间端坐呼吸、咯血，经常胸痛、胸闷等临床症状。

3. 有发绀、杵状指、持续性颈静脉怒张，心脏听诊有杂音等。

4. 心电图、X 线、B 型超声心动图等检查异常。

（三）妊娠合并心脏病早期心力衰竭的诊断

1. 轻微活动后即感胸闷、心悸、气短。

2. 休息时心率超过 110 次 /min，呼吸超过 20 次 /min。

3. 夜间常因胸闷而坐起呼吸，或到窗口呼吸新鲜空气。

4. 肺底部出现少量持续性湿啰音，咳嗽后不消失。

（四）处理

1. 心力衰竭的一般处理与未妊娠者基本相同。

2. 妊娠期能否继续妊娠取决于孕妇的心脏功能代偿情况、心脏病的类型、具体医疗条件等。若心脏病变较轻，心功能Ⅰ~Ⅱ级，既往无心力衰竭史，亦无其他并发症者，可以妊娠。

3. 分娩期有产科指征或心功能Ⅲ~Ⅳ级应选择剖宫产。主张适当放宽剖宫产指征，在有条件的医院内进行手术，以择期手术为宜，应尽量避免急诊手术。术中尽量减少出血、注意控制输液量和输液速度等。心功能Ⅰ~Ⅱ级，无产科指征，宫颈条件良好者可在严密监护下经阴道试产。

4. 产褥期产后 3d 内，尤其是产后 24h 内易发生心衰，产妇须充分休息并密切监护。不宜再妊娠者，可在产后一周行绝育术。

二、妊娠合并病毒性肝炎

致病病毒主要包括甲型肝炎病毒（HAV）、乙型肝炎病毒（HBV）、丙型肝炎病毒（HCV）、丁型肝炎病毒（HDV）及戊型肝炎病毒（HEV）5 种。近年还提出己型（HFV）、庚型（HGV）肝炎病毒与输血传播病毒（TTV）。其中乙型病毒性肝炎最为常见。妊娠合并重型肝炎是孕产妇死亡的主要原因之一。

（一）临床表现

可表现为身体不适、全身酸痛、畏寒、发热等流感样症状；乏力、食欲减退、尿色深黄、恶心、呕吐、腹部不适、右上腹疼痛、腹胀、腹泻等消化系统症状。皮肤和巩膜黄染、肝区叩痛，肝脏肿大。

（二）诊断

应根据流行病学、病史、临床表现、实验室检查进行综合判断。

妊娠合并重型肝炎的诊断：①消化道症状严重；②黄疸迅速加深，每日上升 > 17.1μmol/L；③凝血功能障碍，全身出血倾向，PTA < 40%；④肝脏缩小，出现肝臭气味，肝功能明显异常；⑤肝性脑病；⑥肝肾综合征。

（三）预防

1. 重视孕期监护　产前门诊应行肝功能和肝炎病毒血清学检测。

2. 采取被动免疫和主动免疫相结合的方法，以阻断 HBV 的母婴传播。

（四）治疗

1. 非重型肝炎治疗原则　护肝、对症、支持疗法。

2. 重型肝炎的处理　护肝治疗；对症支持疗法；防治凝血功能障碍、肝性脑病、肝肾综合征、感染等并发症；严密监测病情变化（包括肝功能、凝血功能、生化、血常规等指标，尤其注意 PTA、总胆红素、转氨酶、清蛋白、纤维蛋白原、肌酐等指标。监测中心静脉压、每小时尿量、24h 出入水量、水及电解质变化、酸碱平衡、胎儿宫内情况等）；妊娠合并重型肝炎宜选择有利时机采用剖宫产方式终止妊娠。

三、妊娠合并糖尿病

孕妇的糖尿病包括妊娠期糖尿病和孕前糖尿病。

（一）妊娠期糖尿病（GDM）诊断

1. 有 GDM 高危因素。

2. 葡萄糖耐量试验（OGTT）　75g OGTT 的诊断标准：服糖前及服糖后 1h、2h 的血糖值分别为 5.1mmol/L、10.0mmol/L、8.5mmol/L。任何一点血糖值达到或超过上述标准即诊断为 GDM。

3. 空腹血浆葡萄糖　孕妇具有 GDM 高危因素或者医疗资源缺乏地区，建议妊娠 24~28 周首先检查 FPG。FPG ≥ 5.1mmol/L，可以直接诊断 GDM，不必行 OGTT；而 4.4mmol/L ≤ FPG < 5.1mmol/L 时，应尽早行 75gOGTT；FPG < 4.4mmol/L，可暂时不行 OGTT。

4. 具有 GDM 高危因素孕妇首次 OGTT 正常者，可在妊娠晚期重复 OGTT。

5. 若妊娠 28 周后首次检查，初诊即行 75g OGTT 或 FPG 检查。

（二）处理

1. 妊娠期处理

（1）妊娠期血糖控制目标：GDM 患者妊娠期血糖应控制在餐前 ≤ 5.3mmol/L，餐后 2h ≤ 6.7mmol/L，特殊情况下可测餐后 1h 血糖 ≤ 7.8mmol/L；夜间血糖 ≥ 3.3mmol/L；妊娠期 HbAlc

宜＜5.5%。PGDM 患者妊娠期血糖控制应达到下述目标：妊娠早期血糖控制勿过于严格，以防低血糖发生；妊娠期餐前、夜间血糖及 FPG 宜控制在 3.3~5.6mmol/L，餐后峰值血糖 5.6~7.1mmol/L，HbAlc 宜＜6.0%。

（2）血糖控制：大多数 GDM 孕妇通过生活方式的干预即可使血糖达标，不能达标的 GDM 孕妇应首先推荐应用胰岛素控制血糖。妊娠期糖尿病酮症酸中毒的处理：主张用小剂量胰岛素 0.1U/（kg·h）静脉滴注。酮体转阴后可改为皮下注射。

2. 分娩期处理　包括分娩时机和分娩方式的选择。

（1）分娩时机：①不需要胰岛素治疗的 GDM 孕妇，无母儿并发症，严密监测到预产期终止妊娠；②孕前糖尿病和需要胰岛素治疗的 GDM 者，如血糖控制良好且无母儿并发症，在严密监测下，妊娠 39 周后可终止妊娠；如血糖控制不满意及时入院；③有母儿合并症，血糖控制不满意，伴血管病变、合并重度子痫前期、严重感染、胎儿生长受限、胎儿窘迫等应适时终止妊娠。

（2）分娩方式

1）剖宫产：糖尿病不是剖宫产指征。糖尿病伴微血管病变及其他产科指征，如怀疑巨大儿、胎盘功能不良、胎位异常等应行剖宫产。

2）阴道分娩：密切监测宫缩、胎心变化，严格控制血糖。

3. 产后处理：胰岛素用量减少到分娩前的 1/3~1/2，根据产后血糖值进行调整。

4. 新生儿处理：按高危儿处理，防止新生儿低血糖，应在开奶同时，定期滴服葡萄糖液。

四、妊娠合并急性阑尾炎

（一）临床表现及诊断

1. 妊娠早期症状及体征与非孕期基本相同。常有转移性右下腹疼痛，伴恶心、呕吐、发热及右下腹压痛、反跳痛和腹肌紧张等。诊断同非孕期，可通过血常规、B 超或 MRI 辅助诊断。

2. 妊娠中晚期临床表现常不典型。妊娠期白细胞计数＞15×10^9/L 时有助于阑尾炎诊断。B 超为首选的影像学检查，超声无法确诊可行 MRI 检查辅助诊断。

（二）治疗

妊娠合并急性阑尾炎一般不主张保守治疗。一旦确诊，应在积极抗感染治疗的同时，立即手术治疗，尤其在妊娠中晚期。高度怀疑急性阑尾炎，若一时难以确诊，特别是病情继续进展者应放宽剖腹探查指征，及时采取手术治疗。

1. 一般治疗　主要为抗感染治疗。选择对胎儿影响小、对肠道菌群敏感的广谱抗生素。

2. 手术治疗　可选择开腹阑尾切除术或腹腔镜下阑尾切除术。妊娠早期同非妊娠期可取右下腹斜切口（麦氏切口），诊断不肯定时行探查切口。妊娠中、晚期宜取高于麦氏点的右侧腹直肌旁切口。手术时孕妇体位稍向左侧倾斜，使妊娠子宫向左移，便于寻找阑尾，术中操作尽量轻柔以避免或减少子宫刺激。妊娠晚期需同时剖宫产时，应选择有利于剖宫产手术的下腹正中纵切口。为减少子宫刺激，腹腔冲洗干净后可不放置腹腔引流。若腹腔炎症严重而局限，阑尾穿孔，盲肠壁水肿，则切除阑尾后需放置腹腔引流。术中取脓液做细菌培养及药敏试验，给予大剂量广谱抗生素。

3. 术后处理　需继续妊娠者，依据细菌培养结果或经验选择对胎儿影响小的广谱抗生素继续抗感染治疗，多需要针对抗厌氧菌的抗生素。阑尾手术后 3~4d 内，给予宫缩抑制药及镇静药，如静脉滴注利托君、硫酸镁，也可口服沙丁胺醇，肌内注射黄体酮注射液，口服维生素 E 和肌内注射绒毛膜促性腺激素等，以减少流产与早产的发生。

【练习题】

一、选择题

（一）A1/A2 型题

1. 心脏病产妇胎儿娩出后应立即（　　）
   - A. 腹部放置砂袋
   - B. 静脉注射麦角新碱
   - C. 鼓励下床活动
   - D. 抗感染
   - E. 行绝育手术

2. 对于妊娠合并肝炎患者处理**错误**的是（　　）
   - A. 非重型肝炎治疗后病情好转可继续妊娠
   - B. 非重型肝炎分娩方式以产科指征为主
   - C. 妊娠合并重型肝炎术后用广谱抗生素预防感染
   - D. 终止妊娠前，为防止产后出血应输血
   - E. 妊娠合并重型肝炎选剖宫产终止妊娠

3. 王某，35 岁，G_2P_0，孕 38 周。既往孕 6 月死胎病史。75g OGTT 餐前、餐后 1h、2h 均高于正常，空腹血糖 8.5mmol/L，尿糖（±）。胎心监护：NST 为无反应型，胎心率 110 次/min，估计胎儿体重 3800g，头先露。应（　　）
   - A. 缩宫素引产
   - B. 继续妊娠至预产期
   - C. 剖宫产终止妊娠
   - D. 人工破膜引产
   - E. 吸氧

4. 关于妊娠期糖尿病对胎儿、新生儿的影响，**错误**的是（　　）
   - A. 畸形胎儿发生率增多
   - B. 巨大胎儿发生率增多
   - C. 新生儿高血糖表现
   - D. 新生儿高血钙表现
   - E. 胎儿生长受限

5. 患者，女，38 岁，初次妊娠，孕 24 周查空腹血糖值为 5.0mmol/L。患者需要进一步检测（　　）
   - A. 尿酮体
   - B. HbAlc
   - C. 75g OGTT
   - D. 尿糖
   - E. 羊水穿刺

6. 妊娠晚期及分娩期合并急性病毒性肝炎，对产妇威胁最大的是（　　）
   - A. 易合并妊娠期高血压疾病
   - B. 易发展为重型肝炎，并发 DIC，孕产妇死亡率高
   - C. 易发生胎儿窘迫
   - D. 易发生宫缩乏力、产程延长
   - E. 易发生早产、围生儿死亡率增加

7. 妊娠期早期心力衰竭诊断标准，**不正确**的是（　　）
   - A. 轻微活动后即感胸闷、心悸、气急、干咳
   - B. 夜间阵发性呼吸困难
   - C. 休息时心率超过 110 次/min
   - D. 呼吸超过 20 次/min

E. 肺底有湿啰音,咳嗽后啰音消失

8. 妊娠期糖尿病血糖控制标准为(　　　)

A. 三餐前血糖值 ≤ 6.6mmol/L
B. 夜间血糖值 ≤ 7.8mmol/L
C. 三餐后 2h 血糖值 ≤ 7.8mmol/L
D. 空腹血糖值 ≤ 6.1mmol/L
E. 空腹血糖控制在 3.3~5.3mmol/L

9. 促使心脏病孕妇死亡的主要因素是(　　　)

A. 心脏病病程长
B. 产程中用力过度致心衰
C. 孕妇年龄大
D. 心衰与感染
E. 产后哺乳致心衰

10. 患者,女,26 岁,妊娠合并心脏病,现孕 38 周。因心悸、咳嗽,夜间不能平卧,心功能Ⅲ级而急诊入院。在制订治疗计划时,最佳的方案是(　　　)

A. 积极控制心衰后终止妊娠
B. 积极控制心衰,同时行剖宫产术
C. 积极控制心衰,同时行引产术
D. 适量应用抗生素后继续妊娠
E. 纠正心功能,等待自然临产

11. 妊娠合并急性阑尾炎最显著的特点是(　　　)

A. 起病急
B. 进展快
C. 容易并发穿孔
D. 阑尾位置改变,诊断困难
E. 容易并发腹膜炎

12. 患者,女,26 岁,伴有风湿性心脏病、二尖瓣狭窄,需要终止妊娠的是(　　　)

A. 心功能Ⅰ级合并漏斗型骨盆
B. 心功能Ⅰ级合并缺铁性贫血
C. 心功能Ⅰ级合并急性气管炎
D. 心功能Ⅱ级
E. 心功能Ⅲ级

13. 患者,女,28 岁,G_2P_1,孕 4 月出现全身皮肤瘙痒、巩膜及尿黄。第一次妊娠 6 个月有类似病史,孕 8 个月胎死宫内,产后黄疸自行消失,查体:BP 120/90mmHg,巩膜黄染。肝功能检查:SGPT 147U/L,胆红素 68.4μmol/L。最可能诊断是(　　　)

A. 急性病毒性肝炎
B. 妊娠期肝内胆汁淤积症
C. 妊娠期高血压疾病肝损害
D. 药物性肝炎
E. 以上都不是

14. 心脏病孕妇,孕 38 周,无心衰及头盆不称,自然临产,宫口开大 10cm,S^{+3},正确处理是
(　　　)

A. 严密监护下继续妊娠
B. 促进宫缩
C. 手术助产缩短第二产程
D. 等待自然分娩
E. 剖宫产

15. 妊娠合并急性阑尾炎的治疗原则是(　　　)

A. 广谱抗生素治疗
B. 一旦确诊,予抗生素的同时尽快手术治疗
C. 退热治疗
D. 及时终止妊娠
E. 保胎治疗

16. 妊娠中晚期合并急性阑尾炎的鉴别诊断**不包括**(　　　)

A. 右侧输尿管结石
B. 右侧输卵管妊娠
C. 右侧肾盂肾炎
D. 妊娠合并子宫肌瘤变性
E. 胎盘早剥

（二）A3/A4 型题

（1~3 题共用题干）

患者，女，35 岁，G_2P_0，妊娠 35 周。1 年前曾在孕 5 月因死胎行引产术。查体：BP 130/80mmHg，宫高 36cm，胎心率 140 次 /min。空腹血糖 7.0mmol/L，尿糖（＋）。

1. **不必要**的检查项目是（　　　）

A. 尿常规
B. OGTT
C. B 超
D. 腹部 X 线摄片，检查胎儿有无畸形
E. 自数胎动

2. 入院待产，经饮食控制 2 周后，空腹血糖 6.1mmol/L，胎心率 120 次 /min，NST 为无反应型。首选的处理是（　　　）

A. B 超监护
B. 左侧卧位
C. 吸氧
D. 终止妊娠
E. 自数胎动计数

3. 对该产妇分娩的新生儿**不必要**的处理是（　　　）

A. 注意新生儿有无低血钙
B. 注意新生儿有无反应性低血糖
C. 按照早产儿原则处理
D. 气管插管加压给氧
E. 早期哺乳

（4~6 题共用题干）

31 岁女性，孕 29 周，乏力、恶心、呕吐一周来诊。既往史无特殊。查体：宫高 28cm，腹围 92cm，胎心 145bpm，肝脾肋下未触及，肝区无叩痛。实验室检查：HBsAg（＋），HBeAg（＋），血清 HBV-DNA 2.3×10^7/L，血清谷丙转氨酶 521U/L，谷草转氨酶 211U/L，血清总胆红素及凝血功能正常。肝胆胰脾 B 型超声无异常发现。

4. 该孕妇最可能的诊断是（　　　）

A. 妊娠剧吐
B. 妊娠期急性脂肪肝
C. 妊娠合并病毒性肝炎
D. 妊娠期肝内胆汁淤积症
E. 妊娠合并重型肝炎

5. 对该孕妇最合适的处理是（　　　）

A. 肝功能明显异常，应尽快终止妊娠

B. 积极治疗，待病情平稳后剖宫产终止妊娠

C. 积极内科治疗，视病情变化决定下一步处理

D. 建议患者放弃胎儿

E. 以上都不对

6. 为阻断 HBV 母婴传播，以下做法**不合理**的是（　　　）

A. 如果欲再次妊娠，建议孕前检测血清 HBV-DNA，阴性时妊娠

B. 剖宫产终止妊娠

C. 新生儿娩出后尽快予乙型肝炎疫苗和乙型肝炎免疫球蛋白注射

D. 孕期抗病毒治疗

E. 新生儿娩出后尽快洗去身上的血污

（7~9题共用题干）

35岁女性，G_1P_0，腹部明显增大一周，伴有多饮多尿，既往无糖尿病病史。B超提示胎儿偏大，羊水过多，无体表畸形。

7. 诊断首先考虑为（　　　）

    A. 母儿血型不合　　　　　　　　　　B. 妊娠期糖尿病

    C. 胎儿消化道畸形　　　　　　　　　D. 妊娠期高血压疾病

    E. 风疹病毒感染

8. 为明确诊断，首选辅助检查为（　　　）

    A. 尿常规检查　　　　　　　　　　　B. 夫妇双方血型检查

    C. 羊水甲胎蛋白测定　　　　　　　　D. TORCH检查

    E. 糖耐量试验

9. 对该孕妇处理，下列正确的是（　　　）

    A. 每周监测1次糖化血红蛋白

    B. 行B型超声检查，排除胎儿畸形

    C. 诊断为妊娠期糖尿病，用胰岛素治疗，安全有效

    D. 首选饮食治疗

    E. 建议终止妊娠

（10~11题共用题干）

女性，28岁，停经6个月，突发腹痛3d入院，腹痛位于上腹部，伴恶心、呕吐、低热。查体：T 38.2℃，P 110次/min，无明显宫缩，胎位不清，胎心160次/min，右侧腹部压痛、反跳痛明显，平脐处为甚，麦氏点无压痛、反跳痛。实验室检查：血红蛋白105g/L，WBC计数16×10^9/L。

10. 本例最可能的诊断为（　　　）

    A. 妊娠合并急性胃肠炎　　　　　　　B. 胎盘早剥

    C. 妊娠合并急性肾盂肾炎　　　　　　D. 妊娠合并输尿管结石

    E. 妊娠合并急性阑尾炎

11. 本例最恰当的处理是（　　　）

    A. 静脉滴注抗生素，保守治疗　　　　B. 给予解痉药物及抗生素

    C. 抗感染、利胆治疗　　　　　　　　D. 积极抗感染，立即手术

    E. 碎石治疗

（三）B型题

（1~4题共用备选答案）

    A. 心力衰竭　　　　　　　　　　　　B. 巨大胎儿

    C. 急性肾功能不全　　　　　　　　　D. 弥漫性腹膜炎

    E. 低血糖

1. 妊娠合并急性阑尾炎易发生（　　　）

2. 妊娠合并重型肝炎易发生（　　　）

3. 妊娠合并糖尿病易发生（　　　）

4. 妊娠合并心脏病易发生（　　　）

（5~8 题共用备选答案）

  A. 孕 34 周心悸、气短,自幼即发绀,从未能参加体力劳动,能平卧,肺无啰音

  B. 孕 34 周气急、发绀,不能平卧,肺底部持续湿啰音,颈静脉充盈

  C. 孕 34 周心悸、气促,心界稍扩大,心尖区可闻及Ⅱ级柔和收缩期杂音

  D. 孕 34 周心悸、气急,心尖区可闻及Ⅲ级收缩期杂音及舒张期杂音

  E. 孕 34 周,轻微活动即有胸闷、气急,静息 P 114 次 /min,R 22 次 /min

5. 妊娠期正常心脏改变见于（　　　）

6. 妊娠期心力衰竭见于（　　　）

7. 妊娠合并早期心力衰竭见于（　　　）

8. 妊娠合并先天性心脏病,心功能Ⅲ级见于（　　　）

二、填空题

1. 妊娠合并心脏病在_____、_____、_____是心力衰竭的高发时期。

2. 心脏病患者_____心功能,既往无心力衰竭史,亦无其他并发症者可以妊娠。

3. 妊娠合并病毒性肝炎以_____最为常见。

4. 妊娠合并病毒性肝炎可采取_____的方法,以阻断 HBV 的母婴传播。

5. 妊娠期糖尿病需要做_____或_____进行确诊。

6. 妊娠期最常见的外科合并症是_____,易形成_____与_____。

三、名词解释

1. GDM

2. PGDM

四、简答题

1. 如何诊断妊娠期糖尿病?

2. 妊娠合并心脏病早期心力衰竭的诊断依据?

3. 如何诊断妊娠合并重型肝炎?

五、案例分析题

案例 1:

31 岁妇女,已婚,平素月经规则,LMP:2017-05-17,于 2017-06-25 因“右下腹持续性疼痛 5h”就诊。伴恶心、呕吐,伴少量阴道流血,无尿频、尿急。测 T 38.5℃,右下腹有固定压痛点,腹肌稍紧张,无明显反跳痛。血常规:WBC 总数 18×10^9/L,中性粒细胞 0.88。尿妊娠试验(＋)。

  问题:1. 本例最可能诊断是什么?

    2. 本病最应与哪种疾病相鉴别?

    3. 本例恰当处理方案是什么?

案例 2:

患者,女,28 岁,G_1P_0,妊娠 7 个月,发现尿糖阳性 3d 就诊。查体:T 36.5℃,P 90 次 /min,R 18 次 /min,BP 130/85mmHg,心肺无异常,腹软,妊娠腹型,水肿(＋)。产检:腹围 96cm,宫高 30cm,胎位 LOA,胎心 140 次 /min,无宫缩。既往无糖尿病史。

化验检查:糖耐量试验:空腹血糖 6.6mmol/L、1h 血糖 9.0mmol/L、2h 血糖 10.6mmol/L。

问题:1. 该病例临床诊断是什么?

2. 应如何处理?

案例 3:

某孕妇,女,36 岁,第二胎妊娠 37 周,做家务劳动后感心慌、气短,近 1 周经常咳嗽、咳痰,不能平卧。查体:T 36.5℃,P 120 次/min,R 20 次/min,BP 130/85mmHg,心前区无隆起,叩诊心界向左扩大,肺底部可闻及小水泡音,双下肢水肿(+)。

问题:1. 该病例临床诊断是什么?

2. 应如何处理?

案例 4:

某初孕妇,25 岁,孕 35 周,自觉乏力、恶心、食欲缺乏 2d,伴尿色深黄。查体:T 37.1℃,P 90 次/min,R 18 次/min,BP 130/80mmHg,神志清楚,巩膜黄染,心肺查体无异常,右上腹无压痛,肝区叩击痛。

问题:1. 该病例初步诊断是什么?

2. 还需要做哪些辅助检查确诊?

3. 确诊后应如何治疗?

【参考答案】

一、选择题

(一)A1/A2 型题

1. A 2. D 3. C 4. C 5. C 6. B 7. E 8. E 9. D 10. A 11. D 12. E 13. B 14. C 15. B 16. B

(二)A3/A4 型题

1. D 2. D 3. D 4. C 5. C 6. B 7. B 8. E 9. D 10. E 11. D

(三)B 型题

1. D 2. C 3. B 4. A 5. C 6. B 7. E 8. A

二、填空题

1. 妊娠 32~34 周后 分娩期 产后 3d 内
2. Ⅰ~Ⅱ级
3. 乙型病毒性肝炎
4. 被动免疫和主动免疫相结合
5. 葡萄糖耐量试验(OGTT) 空腹血糖
6. 急性阑尾炎 阑尾穿孔 弥漫性腹膜炎

三、名词解释

1. GDM:妊娠期糖尿病,是指妊娠前糖代谢正常,妊娠期才出现的糖代谢异常。
2. PGDM:孕前糖尿病,指孕前已确诊或妊娠期首次被诊断的糖尿病。

四、简答题

1. 妊娠期糖尿病（GDM）诊断：① GDM 高危因素。② OGTT 诊断标准：服糖前及服糖后 1、2 小时的血糖值分别为 5.1mmol/L、10.0mmol/L、8.5mmol/L。任何一点血糖值达到或超过上述标准即诊断为 GDM。③孕妇具有 GDM 高危因素或者医疗资源缺乏地区，建议妊娠 24~28 周首先检查 FPG。FPG ≥ 5.1mmol/L，可以直接诊断 GDM，不必行 OGTT；而 4.4mmol/L ≤ FPG < 5.1mmol/L 时，应尽早行 75gOGTT；FPG < 4.4mmol/L，可暂时不行 OGTT。④具有 GDM 高危因素孕妇首次 OGTT 正常者，可在妊娠晚期重复 OGTT。⑤若妊娠 28 周后首次检查，初诊即行 75g OGTT 或 FPG 检查。

2. 妊娠合并心脏病早期心力衰竭的诊断依据有：①轻微活动出现胸闷、心悸、气短。②休息时 P > 110 次 /min、R > 20 次 /min。③夜间因胸闷而坐起呼吸，或至窗口呼吸新鲜空气。④肺底部听诊有少量持续性湿啰音，咳嗽后不消失。

3. 妊娠合并重型肝炎的诊断：①消化道症状严重。②黄疸迅速加深，每日上升 > 17.1μmol/L。③凝血功能障碍，全身出血倾向，PTA < 40%。④肝脏缩小，出现肝臭气味，肝功能明显异常。⑤肝性脑病。⑥肝肾综合征。

五、案例分析题

案例 1：

1. 诊断：妊娠合并急性阑尾炎。

2. 鉴别诊断：右侧输卵管妊娠。

3. 处理方案：尽早行剖腹探查术。

案例 2：

1. 诊断：妊娠期糖尿病。

2. 处理意见：①注意饮食。②控制血糖，观察血糖、尿糖及酮体变化。③密切监测胎儿情况。④注意肝肾功能、眼底变化等。⑤ B 型超声监测胎儿、胎盘、羊水情况。

案例 3：

1. 诊断：①妊娠合并心脏病；②心力衰竭。

2. 处理：加强产前监护。控制心力衰竭后终止妊娠，选择剖宫产术。

案例 4：

1. 初步诊断：急性病毒性肝炎。

2. 还需要检查：肝功能检查、肝炎病毒病原学检查、肝胆 B 型超声检查等。

3. 治疗：护肝治疗，继续妊娠。

（赵荣伟）

第十章　正常分娩

【重点、难点解析】

本章重点解析分娩、早产、足月产、过期产的定义,决定分娩的因素,临产的标志,产程的分期,各产程的临床经过及处理、胎头拨露及胎头着冠的定义,胎盘剥离征象,新生儿阿普加评分法,产后 2h 观察的目的及内容。难点解析子宫收缩力的特点、骨产道各平面的形状及正常值、分娩机制。

一、概念

妊娠满 28 周及以上,胎儿及其附属物从临产开始到全部从母体娩出的过程,称为分娩。妊娠满 28 周至不满 37 足周期间分娩,称为早产;妊娠满 37 周至不满 42 足周期间分娩,称为足月产;妊娠满 42 周及以后分娩,称为过期产。

二、决定分娩的因素

决定分娩的因素包括产力、产道、胎儿及精神心理因素。

（一）产力

产力包括子宫收缩力、腹肌和膈肌收缩力、肛提肌收缩力。正常的宫缩具有以下特点:节律性、对称性、极性、缩复作用。

（二）产道

产道包括骨产道与软产道两部分。

1. 骨产道　将骨盆分为 3 个假想平面。

（1）骨盆入口平面:指真假骨盆的交界面,呈横椭圆形。有 4 条径线:

1）骨盆入口前后径:正常值平均约 11cm。

2）骨盆入口横径:正常值平均约 13cm。

3）骨盆入口斜径:左、右各一,正常值平均约 12.75cm。

（2）中骨盆平面:是骨盆最小、最狭窄平面,呈纵椭圆形。有 2 条径线:

1）中骨盆前后径:正常值平均约 11.5cm。

2）中骨盆横径:正常值平均约 10cm。

（3）骨盆出口平面:由两个不同平面的三角形组成。有 4 条径线:

1）骨盆出口前后径:正常值平均约 11.5cm。

2）骨盆出口横径:正常值平均约 9cm。

3）骨盆出口前矢状径：正常值平均约为6cm。

4）骨盆出口后矢状径：正常值平均约为8.5cm。

（4）骨盆轴：连接骨盆各平面中点的假想曲线，又称为产轴。胎儿以此轴娩出。

（5）骨盆倾斜度：妇女直立时，骨盆入口平面与地平面所成的角度，一般为60°。

2. 软产道　由子宫下段、宫颈、阴道及骨盆底软组织构成的弯曲通道。

（三）胎儿

胎儿本身的大小、胎位及有无胎儿畸形等因素也是决定胎儿能否顺利通过产道的因素。

（四）精神心理因素

产妇的精神心理因素能够影响机体内部的平衡、适应力和健康。

三、枕先露的分娩机制

分娩机制是指胎儿先露部随着骨盆各平面的不同形态，被动地进行一系列适应性转动，以其最小径线通过产道的全过程。以枕左前位为例讲解。

1. 衔接　胎头双顶径进入骨盆入口平面，胎头颅骨最低点接近或达到坐骨棘水平，称为衔接。胎头以枕额径衔接。在预产期前1~2周内胎头衔接。

2. 下降　胎头沿骨盆轴前进的动作称为下降。临产后胎头下降的速度是判断产程进展的重要标志之一。

3. 俯屈　俯屈后胎头衔接时的枕额径变为枕下前囟径，以胎头最小径线通过产道。

4. 内旋转　胎头围绕骨盆纵轴而旋转，使其矢状缝与中骨盆及骨盆出口前后径相一致，此动作称为内旋转。

5. 仰伸　枕骨以耻骨弓为支点，使胎头逐渐仰伸，即胎头的顶、额、鼻、口、颏相继娩出。

6. 复位及外旋　转胎头娩出后，使胎头与胎肩恢复正常关系，胎头枕部向左旋转45°，称为复位。胎肩继续下降，前（右）肩向前向中线旋转45°时，使双肩径与骨盆出口前后径相一致，为保持胎头与胎肩的垂直关系，枕部需在外继续向左旋转45°，称外旋转。

7. 胎儿娩出　胎头完成外旋转后，胎儿前（右）肩在耻骨弓下先娩出，随即后（左）肩从会阴前缘娩出。

四、先兆临产、临产、产程及处理

（一）先兆临产

分娩发动之前，常出现一些预示孕妇即将临产的症状，称为先兆临产。

1. 假临产　宫缩常在夜间出现而于清晨消失；持续时间短，间歇时间长且不规律，宫缩强度并不逐渐增强；宫颈管不缩短，宫口不扩张；给予强镇静药物能抑制宫缩。

2. 胎儿下降感　因胎先露部下降进入骨盆入口，使子宫底位置也随之下降。

3. 见红　是分娩即将开始比较可靠的征象。一般出现见红24~48h内临产。

（二）临产的诊断

临产开始的标志：有规律且逐渐增强的子宫收缩，持续30s，间歇5~6min，并伴有进行性宫颈管消失、宫口扩张和胎先露下降。

（三）产程分期

分娩的全过程是指从开始出现有规律的子宫收缩直到胎儿、胎盘娩出，称总产程。临床上通常分为3个产程。

1. 第一产程 又称宫颈扩张期,从有规律的子宫收缩开始至宫口开全。初产妇需 11~12h,经产妇需 6~8h。

2. 第二产程 又称胎儿娩出期,从宫口开全到胎儿娩出。初产妇需 1~2h,经产妇需数分钟至 1h。

3. 第三产程 又称胎盘娩出期,从胎儿娩出到胎盘娩出。需 5~15min,不超过 30min。

(四)第一产程的临床经过及处理

1. 临床表现 ①规律宫缩;②宫口扩张;③胎先露下降;④胎膜破裂。

2. 观察产程及处理 一般处理、饮食、活动与休息、精神安慰、排尿与排便、血压、子宫收缩、胎心、肛门检查了解胎头下降及宫口扩张、胎膜破裂。

(1)胎头下降及宫口扩张的判断

1)胎头下降:坐骨棘平面是判断胎头高低的标志。胎头颅骨最低点平坐骨棘时,以"0"表示;在坐骨棘平面上 1cm 时,以"-1"表示;在坐骨棘平面下 1cm 时,以"+1"表示;余以此类推。

2)宫口扩张:第一产程又分为潜伏期和活跃期。潜伏期是指从临产出现规律宫缩开始至宫口扩张 3cm,约需 8h,最大时限为 16h。活跃期是指宫口扩张 3~10cm,约需 4h,最大时限为 8h。

(2)胎膜破裂一般发生于第一产程末期,宫口近开全时。

(五)第二产程的临床经过及处理

1. 临床表现 产妇屏气,肛门松弛,胎头拨露,胎头着冠。

2. 观察产程及处理 密切监测胎心,指导产妇屏气,接产准备,接产。

(六)第三产程的临床经过及处理

1. 临床表现

(1)胎盘剥离征象有:①子宫体变硬呈球形,子宫底升高达脐上,使子宫体被上推呈狭长形。②剥离的胎盘降至子宫下段,阴道口外露的脐带自行下降延长。③阴道有少量流血。④在产妇耻骨联合上方按压子宫下段时,宫体上升而脐带不回缩。

(2)胎盘剥离及娩出的方式有两种:①胎儿面娩出式,临床多见。②母体面娩出式,少见。

2. 处理 新生儿处理,协助胎盘娩出,检查胎盘、胎膜,检查软产道,预防产后出血,产后观察。

【练习题】

一、选择题

(一)A1/A2 型题

1. 先兆临产是指( )

   A. 规律宫缩、宫口扩张、见红
   B. 规律宫缩、胎儿下降感、见红
   C. 假临产、胎儿下降感、见红
   D. 假临产、宫口扩张、见红
   E. 宫口扩张、胎儿下降感、见红

2. 下列**不是**决定分娩难易的重要因素的是( )

   A. 胎儿大小
   B. 胎方位

    C. 胎心率   D. 骨盆大小

    E. 产力强弱

3. 关于骨盆平面,以下正确的是(　　　)

    A. 骨盆入口为最小平面   B. 中骨盆平面为横椭圆形

    C. 骨盆出口为最小平面   D. 中骨盆为最小平面

    E. 骨盆入口平面为纵椭圆形

4. 产力**不包括**(　　　)

    A. 子宫收缩力   B. 腹肌收缩力

    C. 膈肌收缩力   D. 肛提肌收缩力

    E. 骨骼肌收缩力

5. 正常分娩时最主要的产力是(　　　)

    A. 子宫收缩力   B. 腹肌收缩力

    C. 膈肌收缩力   D. 肛提肌收缩力

    E. 骨骼肌收缩力

6. 正常的宫缩**不具备**的特点是(　　　)

    A. 节律性   B. 对称性

    C. 极性   D. 缩复作用

    E. 不规则宫缩

7. 关于骨盆三个假想平面的描述,正确的是(　　　)

    A. 骨盆入口平面前后径短而横径长

    B. 骨盆入口平面前后径长而横径短

    C. 中骨盆平面是横径长而前后径短

    D. 三个平面中以骨盆入口平面为最窄平面

    E. 三个平面中以中骨盆平面为最宽平面

8. 产道包括(　　　)

    A. 骨产道、软产道   B. 真骨盆、假骨盆

    C. 骨产道   D. 软产道

    E. 真骨盆

9. 软产道**不包括**(　　　)

    A. 子宫下段   B. 宫颈

    C. 宫体   D. 阴道

    E. 盆底软组织

10. 正常分娩时胎头通过产道的径线是(　　　)

    A. 枕额径   B. 枕颏径

    C. 双顶径   D. 枕下前囟径

    E. 前后径

11. 胎头衔接是指胎头(　　　)

    A. 枕骨进入骨盆上口

    B. 顶骨进入骨盆上口

    C. 双顶径进入骨盆入口,颅骨最低点接近或达到坐骨棘水平

D. 双顶径达到坐骨棘水平

E. 双顶径达到坐骨结节水平

12. 关于正常枕先露分娩机制,下列正确的是( )
    A. 下降、衔接、内旋转、俯屈、仰伸复位、外旋转
    B. 衔接、俯屈、内旋转、下降、仰伸、复位及外旋转
    C. 衔接、下降、俯屈、内旋转、仰伸、复位及外旋转
    D. 下降、俯屈、衔接、内旋转、仰伸、复位及外旋转
    E. 衔接、下降、内旋转、俯屈、仰伸、复位及外旋转

13. 胎儿完成内旋转动作是指( )
    A. 胎头双顶径与母体骨盆入口斜径一致
    B. 胎头双顶径与母体骨盆入口横径一致
    C. 胎头双顶径与母体骨盆出口前后径一致
    D. 胎头矢状缝与母体骨盆横径一致
    E. 胎头矢状缝与母体中骨盆及骨盆出口前后径一致

14. 胎头进入骨盆入口时其衔接的径线是( )
    A. 双顶径   B. 双颞径
    C. 枕下前囟径   D. 枕额径
    E. 枕颏径

15. 第一产程的临床经过**不包括**( )
    A. 规律宫缩   B. 宫口扩张
    C. 胎头下降程度   D. 胎膜破裂
    E. 胎头拨露

16. 关于破膜的处理,以下**错误**的是( )
    A. 破膜后立即听胎心   B. 记录破膜时间
    C. 注意羊水性状   D. 立即接生
    E. 破膜超过 12h 给予抗生素预防感染

17. 肛查**不能**了解( )
    A. 胎儿成熟度   B. 宫口扩张情况
    C. 胎先露下降程度   D. 骨盆腔情况
    E. 有无破膜

18. 下列**不是**胎盘剥离征象的是( )
    A. 子宫底上升呈球形   B. 子宫呈葫芦状
    C. 阴道少量流血   D. 外露脐带延长
    E. 按压子宫下段脐带不回缩

19. 了解胎头下降程度的标志是( )
    A. 骶骨岬   B. 骶骨
    C. 坐骨棘   D. 坐骨结节
    E. 坐骨切迹

20. 下列**不是**新生儿 Apgar 评分标准的是( )
    A. 心率   B. 呼吸

C. 体温

D. 喉反射

E. 皮肤颜色

21. 胎儿娩出后应首先处理的是（　　）

A. 保暖

B. 清理呼吸道

C. 结扎脐带

D. 记录出生时间

E. 新生儿评分

22. 临产后下列可以灌肠的情况是（　　）

A. 胎膜早破

B. 阴道流血

C. 臀位

D. 枕先露

E. 估计 1h 内可分娩者

23. 分娩期宫口扩张主要靠（　　）

A. 子宫收缩力

B. 腹压

C. 宫腔内压

D. 羊膜囊扩张

E. 胎先露压迫

24. 正常分娩保护会阴的时间是（　　）

A. 初产妇宫口开全

B. 初产妇胎先露着冠时

C. 经产妇宫口开大 4~5cm,宫缩规律、有力时

D. 经产妇宫口开全时

E. 初产妇胎头拨露,使会阴后联合皮肤紧张时

25. 产程进展的标志为（　　）

A. 宫缩强度

B. 宫缩频度

C. 产妇一般情况

D. 胎头下降及宫口的扩张

E. 胎心率及胎位

26. 破膜多发生在（　　）

A. 见红后

B. 第一产程初

C. 宫口近开全时

D. 第二产程初

E. 强烈宫缩后

27. 破膜超过 12h 尚未分娩,以下措施正确的是（　　）

A. 抗感染

B. 立即剖宫产

C. 尽快结束产程

D. 无须干预

E. 产钳助产

28. 下列征象提示已进入第二产程的是（　　）

A. 产妇屏气向下用力

B. 胎头部分露于阴道

C. 产妇排尿困难

D. 子宫颈口开全

E. 脐带脱出于阴道口外

29. 枕先露肛门指检时,胎头下降程度为 S+2 是指（　　）

A. 胎头颅骨最低点在坐骨棘平面下 2cm

B. 胎儿头部最低点在坐骨结节平面下 2cm

C. 胎头最低点在坐骨棘平面下 2cm

D. 胎儿顶骨在坐骨棘平面上 2cm

E. 胎儿顶骨在坐骨结节平面上 2cm

30. 临产后阴道检查确诊胎方位时,以下颅缝为准的是( )

    A. 额缝   B. 冠状缝

    C. 矢状缝   D. 人字缝

    E. 颞缝

31. 关于临产后宫缩的特点,下列**错误**的是( )

    A. 宫缩是指子宫不自主的有节律收缩

    B. 宫缩具有对称性,自子宫底两角发出,先向宫底中部集中,再向下扩散

    C. 宫缩以底部最强,体部次之,下段最弱,谓之极性

    D. 子宫体部肌纤维收缩时变短变宽,间歇时松弛,恢复原来长度

    E. 正常宫缩高峰时压子宫体部无凹陷

32. 初产妇第一产程活跃期延长是指活跃期超过( )

    A. 4h   B. 6h

    C. 8h   D. 10h

    E. 12h

33. 某产妇宫口已开全,阴道检查胎头矢状缝与骨盆横径一致,后囟在 3 点,前囟在 9 点,胎方位是( )

    A. LOA   B. ROA

    C. LOT   D. ROT

    E. LOP

34. 初产妇,产程顺利,宫口开全 1h,胎头已拨露,胎心好,应采取( )

    A. 立即剖宫产   B. 产钳助产

    C. 立即静脉滴注葡萄糖液   D. 静脉滴注缩宫素

    E. 等待自然分娩

35. 患者 36 岁,G_2P_1,昨晚 12 点开始阵发性腹胀痛,30s/5~6min,3h 后宫缩 35s/3min,门诊检查胎心 140 次 /min,宫口开大 4cm,羊膜囊明显膨出,骨盆内诊正常,目前最佳处理是( )

    A. 门诊留观   B. 破膜后住院

    C. 立即住院待产   D. 急送产房消毒接生

    E. 灌肠减少污染

36. 新生儿出生后,心率 < 100 次 /min,呼吸浅,全身瘫软,上唇青紫,全身皮肤苍白,吸痰时喉部仅有轻度反射,Apgar 评分为( )

    A. 2 分   B. 3 分

    C. 4 分   D. 5 分

    E. 6 分

(二)A3/A4 型题

(1~4 题共用题干)

王某,27 岁,G_1P_0,宫内孕 39 周,于昨日晚间感腹部一阵阵发紧,每半小时 1 次,每次持续 3~5min,今天早上孕妇感觉腹部疼痛,每 5~6min1 次,每次持续 40s 左右。请问:

    1. 昨天晚上孕妇的情况属于( )

　　A. 出现规律宫缩　　　　　　　　　　　　B. 进入第二产程

　　C. 临产先兆　　　　　　　　　　　　　　D. 进入第一产程

　　E. 属于孕妇紧张造成的宫缩,尚未临产

2. 今天早上孕妇的情况属于(　　　　)

　　A. 规律宫缩　　　　　　　　　　　　　　B. 临产先兆

　　C. 孕妇紧张造成的宫缩,尚未临产　　　　D. 进入第二产程

　　E. 进入第三产程

3. 孕妇规律宫缩 9h 后,主诉排便感,阴道检查宫口开大 10cm,此时**不能**进行的处理是(　　　　)

　　A. 保持合适体位　　　　　　　　　　　　B. 指导产妇使用腹压

　　C. 灌肠　　　　　　　　　　　　　　　　D. 每隔 10min 听胎心 1 次

　　E. 冲洗消毒外阴

4. 产后 2h 在产房内观察,**不包括**(　　　　)

　　A. 观察子宫收缩及宫底高度　　　　　　　B. 观察会阴伤口缝合情况

　　C. 观察生命体征　　　　　　　　　　　　D. 观察阴道流血情况

　　E. 观察膀胱充盈情况

（三）B 型题

（1~2 题共用备选答案）

　　A. 宫缩时胎头露出于阴道口,宫缩间歇期又回缩至阴道内

　　B. 宫缩持续或间歇期胎头始终暴露于阴道口,不再回缩

1. 胎头拨露(　　　　)

2. 胎头着冠(　　　　)

二、填空题

1. 胎盘剥离的方式包括＿＿＿＿＿娩出式和＿＿＿＿＿娩出式。

2. 子宫下段是由＿＿＿＿＿拉伸变薄形成的。子宫下段有＿＿＿＿＿cm 长。

3. 初产妇宫颈管消失和宫颈口扩张情况为:先是＿＿＿＿＿、后是＿＿＿＿＿,宫口开全是＿＿＿＿＿cm。

三、名词解释

1. 分娩

2. 早产

3. 足月产

4. 过期产

5. 衔接

6. 分娩机制

7. 先兆临产

8. 产力

四、简答题

1. 临产开始的诊断标志是什么?

2. 产后 2h 观察的目的及观察内容是什么?

3. 胎盘剥离的征象有哪些?

五、案例分析题

某孕妇,28 岁,因停经 38 周,阵发性腹痛 3h 来医院就诊,宫缩 40s,间歇 5~6min。10 时行阴道检查:头先露 S+3,宫颈管已消失,宫颈软,宫口扩张 2cm。

问题:1. 该孕妇临产了吗? 诊断的依据是什么?

2. 应如何进一步观察和处理?

【参考答案】

一、选择题

（一）A1/A2 型题

1. C 2. C 3. D 4. E 5. A 6. E 7. A 8. A 9. C 10. D 11. C 12. C 13. E 14. D 15. E 16. D 17. A 18. B 19. C 20. C 21. B 22. D 23. A 24. E 25. D 26. C 27. A 28. D 29. A 30. C 31. D 32. C 33. C 34. E 35. C 36. B

（二）A3/A4 型题

1. C 2. A 3. C 4. B

（三）B 型题

1. A 2. B

二、填空题

1. 胎儿面　母体面

2. 子宫峡部　7~10

3. 宫颈管消失　宫颈口扩张　10

三、名词解释

1. 分娩:妊娠满 28 周以后,胎儿及其附属物由母体产道娩出的过程。

2. 早产:妊娠满 28 周至不满 37 足周间分娩。

3. 足月产:妊娠满 37 周至不满 42 足周间分娩。

4. 过期产:妊娠满 42 周及以后分娩。

5. 衔接:胎头双顶径进入骨盆入口平面,颅骨最低点接近或达到坐骨棘水平。

6. 分娩机制:指胎儿先露部随着骨盆各平面的不同形态,被动地进行一系列适应性转动,以其最小径线通过产道的全过程。

7. 先兆临产:指分娩发动前出现的预示孕妇不久将临产的症状。

8. 产力:指将胎儿及其附属物从子宫内逼出的力量。

四、简答题

1. 临产开始的诊断标志:①规律并逐渐增强的宫缩;②进行性宫颈管消失及宫口扩张;③胎先露下降。

2. 产后 2h 观察目的是防止产后出血。观察内容：①子宫收缩；②宫底高度；③阴道流血；④膀胱充盈；⑤阴道及盆底有无血肿；⑥血压、脉搏。

3. 胎盘剥离的征象：①子宫体变硬呈球形，子宫底升高达脐上；②阴道口外露的一段脐带自行延长；③阴道少量出血；④于耻骨联合上方轻压子宫下段时，子宫体上升而外露的脐带不再回缩。

五、案例分析题

1. 该孕妇已经临产。诊断的依据是：阵发性腹痛 3h，宫缩 40s，间歇 5~6min。阴道检查：胎头 S+3，宫颈管已消失，宫颈软，宫口扩张 2cm。

2. 应进一步观察和处理：

（1）第一产程的临床经过及处理：

1）临床表现：①规律宫缩；②宫口扩张；③胎头下降程度；④胎膜破裂。

2）观察产程及处理：一般处理、饮食、活动与休息、精神安慰、排尿与排便、血压、子宫收缩、胎心、肛门检查了解胎头下降及宫口扩张、胎膜破裂。

（2）第二产程的临床经过及处理：

1）临床表现：产妇屏气，肛门松弛，胎头拨露，胎头着冠。

2）观察产程及处理：密切监测胎心，指导产妇屏气，接产准备，接产。

（3）第三产程的临床经过及处理：

1）临床表现胎盘剥离征象有：①子宫体变硬呈球形，子宫底升高达脐上，使子宫体被上推呈狭长形；②剥离的胎盘降至子宫下段，阴道口外露的脐带自行下降延长；③阴道有少量流血；④在产妇耻骨联合上方按压子宫下段时，宫体上升而脐带不回缩。

2）处理：新生儿处理，协助胎盘娩出，检查胎盘、胎膜，检查软产道，预防产后出血，产后观察。

（王良玉）

第十一章 异常分娩

【重点、难点解析】

本章重点解析子宫收缩乏力、骨产道异常和常见异常胎位的诊断及处理。难点解析骨盆狭窄类型的诊断和胎位异常的分娩机制。

一、产力异常

（一）子宫收缩乏力

1. 临床表现及诊断

（1）协调性宫缩乏力：子宫收缩具有正常节律性、对称性和极性，但收缩力弱，持续时间短、间歇时间长且不规律。当宫缩高峰时，用手指按压子宫底部肌壁可出现凹陷，对胎儿影响不大。

（2）不协调性宫缩乏力：子宫收缩失去正常的节律性、对称性和极性，甚至极性倒置，宫缩间歇期子宫壁也不完全松弛。产妇自觉宫缩强、腹痛剧烈、烦躁不安，胎儿易出现宫内窘迫。

（3）产程异常：①潜伏期延长，初产妇潜伏期超过16h；②活跃期延长，初产妇活跃期超过8h；③活跃期停滞，活跃期宫口不再扩张达4h以上；④第二产程延长，初产妇超过2h，经产妇超过1h；⑤第二产程停滞，第二产程达1h以上胎头下降无进展；⑥胎头下降延缓，活跃晚期及第二产程，胎头下降速度，初产妇每小时少于1cm、经产妇少于2cm；⑦胎头下降停滞，活跃晚期，胎头停留在原处不下降达1h以上；⑧滞产，总产程超过24h。

2. 处理

（1）协调性宫缩乏力：头盆不称者剖宫产，估计能经阴道分娩者试产；估计能经阴道分娩者，可试产2~4h。第一产程根据Bishop评分给予人工破膜、静脉滴注缩宫素或地西泮静脉推注等加强宫缩。第二产程根据胎头位置决定分娩方式，若胎头双顶径通过坐骨棘平面，经阴道分娩，反之或伴有胎儿窘迫者应剖宫产。第三产程应预防产后出血和感染。

（2）不协调性宫缩乏力：调节宫缩，恢复宫缩的正常节律性及极性。给予镇静剂如地西泮、哌替啶等，经处理不能得到纠正或伴有胎儿窘迫或伴有头盆不称时，均应行剖宫产术。

（二）子宫收缩过强

1. 协调性子宫收缩过强

（1）临床表现及诊断：子宫收缩的节律性、对称性和极性均正常，仅子宫收缩力过强、过频。若产道无阻力则发生急产，若产道梗阻或子宫有瘢痕，可发生病理缩复环或子宫破裂。

（2）处理：有急产史者提前住院，临产后不宜灌肠；胎儿娩出时勿使产妇向下屏气；产后仔细检查软产道,有撕裂及时缝合;未消毒接产时,应给予抗生素预防感染;新生儿注射维生素 K$_1$10mg 预防颅内出血。

2. 不协调性子宫收缩过强　包括强直性子宫收缩和子宫痉挛性狭窄环两种情况,确诊后应用解痉、镇静剂抑制异常子宫收缩。

二、骨产道异常

(一)分类

1. 骨盆入口平面狭窄　骶耻外径小于 18cm,入口前后径小于 10cm。常见于单纯扁平骨盆和佝偻病性扁平骨盆两种。

2. 中骨盆及骨盆出口平面狭窄　常见于漏斗型骨盆及横径狭窄骨盆。

(1)漏斗型骨盆:骨盆入口各径线值正常,中骨盆及出口平面均明显狭窄,坐骨棘间径、坐骨结节间径缩短,耻骨弓角度 < 90°。坐骨结节间径与出口后矢状径之和 < 15cm。

(2)横径狭窄骨盆:骨盆入口、中骨盆及骨盆出口的横径均缩短,前后径稍长,坐骨切迹宽,骶耻外径值正常,髂棘间径及髂峰间径均缩短。

3. 骨盆三个平面狭窄　骨盆外形属女型骨盆,但各个平面径线均小于正常值 2cm 或更多,亦称均小骨盆。

4. 畸形骨盆　指骨盆外形失去正常形态,此类少见。包括骨软化症骨盆、偏斜骨盆和骨盆骨折所致的畸形骨盆。

(二)处理

1. 骨盆入口平面狭窄　明显头盆不称或胎头跨耻征阳性者临产后行剖宫产;轻度头盆不称在严密监护下试产,试产 2~4h,胎头仍不入盆、宫口扩张缓慢或伴有胎儿窘迫,及时行剖宫产术。

2. 中骨盆平面狭窄　宫口开全,胎头双顶径达坐骨棘水平或更低,经阴道助产。若胎头双顶径未达坐骨棘水平或出现胎儿窘迫,行剖宫产术。

3. 骨盆出口平面狭窄　骨盆出口平面狭窄者不能试产。出口横径与出口后矢状径之和 > 15cm 时,可行阴道助产术。若两者之和 < 15cm 时,行剖宫产术。

4. 骨盆三个平面狭窄　胎儿不大,头盆相称,可以试产。胎儿较大,有明显头盆不称,行剖宫产术。

5. 畸形骨盆　畸形严重、明显头盆不称者,应及时行剖宫产术。

三、胎位异常

(一)持续性枕后位、枕横位

1. 临床表现及诊断

(1)产程延长。

(2)过早使用腹压和宫颈水肿。

(3)腹部检查:胎背偏向母体的后方或侧方,胎儿肢体侧容易听及胎心。

(4)肛门检查及阴道检查:枕后位时胎头矢状缝位于骨盆斜径或前后径上,大囟门在前,小囟门在后方。若为枕横位,矢状缝与骨盆横径一致,大、小囟门分别在骨盆二侧方。

(5)B 型超声检查:根据胎儿颜面及枕部位置,可明确诊断胎方位。

2. 处理　明显头盆不称或高龄初产,应行剖宫产术。骨盆无异常、胎儿不大时,可以试产。

（1）第一产程：不要过早干涉产程；应鼓励产妇进食与休息，让其朝向胎背的对侧方向侧卧；嘱产妇不要过早屏气用力，以免宫颈水肿；督促产妇每两小时排尿1次；严密观察宫缩、胎心音及产程进展，如产程无进展或出现胎儿窘迫时，行剖宫产术。

（2）第二产程：宫口开全后，胎头双顶径已达坐骨棘平面以下时，应徒手将胎儿枕部转向前方，等待自然分娩或阴道助产；若转成枕前位有困难时，也可转成正枕后位，再以产钳助产。若胎头双顶径仍在坐骨棘平面以上或伴胎儿窘迫，应行剖宫产术。

3. 第三产程 预防产后出血和感染，新生儿加强监护。

（二）臀先露

1. 分类 临床上根据胎儿两下肢所取的姿势分为3种类型：①单臀先露（腿直臀先露），最多见；②混合臀先露（完全臀先露）；③足先露（不完全臀先露），最少见。

2. 诊断

（1）腹部检查：宫底部触及圆而硬有浮球感的胎头，胎心在脐左（或右）上方听得最清楚。

（2）肛门或阴道检查：肛门检查可触及软而不规则的胎臀或足或膝。阴道检查，若胎膜已破可直接触到胎臀、外生殖器或肛门，应注意与颜面相鉴别。

（3）B型超声检查：能明确臀位种类及胎儿、胎盘情况。

3. 处理

（1）妊娠期：妊娠30周后臀先露应予矫正。常用方法：①胸膝卧位；②激光照射或艾灸至阴穴；③外倒转术。

（2）分娩期：应根据产妇年龄、胎产次、骨盆大小、胎儿大小、胎儿是否存活、臀先露类型及有无合并症等，对分娩方式做出正确判断。

1）剖宫产：狭窄骨盆、软产道异常、高龄初产、有难产史、胎儿体重大于3500g且存活、胎儿窘迫、不完全臀先露等。

2）阴道分娩：①第一产程，取侧卧位，不宜站立走动，少做肛查，不灌肠，尽量避免胎膜破裂和脐带脱垂。宫口未开全时，在阴道外口见到胎足或胎臀，应在宫缩时"堵"阴道口，直至宫口开全。②第二产程，一般行臀助产术，脐部娩出后，2~3min娩出胎头，最长不超过8min。③第三产程，积极抢救新生儿窒息，预防新生儿颅内出血。应用缩宫素预防产后出血，仔细检查软产道，如有损伤及时缝合，给予抗生素预防感染。

【练习题】

一、选择题

（一）A1/A2型题

1. 滞产是指总产程超过（　　）

A. 12h
B. 16h
C. 20h
D. 24h
E. 28h

2. 关于协调性宫缩乏力，正确的是（　　）

A. 子宫收缩具有正常的节律性、对称性和极性，仅收缩力弱

B. 宫缩间歇时,子宫壁不完全放松

C. 宫缩时,子宫壁坚硬

D. 产妇持续性腹痛,产程延长

E. 容易发生胎儿宫内窘迫

3. 活跃期延长是指活跃期超过( )

    A. 8h   B. 10h

    C. 10h   D. 14h

    E. 16h

4. 初孕妇临产后胎头未入盆,首先应考虑( )

    A. 羊水过多   B. 腹壁松弛

    C. 脑积水   D. 头盆不称

    E. 宫缩乏力

5. 第一产程活跃期停滞足指宫口不再扩张大( )

    A. 0.5h 以上   B. 1h 以上

    C. 1.5h 以上   D. 2h 以上

    E. 4h 以上

6. 出现宫缩乏力,行人工破膜加速产程进展适用于( )

    A. 臀位,宫口开大 3cm 以上   B. 横位,宫口开大 2cm

    C. 头先露,已衔接,宫口开大 4cm   D. 头盆不称

    E. 以上都不适用

7. 不协调性子宫收缩乏力,为使其恢复极性,应给予( )

    A. 剖宫产   B. 静脉滴注缩宫素

    C. 肌内注射哌替啶   D. 人工破膜

    E. 以上都不是

8. 治疗宫缩乏力,缩宫素应用正确的是( )

    A. 常用于穴位注射   B. 出现胎儿窘迫立即停药

    C. 用药后宫缩越强,效果越佳   D. 适用于不协调宫缩

    E. 适应于骨盆出口狭窄,产程延长者

9. 下述关于痉挛性狭窄环描述正确的是( )

    A. 常由于粗暴阴道操作所致   B. 子宫上下段交界处,协调性过强收缩

    C. 环经常围绕胎儿较大部位   D. 一般不会导致产程停滞

    E. 是子宫破裂先兆的表现

10. 妊娠末期发现跨耻征阳性最大可能为( )

    A. 中骨盆狭窄   B. 出口狭窄

    C. 扁平骨盆   D. 漏斗型骨盆

    E. 妇女型骨盆

11. 出现宫缩乏力可用缩宫素的是( )

    A. 头盆不称   B. 子宫不协调收缩

    C. 骨盆出口狭窄   D. 协调性宫缩乏力

    E. 胎儿窘迫

12. 不协调性宫缩乏力的描述,正确的是(　　　)
    A. 子宫收缩有正常节律性,宫缩强而频
    B. 又称低张性子宫收缩乏力
    C. 宫缩间歇时间长,子宫壁完全放松
    D. 子宫收缩极性倒置,子宫底部弱下段强
    E. 一般对胎儿无影响

13. 骨盆外测量坐骨结节间径＜8cm,应进一步测量的径线是(　　　)
    A. 骶耻外径　　　　　　　　　　　B. 骨盆出口前后矢状径
    C. 骨盆出口后矢状径　　　　　　　D. 粗隆间径
    E. 骶耻内径

14. 易发生持续性枕后位的骨盆是(　　　)
    A. 均小骨盆　　　　　　　　　　　B. 骨软化病骨盆
    C. 妇女型骨盆　　　　　　　　　　D. 男子型骨盆
    E. 扁平骨盆

15. 下列情况可以试产的是(　　　)
    A. 头位,骨盆入口相对性狭窄　　　B. 头位,骨盆出口狭窄
    C. 横位,骨盆入口狭窄　　　　　　D. 臀位,骨盆入口狭窄
    E. 臀位,骨盆出口狭窄

16. 坐骨结节间径7cm,后矢状径7cm,足月妊娠应采取的分娩方式是(　　　)
    A. 自然分娩　　　　　　　　　　　B. 会阴侧切
    C. 胎头吸引　　　　　　　　　　　D. 产钳术
    E. 剖宫产

17. 关于持续性枕后位的描述,正确的是(　　　)
    A. 多见扁平骨盆　　　　　　　　　B. 枕后位均需剖宫产
    C. 阴道口可见儿头,提示宫口开全　D. 产妇向下屏气,提示宫口开全
    E. 阴道检查大囟门位于骨盆右前方,矢状缝在左斜径上,提示枕后位

18. 持续性枕横位、枕后位第一产程处理,正确的是(　　　)
    A. 偶尔能转成枕前位自然分娩　　　B. 及早剖宫产
    C. 让产妇朝向胎背的方向侧卧　　　D. 指导产妇及早屏气用力
    E. 应给予充分的试产机会

19. 臀位助产时,脐部娩出至胎头娩出,一般不超过多长时间(　　　)
    A. 2~3min　　　　　　　　　　　　B. 3~4min
    C. 4~5min　　　　　　　　　　　　D. 8min
    E. 10min

20. 关于臀位剖宫产指征正确的是(　　　)
    A. 宫口开全,脐带脱出　　　　　　B. 中骨盆轻度狭窄
    C. 估计胎儿体重为3000g　　　　　D. 宫口未开全,胎足脱出
    E. 第一产程宫缩乏力

21. 臀位矫正胎位的时间是(　　　)
    A. 妊娠28周　　　　　　　　　　　B. 妊娠38周

  C. 妊娠 36 周后
  D. 妊娠 30 周后

  E. 妊娠 26 周

22. 妊娠 28 周前臀位处理最好的是（ ）

  A. 胸膝位
  B. 艾灸至阴穴

  C. 中药转胎
  D. 等待自动转为头位

  E. 外倒转术

23. 关于狭窄骨盆的处理原则，**错误**的是（ ）

  A. 中骨盆狭窄，胎先露位于坐骨棘水平以上，可经阴道助产

  B. 出口横径与后矢状径之和＜ 15cm，剖宫产

  C. 轻度头盆不称，在严密监护下试产

  D. 均小骨盆，胎儿不大，试产

  E. 严重畸形骨盆，剖宫产

24. 某初产妇临产 10h，宫缩 35S/5~6min，胎心音 140 次 /min，宫口开大 4cm，先露 S^{+1}，LOA，未破膜，骨盆测量正常，最佳处理措施为（ ）

  A. 等待自然分娩
  B. 人工破膜

  C. 静脉滴注缩宫素
  D. 人工破膜后静脉滴注缩宫素

  E. 立即行剖宫产术

25. 某孕妇身体矮小，匀称，骨盆测量数值如下：髂前上棘间径 21cm，髂嵴间径 23cm，骶耻外径 16cm，坐骨棘间径 8cm，出口横径 7cm，对角径 11cm，此孕妇骨盆为（ ）

  A. 扁平骨盆
  B. 畸形骨盆

  C. 漏斗骨盆
  D. 横径狭小骨盆

  E. 均小骨盆

26. 初产妇停经 40 周，规则腹痛 10h，阴道流液 4h。查 LOA，胎心音 148 次 /min，宫口开 6cm，先露 S=0，已破膜，宫缩正常，4h 后宫口扩张无进展，首先考虑（ ）

  A. 潜伏期延长
  B. 活跃期延长

  C. 活跃期停滞
  D. 第二产程延长

  E. 第二产程停滞

27. 初产妇，孕 42 周，规则腹痛 15h，已屏气用力 2h，宫口开全，矢状缝与母体骨盆左斜径一致，小囟门在时钟 4~5 点处，胎头颅骨极度重叠，先露 S^{-1}，胎心 124 次 /min，宫缩稀弱。最佳处理措施为（ ）

  A. 手法转位后等待自娩
  B. 静脉滴注缩宫素

  C. 肌内注射地西泮
  D. 立即吸引器助产

  E. 立即行剖宫产术

28. 初产妇，足月妊娠，宫口开全 1.5h 尚未分娩。阴道检查头先露，宫口开全，胎头位于坐骨棘水平下 3cm，枕左横位（LOT），胎膜已破，羊水清，胎心率 140 次 /min，估计胎儿重 3200g。本例正确处理应是（ ）

  A. 行剖宫产术

  B. 缩宫素静脉滴注

  C. 等待阴道自然分娩

  D. 徒手将胎头枕部转向前方，然后阴道分娩

E. 行产钳助产术

29. 初产妇,足月妊娠,临产 12h,产妇烦躁不安,呼痛不已,查子宫收缩强,间歇期不放松,宫高 32cm,腹围 100cm,胎心 140 次/min,宫口开大 1cm,先露平坐骨棘,首选的处理是(　　)

    A. 肥皂水灌肠　　　　　　　　　　　B. 人工破膜

    C. 静脉滴注小剂量缩宫素　　　　　　D. 肌内注射哌替啶

    E. 立即行剖宫产

30. 某初孕妇坐骨结节间径 7cm,出口后矢状径 7cm,现妊娠 39 周,估计胎儿约 3200g,宫缩正常,宫口开大 2.5cm,正确的分娩方式应是(　　)

    A. 自然分娩　　　　　　　　　　　　B. 会阴侧切,经阴道分娩

    C. 胎头吸引术　　　　　　　　　　　D. 产钳术

    E. 剖宫产术

(二)A3/A4 型题

(1~2 题共用题干)

26 岁,初产妇,妊娠 39 周,规律宫缩 18h,肛查宫口 8cm,先露 S=0,胎膜未破。腹部触诊为头先露,宫缩时宫体部不硬。持续 30s,间隔 6min。胎心 136 次/min,B 型超声检查示胎儿双顶径为 9.0cm。

1. 出现以上情况最可能是(　　)

    A. 子宫收缩过强　　　　　　　　　　B. 胎儿过大

    C. 子宫收缩乏力　　　　　　　　　　D. 骨盆狭窄

    E. 胎儿畸形

2. 本例首先的处理是(　　)

    A. 人工破膜　　　　　　　　　　　　B. 立即剖宫产

    C. 静脉滴注缩宫素 5U　　　　　　　　D. 肌内注射哌替啶 100mg

    E. 观察 1h 后再决定

(3~4 题共用题干)

27 岁初产妇,妊娠 39 周,规律宫缩 6h,枕左前位,估计胎儿体重 2700g,胎心 142 次/min。阴道检查宫口开大 3cm,未破膜,胎先露 S^{+1},骨盆外测量未见异常。

3. 此时恰当处理应是(　　)

    A. 抑制宫缩,使其维持至妊娠 40 周　　B. 等待自然分娩

    C. 人工破膜加速产程进展　　　　　　D. 静脉滴注缩宫素

    E. 行剖宫产术

4. 此后宫缩逐渐减弱,产程已 18h,胎膜已破,宫口开大 8cm,此时恰当处理应是(　　)

    A. 静脉注射地西泮加速产程进展　　　B. 静脉滴注缩宫素

    C. 肌内注射缩宫素　　　　　　　　　D. 静脉注射麦角新碱

    E. 立即行剖宫产术

(5~7 题共用题干)

27 岁初产妇,妊娠 40 周,阵发性腹痛 10h,宫缩 10~15min 一次,持续 10s,宫口开大 2cm。

5. 出现上述临床表现的原因是(　　)

    A. 子宫收缩节律性异常　　　　　　　B. 子宫收缩对称性异常

    C. 子宫收缩极性异常　　　　　　　　D. 子宫收缩缩复作用异常

E. 腹肌和膈肌收缩力异常

6. 此时的处理原则应是（   ）

    A. 静脉滴注缩宫素   B. 静脉滴注麦角新碱

    C. 肌内注射哌替啶   D. 人工破膜

    E. 立即行剖宫产术

7. 若已进入第二产程, 胎头 S^{+4}, 胎心 102 次 /min, 此时的处理应是（   ）

    A. 立即行剖宫产术   B. 等待自然分娩

    C. 行产钳术助娩   D. 静脉滴注缩宫素加强宫缩

    E. 静脉注射地西泮加速产程进展

（8~9 题共用题干）

25 岁初产妇, 妊娠 40 周, 规律宫缩 2h, 枕左前位, 胎心 140 次 /min, 骨盆外测量未见异常, B 超测胎头双顶径值为 9.8cm, 羊水平段 4cm, NST 有反应型。

8. 此时最恰当的处置是（   ）

    A. 行剖宫产术   B. 静脉滴注缩宫素

    C. 人工破膜   D. 严密观察产程进展

    E. 以上均错

9. 观察 10h 后宫口开全, 宫缩减弱, 胎心 118 次 /min。行阴道检查, 头先露 S^{+4}, 胎头前囟在骨盆左前方。此时的处理方法应是（   ）

    A. 行剖宫产术

    B. 会阴侧切, 徒手转正胎头, 阴道助产术娩出

    C. 静脉滴注缩宫素加速产程进展, 经阴道自娩

    D. 吸氧, 静脉注射地西泮

    E. 以上均错

（三）B 型题

（1~5 题共用备选答案）

    A. 低张性宫缩乏力   B. 高张性宫缩乏力

    C. 原发性宫缩乏力   D. 继发性宫缩乏力

    E. 正常宫缩

1. 子宫收缩保持正常特性, 仅间歇长, 持续短, 弱而无力（   ）

2. 子宫收缩失去正常特性, 间歇时子宫不放松（   ）

3. 产程开始时宫缩正常, 进入活跃晚期转为宫缩乏力（   ）

4. 临产初期子宫收缩即无力（   ）

5. 第二产程, 宫缩持续 60s, 间歇 1~2min（   ）

（6~10 题共用备选答案）

    A. 活跃期延长   B. 活跃期停滞

    C. 胎头下降延缓   D. 第二产程停滞

    E. 第二产程延长

6. 初产妇足月妊娠临产, 宫口开 9cm, 1h 后儿头下降 0.5cm（   ）

7. 初产妇规律宫缩 5h, 宫口开 3cm, 行人工破膜后 9h 宫口 9cm（   ）

8. 初产妇上午 8：00 时宫口开 5cm, 上午 12：30 时宫口开 5cm（   ）

9. 初产妇上午 9∶15 时宫口开全,上午 11∶30 时胎儿仍未娩出（　　）

10. 初产妇下午 3∶00 时宫口开全、胎先露 S^{+3}, 1h 后胎头下降无进展（　　）

（11~15 题共用备选答案）

    A. 扁平骨盆　　　　　　　　　　B. 漏斗骨盆

    C. 均小骨盆　　　　　　　　　　D. 畸形骨盆

    E. 正常女性骨盆

11. 某孕妇髂棘间径 24cm,骶耻外径 19cm,坐骨结节间径 7cm,坐骨棘间径 9cm（　　）

12. 某孕妇髂棘间径 24cm,骶耻外径 16cm,坐骨结节间径 9cm,坐骨棘间径 10cm（　　）

13. 某孕妇髂棘间径 21cm,骶耻外径 16cm,坐骨结节间径 7cm,坐骨棘间径 8cm（　　）

14. 某孕妇跛足,腰骶部菱形窝不对称（　　）

15. 某孕妇髂棘间径 24cm,骶耻外径 19cm,坐骨结节间径 9cm,坐骨棘间径 10cm（　　）

二、填空题

1. 胎头跨耻征阳性说明_____。

2. 潜伏期超过_____称潜伏期延长。

3. 初产妇第二产程超过_____小时称第二产程延长。

4. 总产程不足_____称急产,总产程超过_____称滞产。

5. 分娩时缩宫素静滴加强宫缩应专人观察_____、_____、_____。

6. 不协调性宫缩乏力在恢复宫缩前禁用_____。

7. 妊娠期纠正臀位的方法有_____、_____、_____。

三、名词解释

1. 潜伏期延长

2. 第二产程延长

3. 滞产

4. 急产

5. 均小骨盆

6. 子宫痉挛性狭窄环

四、简答题

1. 宫缩乏力应用缩宫素的注意事项?

2. 狭窄骨盆分哪几类?

3. 狭窄骨盆分娩如何试产?

4. 妊娠期纠正臀位的方法有哪些? 其中最常见的是哪种?

5. 臀先露剖宫产指征有哪些?

五、案例分析题

案例 1:

某初产妇, 30 岁, G_1P_0,停经 39 周伴阵发性腹痛 10h 入院。入院查:产妇烦躁不安,疼痛难忍表情,生命体征正常。宫底高度 33cm,腹围 102cm,其剑突下方扪及宽而软且不规则的胎儿部分,腹部左前方扪及宽而平坦的胎儿部分,子宫收缩弱且不规则,宫缩间歇时不放松,胎心

122次/min,左下腹听得较清楚。骨盆外测量正常。肛查:宫口开大约3cm,胎头最低点平坐骨棘,已破膜。

问题:1. 该产妇的诊断是什么?

2. 对该产妇应如何处理?

案例2:

某初产妇,G₂P₀,孕39周,临产12h,宫口开全近2h,频频用力,未见胎头拨露。检查:宫底部为臀,腹部前方可触及胎儿小部分,未触及胎头,胎心136次/min。肛查胎头已达棘下3cm,矢状缝与骨盆前后径一致,大囟门在前方,骨盆外测量正常。

问题:1. 临床诊断是什么?

2. 该产妇应如何处理?

【参考答案】

一、选择题

（一）A1/A2型题

1. D 2. A 3. A 4. D 5. E 6. C 7. C 8. B 9. A 10. C 11. D 12. D
13. C 14. D 15. A 16. E 17. E 18. E 19. D 20. B 21. D 22. D 23. A 24. D
25. E 26. C 27. E 28. D 29. D 30. E

（二）A3/A4型题

1. C 2. A 3. B 4. B 5. A 6. A 7. C 8. D 9. B

（三）B型题

1. A 2. B 3. D 4. C 5. E 6. C 7. A 8. B 9. E 10. D 11. B 12. A
13. C 14. D 15. E

二、填空题

1. 头盆不称

2. 16h

3. 2

4. 3h 24h

5. 宫缩 胎心 血压

6. 缩宫素

7. 胸膝卧位 激光照射艾灸至阴穴 外倒转术

三、名词解释

1. 潜伏期超过16h称潜伏期延长。

2. 第二产程初产妇超过2h,经产妇超过1h尚未分娩,称第二产程延长。

3. 总产程超过24h称滞产。

4. 总产程不足3h称急产。

5. 骨盆外形属女型骨盆,各个平面径线均小于正常值2cm或更多。

6. 子宫壁局部肌肉呈痉挛性不协调性收缩形成的环状狭窄,持续不放松,称子宫痉挛性狭窄环。

四、简答题

1. 宫缩乏力应用缩宫素的注意事项有:①严格掌握适应证和禁忌证,适用于协调性宫缩乏力、胎儿和产道均正常者;②从低浓度开始,根据宫缩强弱调整,维持宫缩间隔 2~3min,持续40~60s;③应用过程中,应有专人守护,严密观察宫缩、胎心率及血压;④胎儿未娩出前禁用缩宫素肌注。

2. 狭窄骨盆包括入口平面狭窄、中骨盆及出口平面狭窄、三个平面狭窄、畸形骨盆。

3. 狭窄骨盆分娩试产方法:对角径 10.0~11.0cm,骨盆入口前后径 8.5~9.5cm,胎头跨耻征可疑阳性,足月活胎体重 < 3000g,胎位、胎心率及产力均正常,可在严密监护下试产。指导产妇取半卧位,两腿尽量向腹壁屈曲,使骨盆倾斜度减小。胎膜未破者可在宫口扩张 3cm 时行人工破膜。试产过程中若出现宫缩乏力,可用缩宫素静脉滴注加强宫缩。试产 2~4h,胎头仍迟迟不能入盆,宫口扩张缓慢,或伴有胎儿窘迫征象,应及时行剖宫产术结束分娩。若胎膜已破,应适当缩短试产时间,以减少感染。

4. 妊娠期纠正臀位的方法有:胸膝卧位、激光照射或艾灸至阴穴以及外倒转术,其中最常用的是胸膝卧位。

5. 臀先露剖宫产指征:狭窄骨盆、软产道异常、高龄初产、有难产史、胎儿体重大于 3500g且存活、胎儿窘迫、不完全臀先露等。

五、案例分析题

案例 1:

1. 临床诊断:G_1P_0,孕 39 周,宫内活胎,LOA,第一产程活跃期;不协调性宫缩乏力。

2. 处理:哌替啶 100mg 肌内注射,并严观宫缩、胎心及产程进展情况。若不协调性宫缩转为协调性宫缩,但宫缩仍弱时,可静脉滴注缩宫素加强宫缩;若不协调性宫缩仍未得到纠正或出现胎儿窘迫者应行剖宫产术。

案例 2:

1. 临床诊断:G_2P_0,孕 39 周,活胎临产;枕后位。

2. 治疗:行会阴后 - 侧切开及阴道助产术。

(李淑文)

第十二章　分娩期并发症

【重点、难点解析】

本章重点解析胎膜早破、子宫破裂、产后出血和羊水栓塞的概念、临床表现和处理。难点解析产后出血原因的诊断和羊水栓塞的病理生理。

一、胎膜早破

1. 概念　胎膜在临产前破裂。
2. 临床表现及诊断
（1）孕妇突感自阴道流出较多液体，不能控制。
（2）阴道液检测 pH ≥ 6.5。
（3）阴道液涂片镜检有羊齿状结晶。
3. 处理　根据破膜时间、胎儿情况及母体情况来决定终止妊娠或期待疗法，防治脐带脱垂和感染。

二、子宫破裂

1. 概念　在妊娠晚期或分娩期子宫体部或子宫下段发生破裂。
2. 临床表现及诊断
（1）先兆子宫破裂：出现病理缩复环，子宫外形呈葫芦状；产妇烦躁不安，甚至呼叫，呼吸急促，脉搏加快；可有排尿困难或血尿；胎心改变或听不清。
（2）子宫破裂：根据破裂程度可分为完全性子宫破裂和不完全性子宫破裂两种。产妇突感腹部撕裂样剧痛，随即腹痛暂时缓解，但很快出现持续性腹痛，同时出现休克征象。
3. 处理
（1）先兆子宫破裂：立即抑制宫缩和尽快行剖宫产术。
（2）子宫破裂：抗休克同时剖腹取胎，清理腹腔，酌情行子宫修补或子宫切除术。

三、产后出血

1. 概念　胎儿娩出后 24h 内出血量超过 500ml，剖宫产时超过 1000ml。
2. 临床表现及诊断　产后出血的主要临床表现是胎儿娩出后阴道流血过多及失血性休克等相应症状。不同原因引起的产后出血，阴道流血表现不同。
（1）子宫收缩乏力：胎盘娩出后阴道流血较多，检查子宫轮廓不清、子宫软，宫底升高。按摩子宫及应用缩宫剂后子宫变硬,阴道流血减少。

（2）胎盘因素:胎盘娩出前后有多量阴道流血,暗红色间断性流出,有血块。

（3）软产道裂伤:胎儿娩出后,立即出现阴道持续流血,色鲜红,可自凝,出血时宫缩好,胎盘胎膜完整。

（4）凝血功能障碍:检查软产道无损伤,胎盘、胎膜完整,子宫收缩良好,而产妇发生持续性阴道流血,血液不凝固,同时出现全身多部位出血,应考虑凝血功能障碍。根据病史、出血特点及血小板计数、凝血酶原时间、纤维蛋白原等凝血功能检查,可做出诊断。

3. 处理　针对病因迅速止血、补充血容量、防治休克、预防感染。子宫收缩乏力的止血措施首选按摩子宫和应用宫缩剂。

四、羊水栓塞

1. 概念　羊水在分娩过程中进入母体血液循环,引起肺栓塞、休克、弥散性血管内凝血（DIC）、急性肾衰竭或骤然死亡等一系列严重的综合征。

2. 病理生理变化　肺动脉高压、过敏性休克、弥散性血管内凝血和急性肾衰竭。

3. 临床表现及诊断

（1）临床表现:典型可分为呼吸循环衰竭及休克、出血和急性肾衰竭 3 个阶段。

（2）辅助检查:床边胸部 X 线摄片、床边心电图、DIC 相关的检查及血涂片查找羊水成分。

4. 处理　抗过敏、纠正呼吸循环衰竭、抗休克、纠正凝血功能障碍、防治肾衰竭,待病情好转后再处理产科。

【练习题】

一、选择题

（一）A1/A2 型题

1. 关于胎膜早破的病因说法**不正确**的是（　　）

   A. 臀位
   B. 宫颈内口松弛

   C. 下生殖道感染
   D. 羊膜腔内压力升高

   E. 羊水过少

2. 下述胎膜早破的治疗措施**不正确**的是（　　）

   A. 破膜后立即听胎心音
   B. 胎先露未衔接者绝对卧床休息

   C. 破膜后应密切观察羊水的性状和气味
   D. 每日 2 次擦洗外阴,保持外阴清洁

   E. 破膜 6h 胎儿尚未娩出者应给予抗生素

3. 诊断胎膜早破患者阴道液的 pH 应为（　　）

   A. pH < 4.5
   B. pH 为 4.5~5.5

   C. pH 为 5.5~6.0
   D. pH ≥ 6.5

   E. pH 为 6.0~6.5

4. 最容易导致子宫破裂的胎位是（　　）

   A. 臀位
   B. 枕右后位

   C. 横位
   D. 枕左前位

E. 枕右前位

5. **不是**先兆子宫破裂临床表现的是（　　　）

    A. 病理缩复环　　　　　　　　　　　　B. 排尿困难

    C. 血压下降　　　　　　　　　　　　　D. 胎心听不清

    E. 血尿

6. 关于子宫下段破裂的临床表现,正确的是（　　　）

    A. 可见痉挛性狭窄环随宫缩上升

    B. 产妇突感剧烈腹痛,随之子宫收缩停止

    C. 胎头拨露继而着冠

    D. 触不清胎体

    E. 多伴有阴道多量鲜血流出

7. **不属于**子宫破裂原因的是（　　　）

    A. 胎先露下降受阻　　　　　　　　　　B. 不适当的阴道助产手术

    C. 羊水过多　　　　　　　　　　　　　D. 宫缩剂使用不当

    E. 子宫壁有瘢痕

8. **不属于**子宫破裂预防措施的是（　　　）

    A. 正确应用缩宫素　　　　　　　　　　B. 加强产前检查

    C. 有剖宫产史应提前住院待产　　　　　D. 及时纠正异常胎位

    E. 先兆子宫破裂应用缩宫素加速产程

9. 关于产后出血的定义,正确的是（　　　）

    A. 分娩过程中,出血量＞500ml

    B. 胎盘娩出后,阴道出血＞500ml

    C. 胎儿娩出后,24h 内阴道流血＞500m1

    D. 胎儿娩出后到产后 42d,阴道流血＞500ml

    E. 产后 24h 后到产后 42d,阴道流血＞500ml

10. 产后出血的原因中,首先考虑切除子宫止血的是（　　　）

    A. 子宫收缩乏力　　　　　　　　　　　B. 软产道损伤

    C. 胎盘粘连　　　　　　　　　　　　　D. 胎盘植入

    E. 凝血功能障碍

11. 下述产后出血的预防措施中**错误**的是（　　　）

    A. 孕期加强监护,积极治疗贫血

    B. 胎头娩出前肌内注射缩宫素

    C. 胎肩娩出后可立即肌内注射缩宫素

    D. 胎盘未完全剥离前不可过早牵拉脐带或揉挤子宫,以免干扰宫缩

    E. 产后在分娩室继续观察 2h

12. 初孕妇因"妊娠 38 周,胎膜早破"入院,检查:头先露,未入盆,其余正常。治疗措施**错误**的是（　　　）

    A. 定期肛查　　　　　　　　　　　　　B. 严密观察胎心变化

    C. 绝对卧床休息,禁灌肠　　　　　　　D. 保持外阴清洁

    E. 严密观察流出羊水的性状

13. 赵女士,30岁,初孕妇,妊娠38周,阴道流水6h,疑为胎膜早破入院。入院后检查诊断为胎膜早破,给予患者抬高臀部,这是为了防止（　　）

  A. 早产   B. 感染

  C. 脐带脱垂   D. 产后出血

  E. 子宫破裂

14. 32岁初产妇,妊娠39周,顺产一体重3000g女婴,30min后,胎盘尚未娩出,阴道阵发性流血500ml,色暗红,有血块。该产妇出血原因可能是（　　）

  A. 子宫收缩乏力   B. 胎盘滞留

  C. 软产道裂伤   D. 巨大胎儿

  E. 凝血功能障碍

15. 29岁,初孕妇,孕40周,下腹阵发性疼痛10h,产妇烦躁不安,大声呼叫。腹部检查:子宫外形呈葫芦状,压痛明显,胎心听不清楚。最可能的诊断是（　　）

  A. 先兆子宫破裂   B. 子宫破裂

  C. 胎盘早剥   D. 羊水栓塞

  E. 子宫痉挛性狭窄环

（二）A3/A4型题

（1~2题共用题干）

30岁,初孕妇,双胎妊娠,孕38周时经阴道分娩,当第二个胎儿娩出后,阴道出血约500ml,色暗红。检查胎盘、胎膜完整,子宫时软时硬,轮廓不清,面色苍白,血压下降。

1. 该产妇出血的原因可能是（　　）

  A. 子宫收缩乏力   B. 胎膜残留

  C. 凝血功能障碍   D. 胎盘滞留

  E. 软产道裂伤

2. 对该产妇采取首要的处理措施是（　　）

  A. 取出残留的胎盘或胎膜 B. 结扎盆腔血管

  C. 宫腔填塞纱布条   D. 按摩子宫同时注射缩宫素

  E. 给抗生素

（3~4题共用题干）

29岁初孕妇,孕30周,因胎动胎心音消失1周入院。经人工破膜及静脉滴注缩宫素后娩出一死男婴,胎儿娩出后即开始不断阴道出血,经人工剥离胎盘及使用宫缩剂后仍无效果,出血不止,无凝血块。

3. 该产妇发生产后出血的原因可能是（　　）

  A. 宫缩乏力致产后出血 B. 宫颈裂伤

  C. 子宫破裂   D. 宫内感染

  E. 凝血功能障碍

4. 对该产妇采取首要的处理措施是（　　）

  A. 子宫切除   B. 补充凝血因子

  C. 应用肝素   D. 检查软产道

  E. 结扎子宫动脉

（5~7 题共用题干）

28 岁初孕妇,妊娠 33 周,臀位,突然出现阴道流水 6h,时多时少不能控制,色淡黄,听胎心 146 次 /min。

5. 该孕妇最可能的诊断是（　　）
  A. 前置胎盘　　　　　　　　　　　B. 羊水栓塞
  C. 胎膜早破　　　　　　　　　　　D. 产后出血
  E. 子宫破裂

6. 下列检查中与明确诊断**无关**的是（　　）
  A. 阴道液涂片检查　　　　　　　　B. 阴道液 pH 值测定
  C. 阴道液涂片染色后检查　　　　　D. 羊膜镜检查
  E. 尿 HCG 测定

7. 对该患者的处理措施,正确的是（　　）
  A. 嘱患者半卧位休息　　　　　　　B. 勤做肛门检查
  C. 给予缩宫素引产　　　　　　　　D. 注意观察羊水的性状
  E. 注意保持外阴清洁,立即灌肠

（8~10 题共用题干）

某孕妇 30 岁,G_1P_0,妊娠 39 周入院待产。临产后行会阴切开术娩出一个 3500g 男婴,胎盘完整娩出 5min 后,阴道间断性流血约 600ml,色暗红,查子宫软且轮廓不清,挤压宫底有大量血块流出,诊断为子宫收缩乏力性产后出血。

8. 此时给予该产妇简单有效的止血措施是（　　）
  A. 按摩子宫　　　　　　　　　　　B. 应用宫缩剂
  C. 无菌纱布条填塞宫腔　　　　　　D. 结扎子宫动脉
  E. 子宫次全切除术

9. 经上述处理后阴道流血没有减少,应给予的止血措施是（　　）
  A. 子宫动脉栓塞　　　　　　　　　B. 应用宫缩剂
  C. 无菌纱布条填塞宫腔　　　　　　D. 结扎子宫动脉
  E. 子宫次全切除术

10. 经过上述处理后,宫缩好转,阴道流血明显减少,重新消毒外阴后行会阴缝合术,术后处理措施**不正确**的是（　　）
  A. 保持外阴清洁干燥
  B. 密切观察切口有无红肿
  C. 会阴水肿者可用 50% 硫酸镁或 95% 乙醇湿热敷
  D. 指导产妇向切口对侧卧位
  E. 外阴伤口如有感染应延迟拆线

（三）B 型题

（1~3 题共用备选答案）
  A. 宫缩乏力　　　　　　　　　　　B. 胎盘植入
  C. 胎盘嵌顿　　　　　　　　　　　D. 胎盘粘连
  E. 软产道裂伤

1. 胎儿娩出后,子宫不协调痉挛性收缩可造成（　　）

2. 胎盘绒毛侵入子宫肌层,一般需要切除子宫的是( )

3. 胎盘剥离后阴道间歇性流血,检查子宫轮廓不清,出血原因是( )

(4~6 题共用备选答案)

  A. 健侧卧位   B. 臀高位

  C. 胸膝卧位   D. 半卧位

  E. 平卧位

4. 破膜后胎先露尚未入盆的产妇为防止脐带脱垂应取( )

5. 产后出血休克的产妇应取( )

6. 羊水栓塞呼吸困难的产妇应取( )

二、填空题

1. 胎膜早破可引起_____、_____和_____。

2. 子宫破裂根据破裂部位分为_____和_____两类,根据破裂程度分为_____和_____两类。

3. 产后出血的原因主要有_____、_____、_____和_____。

4. 羊水栓塞的病理生理改变主要有_____、_____、_____和_____。

三、名词解释

1. 胎膜早破

2. 产后出血

3. 子宫破裂

4. 羊水栓塞

5. 胎盘滞留

四、简答题

1. 胎膜早破防止感染的措施有哪些?

2. 子宫收缩乏力性产后出血止血措施有哪些?

3. 羊水栓塞典型的临床表现可分为哪 3 个阶段?

五、案例分析题

案例 1:

一孕妇,30 岁,G₁P₀,因妊娠 38 周,不慎摔倒后发生不能控制的阴道流液 4h 入院。查体: T 36.8℃,P 90 次 /min,R 20 次 /min,BP 110/80mmHg,心肺听诊无异常。产科检查:腹膨隆,宫底高度 30cm,腹围 100cm,胎方位 LOA,胎头高浮,胎心 136 次 /min,无宫缩。骨盆外测量各径线值均正常。阴道窥器检查:从宫颈口有液体流出,阴道液 pH 为 7.0,阴道液干燥涂片见有羊齿植物叶状结晶。实验室检查:血、尿常规未见异常。

  问题:1. 该患者的临床诊断是什么?

     2. 该患者应如何处理?

案例 2:

某孕妇,30 岁,以"妊娠 39 周,下腹阵发性疼痛 10h"入院。查体:T 36.5℃,P 90 次 /min,

R 18 次 /min，BP 120/90mmHg，心肺听诊无异常。产科检查：宫高 330cm，腹围 105cm，ROA，胎心 132 次 /min；骨盆测量各径线值均正常；宫缩持续 40s、间歇 3~4min。肛查：宫口大 3cm，先露头，S-1。入院待产期间因宫缩乏力，给予人工破膜 + 缩宫素 2.5IU 静脉滴注后，宫缩转强，2h 后宫口开大至 9cm，但产妇烦躁不安，呼吸急促；腹部检查：子宫外形呈葫芦状，压痛明显，胎心 168 次 /min，导尿呈淡粉红色。

问题：1. 该患者的临床诊断是什么？

2. 该患者应如何处理？

案例 3：

一孕妇，妊娠 40 周，规律宫缩 18h，宫口开大 6cm，经缩宫素静脉滴注，4h 后娩出活婴，10min 后娩出胎盘，经检查胎膜、胎盘完整，宫颈处有一裂伤，缝合修补后阴道仍出血，呈间歇性，色暗红，伴血块，检查子宫大而软，宫底升高，同时患者出现眩晕、打哈欠等，面色苍白、脉搏快而细弱。

问题：1. 该患者的临床诊断是什么？

2. 该患者应如何处理？

【参考答案】

一、选择题

（一）A1/A2 型题

1. E 2. E 3. D 4. C 5. C 6. B 7. C 8. E 9. C 10. D 11. B 12. A 13. C 14. B 15. A

（二）A3/A4 型题

1. A 2. D 3. E 4. B 5. C 6. E 7. D 8. A 9. B 10. E

（三）B 型题

1. C 2. B 3. A 4. B 5. E 6. D

二、填空题

1. 早产 脐带脱垂 母儿感染
2. 子宫体破裂 子宫下段破裂 不完全破裂 完全破裂
3. 子宫收缩乏力 胎盘因素 软产道裂伤 凝血功能障碍
4. 肺动脉高压 过敏性休克 弥散性血管内凝血 急性肾衰竭

三、名词解释

1. 胎膜在临产前破裂。

2. 胎儿娩出后 24h 内阴道出血量超过 500ml。

3. 妊娠晚期或分娩期子宫体部或子宫下段发生破裂。

4. 羊水在分娩过程中进入母体血液循环，引起肺栓塞、休克、弥散性血管内凝血、急性肾衰竭或猝死等一系列严重的综合征。

5. 胎盘在胎儿娩出 30min 后尚未娩出者。

四、简答题

1. 胎膜早破防止感染的措施:①密切观察体温、脉搏、阴道流液性状和白细胞计数,及时发现感染征象;②保持外阴清洁,每日擦洗 2 次,便后及时擦洗,使用消毒会阴垫并及时更换;③尽量少做肛诊和阴道检查;④破膜＞12h 未分娩者给予抗生素。

2. 子宫收缩乏力性产后出血止血措施:①按摩子宫;②应用子宫收缩药物;③宫腔填塞纱布条;④结扎盆腔血管;⑤髂内动脉或子宫动脉栓塞;⑥子宫切除。

3. 羊水栓塞典型临床表现分为:①呼吸循环衰竭及休克;②出血;③急性肾衰竭。

五、案例分析题

案例 1:

1. 临床诊断:G_1P_0,孕 38 周,宫内活胎,LOA;胎膜早破。

2. 处理措施:①一般处理,绝对卧床,抬高臀部,勤听胎心,保持外阴清洁;②终止妊娠,缩宫素引产,引产失败剖宫产。

案例 2:

1. 临床诊断:G_1P_0,39 周,宫内活胎,ROA,第一产程活跃期;先兆子宫破裂;急性胎儿窘迫。

2. 处理措施:①立即停用缩宫素;②吸氧;③抑制宫缩的同时迅速行剖宫产术。

案例 3:

1. 临床诊断:宫缩乏力性产后出血;失血性休克。

2. 处理措施:①止血,按摩子宫、应用子宫收缩剂、宫腔填塞纱布、结扎子宫动脉或髂内动脉、子宫切除;②抗休克,在止血的同时,输血、输液抢救休克;③预防感染。

（李淑文）

第十三章 异 常 产 褥

【重点、难点解析】

本章重点解析产褥感染、产褥病率的概念、产褥感染的临床表现、诊断及处理原则。难点解析产褥感染不同病理类型的鉴别。

一、产褥感染

（一）概念

产褥感染是指分娩时或产褥期生殖道受病原体侵袭而引起局部或全身的感染。产褥病率是指分娩结束 24h 以后的 10d 内，每日用口表测体温 4 次，间隔时间 4h，体温有 2 次达到或超过 38℃。造成产褥病率的原因以产褥感染为主。

（二）病理及临床表现

1. 急性外阴、阴道、宫颈炎　表现为局部红肿、触痛、硬结、有脓性分泌物。

2. 子宫感染　包括急性子宫内膜炎、子宫肌炎，两者常伴发。若为子宫内膜炎，内膜充血、坏死，阴道大量脓性分泌物且有臭味。若为子宫肌炎，下腹疼痛，恶露量多呈脓性，子宫压痛明显，复旧不良，可伴发寒战、高热、头痛、白细胞增多等全身感染症状。

3. 急性盆腔结缔组织炎和急性输卵管炎　可形成炎性包块；若侵及整个盆腔，可形成"冰冻骨盆"；淋病奈瑟菌沿生殖道黏膜上行感染，达输卵管与盆腔、腹腔形成脓肿后，可以高热不退。

4. 急性盆腔腹膜炎及弥漫性腹膜炎　出现全身中毒症状，如畏寒、高热、恶心、呕吐及腹胀。检查腹部有明显压痛、反跳痛或腹肌紧张。急性期治疗不彻底发展成慢性盆腔炎而导致不孕。

5. 血栓静脉炎　厌氧菌是常见的致病菌，常见盆腔内血栓性静脉炎及下肢血栓性静脉炎两大类。前者一般在产后 1~2 周后发病，呈弛张热型，寒战与高热交替，持续数周，不易与盆腔结缔组织炎相鉴别。当下肢血栓性静脉炎影响静脉回流时，可出现下肢持续性疼痛、水肿、皮肤发白，习称"股白肿"，多在 2~3 周发病。

6. 脓毒血症及败血症　当感染血栓脱落进入血液循环可引起脓毒血症，出现肺、脑、肾脓肿或肺栓塞而致死。若细菌大量进入血液循环并繁殖形成败血症，可危及生命。

（三）治疗原则

清除宫腔残留物，脓肿切开引流，按药敏试验选用广谱高效抗生素是产褥感染主要的治疗手段。血栓性静脉炎在应用大量抗生素同时，可加用肝素。必要时可考虑手术治疗，如子宫严重感染，经积极治疗无效或出现不能控制的出血、败血症、脓毒血症时，应及时行子宫切除术，清除感染源,抢救患者生命。

二、晚期产后出血

分娩结束 24h 后,在产褥期内发生的子宫大量出血,称为晚期产后出血。以产后 1~2 周发病最常见。临床表现为持续或间断阴道流血,有时是突然阴道大量流血,可引起失血性休克。病因包括胎盘、胎膜残留,蜕膜残留,子宫胎盘附着部位感染或复旧不全,剖宫产术后子宫伤口裂开等。根据情况不同,应给予足量广谱抗生素、子宫收缩剂以及支持疗法和中药治疗,必要时手术治疗。

三、产后抑郁症

产后抑郁症是指产妇在分娩后出现抑郁症状,多在产后 2 周内出现症状。临床表现与一般抑郁症状相同,产妇多表现为:心情压抑、沮丧、情感淡漠、孤独、害羞、不愿与人交往,与家人关系不协调,重者出现自杀或杀婴的倾向。治疗以心理治疗为主,家人要关心和支持产妇。中、重度抑郁症及心理治疗无效患者,首选 5- 羟色胺再吸收抑制剂。

【练习题】

一、选择题

(一)A1/A2 型题

1. 在产褥感染中,下列细菌感染最易引起菌血症的是(　　　)
   A. 溶血性链球菌
   B. 大肠埃希氏菌
   C. 脆弱类杆菌
   D. 金黄色葡萄球菌
   E. 厌氧性球菌

2. 产褥病率的主要原因是(　　　)
   A. 产褥感染
   B. 上呼吸道感染
   C. 泌尿系感染
   D. 风湿热
   E. 乳腺炎

3. 某产妇产后第三天突然出现畏寒、高热,体温 40℃,伴有恶心、呕吐,下腹剧痛,压痛、反跳痛、腹肌紧张感明显。最可能的诊断是(　　　)
   A. 子宫内膜炎
   B. 下肢血栓性静脉炎
   C. 急性盆腔结缔组织炎
   D. 急性盆腔腹膜炎
   E. 产后宫缩痛

4. 下列产褥感染严重时可形成"冰冻骨盆"的是(　　　)
   A. 急性子宫内膜炎
   B. 急性子宫肌炎
   C. 急性输卵管炎
   D. 急性盆腔腹膜炎
   E. 急性盆腔结缔组织炎

5. 28 岁产褥妇女,产后 8d,发热、腹痛 5d 入院。T 39.2℃, BP 90/60mmHg,急性痛苦病容,下腹压痛。妇科检查:子宫如妊娠 4 个月大,触痛明显。子宫右侧触及有压痛实性肿块,本例应诊断为(　　　)

A. 急性子宫内膜炎   B. 急性子宫肌炎

C. 急性盆腔结缔组织炎   D. 急性盆腔腹膜炎

E. 弥漫性腹膜炎

6. 产褥感染最常见的是（   ）

A. 急性输卵管炎   B. 急性盆腔结缔组织炎

C. 急性子宫内膜炎   D. 腹膜炎

E. 血栓性静脉炎

7. 产褥病率的定义是（产后每 4h 测体温一次）（   ）

A. 分娩 24h 后体温两次大于或等于 38℃者

B. 产后 24h 至 10d 内体温两次大于或等于 38℃者

C. 产后 1 个月内体温两次大于或等于 38℃者

D. 产后 10d 内体温两次大于或等于 38℃者

E. 产褥期内体温两次大于或等于 38℃者

8. 急性盆腔结缔组织炎可导致（   ）

A. 急性子宫肌炎   B. 急性子宫内膜炎

C. 急性输卵管炎   D. 急性宫颈炎

E. 弥漫性腹膜炎

9. 有关晚期产后出血的定义,描述正确的是（   ）

A. 胎儿娩出后至产褥期内发生的子宫大量出血

B. 分娩 24h 后至产褥期内发生的子宫大量出血

C. 分娩 24h 后至产褥期 10d 内发生的子宫大量出血

D. 胎盘娩出后至产褥期内发生的子宫大量出血

E. 胎盘娩出 24h 后,至产后 4 周内发生的子宫大量出血

10. 发生晚期产后出血最常见的时间为（   ）

A. 产后 24h   B. 产后 1~3d

C. 产后 1 周   D. 产后 1~2 周

E. 产后 6 周

11. 足月自然分娩后 3d,出现下腹痛,体温正常,恶露多,有臭味,宫底脐上一指,宫体软。
首先应考虑的诊断为（   ）

A. 子宫内膜炎   B. 子宫肌炎

C. 盆腔结缔组织炎   D. 急性输卵管炎

E. 腹膜炎

12. 产妇王女士,产后 2 周出现弛张热,下腹疼痛并且压痛明显,下肢肿痛、皮肤紧张发
白。最可能的诊断是（   ）

A. 子宫肌炎   B. 血栓性静脉炎

C. 急性盆腔结缔组织炎   D. 急性盆腔腹膜炎

E. 产后关节炎

（二）A3/A4 型题

（1~2 题共用题干）

28 岁妇女,4d 前在家分娩,手取胎盘完整娩出,阴道流血约 400ml。自昨晨起寒战、体温

升高达 39.4℃,呈弛张热型,下腹有压痛,盆腔有边缘不整形包块。

1. 本例应诊断为( )

    A. 急性子宫肌炎   B. 急性子宫内膜炎

    C. 急性盆腔结缔组织炎   D. 急性宫颈炎

    E. 弥漫性腹膜炎

2. 本例的处理原则**错误**的是( )

    A. 选用有效的抗生素   B. 改善全身一般情况

    C. 半卧位以利引流   D. 禁用宫缩剂,避免感染扩散

    E. 物理降温

(三)B 型题

(1~4 题共用备选答案)

    A. 一般在产后 24h 出现症状

    B. 又称为股白肿

    C. 产褥感染中最为常见的病理类型

    D. 产后 1~2 周内出现弛张热、下腹疼痛和压痛

    E. 可形成冰冻骨盆

1. 下肢血栓性静脉炎( )
2. 急性子宫内膜炎、子宫肌炎( )
3. 盆腔血栓性静脉炎( )
4. 急性盆腔结缔组织炎( )

二、填空题

1. 产褥感染的感染途径包括_____、_____。
2. _____、_____和_____是产褥感染的三大主要症状。

三、名词解释

1. 产褥感染
2. 产褥病率
3. 晚期产后出血

四、简答题

1. 血栓性静脉炎的临床表现有哪些?
2. 晚期产后出血的病因有哪些?

五、案例分析题

某患者,29 岁,孕 39 周临产,产钳助产,娩出 1 女活婴。产后 5d,产妇自述发热,下腹微痛。查体:T 38.4℃,双乳稍胀,无明显压痛。子宫底脐下 2 横指,压痛(+),恶露多而浑浊,有臭味。余无异常发现。血常规:WBC 计数 15.6×10^9/L。

问题:1. 该患者最可能的诊断是什么?

    2. 应如何处理?

【参考答案】

一、选择题

（一）A1/A2 型题

1. B　2. A　3. D　4. E　5. C　6. C　7. B　8. E　9. B　10. D　11. A　12. B

（二）A3/A4 型题

1. C　2. D

（三）B 型题

1. B　2. C　3. D　4. E

二、填空题

1. 外源性感染　内源性感染
2. 发热　疼痛　异常恶露

三、名词解释

1. 产褥感染：是指分娩时或产褥期生殖道受病原体侵袭而引起局部或全身的感染。

2. 产褥病率：是指分娩结束 24h 以后的 10d 内，每日用口表测体温 4 次，间隔时间 4h，体温有 2 次达到或超过 38℃。

3. 晚期产后出血：分娩结束 24h 后，在产褥期内发生的子宫大量出血。

四、简答题

1. 血栓性静脉炎常见盆腔内血栓性静脉炎及下肢血栓性静脉炎两大类。前者来源于胎盘剥离面感染，可累及卵巢静脉、子宫静脉、髂内静脉、髂总静脉，盆腔静脉炎向下扩散可形成下肢深静脉炎。一般在产后 1~2 周后发病，呈弛张热型，寒战与高热交替，持续数周，不易与盆腔结缔组织炎相鉴别。当下肢血栓性静脉炎影响静脉回流时，可出现下肢持续性疼痛、水肿、皮肤发白，习称"股白肿"，多在 2~3 周发病。

2. 晚期产后出血的病因包括胎盘、胎膜残留，蜕膜残留，子宫胎盘附着部位感染或复旧不全，剖宫产术后子宫伤口裂开等。

五、案例分析题

1. 诊断：产褥感染（急性子宫内膜炎、子宫肌炎）。

2. 处理：支持治疗，半卧位有利于恶露排出，高热可物理降温。按药敏试验选用广谱高效抗生素。

（王良玉）

第十四章

妇科病史及检查

【重点、难点解析】

本章重点解析妇科病史内容；难点解析妇科检查方法。

一、妇科病史

（一）病史采集方法

（二）病史内容

1. 一般项目
2. 主诉　指用简单明了的语言描述患者就医的主要症状及病程。
3. 现病史　指患者从本次疾病发生、发展和诊疗的详细的全过程，是病史的主要组成部分，要详细记录。围绕主要症状，按时间先后顺序，系统地记录主要症状的演变、有无伴随症状及伴随症状与主要症状之间的相互关系等。
4. 还应详细记录月经史、婚育史、既往史、家族史、个人史。

二、体格检查

体格检查包括一般检查、腹部检查和盆腔检查。盆腔检查，又称为妇科检查，是妇科特有的一种检查：

注意事项：略。

妇科检查方法包括：外阴检查、阴道窥器检查、双合诊、三合诊和肛腹诊。

【练习题】

一、选择题

A1 型题

1. 主诉的写作要求下列**不正确**的是（　　　）
   - A. 提示疾病主要属何系统
   - B. 提示疾病的急性或慢性
   - C. 指出发生并发症的可能
   - D. 指出疾病发热发展及预后
   - E. 患者就诊的主要症状（或体征）
2. 病程记录书写下列**不正确**的是（　　　）
   - A. 症状及体征的变化
   - B. 体检结果及分析

C. 各级医师查房及会诊意见 D. 每天均应记录一次

E. 现病史包括本次发病有关的过去发病情况

3. 病历书写**不正确**的是（　　）

　　A. 入院记录需在 24h 内完成 B. 出院记录应转抄在门诊病历中

　　C. 接收记录由接收科室医师书写 D. 手术记录凡参加手术者均可书写

　　E. 危重病人需每天或随时记录

4. 有关病历书写**不正确**的是（　　）

　　A. 首次由经管的住院医师书写 B. 病程记录一般可 2~3d 记录 1 次

　　C. 危重患者需每天或随时记录 D. 会诊意见应记录在病历中

　　E. 及时、完整和规范

5. 下列**不属于**病历书写基本要求（　　）

　　A. 让患者尽量使用医学术语

　　B. 不得使用粘、刮、涂等方法掩盖或去除原来的字迹

　　C. 应当客观、真实、准确、及时、完整、规范

　　D. 文字工整,字迹清晰,表述准确,语句通顺,标点正确

　　E. 体现三级查房制度

6. 病史的主体部分,应记录疾病的发展变化的全过程,是指（　　）

　　A. 主诉 B. 现病史

　　C. 既往史 D. 个人史

　　E. 婚育史

7. 患者对青霉素、磺胺过敏应记录于（　　）

　　A. 主诉 B. 现病史

　　C. 既往史 D. 个人史

　　E. 家族史

8. 患者有长期的烟酒嗜好应记录于（　　）

　　A. 主诉 B. 现病史

　　C. 既往史 D. 个人史

　　E. 月经史

9. 未婚患者适合的检查方法为（　　）

　　A. 阴道窥器检查 B. 双合诊

　　C. 三合诊 D. 直肠 - 腹部诊

　　E. 阴道 B 超

10. 关于双合诊,描述**错误**的是（　　）

　　A. 盆腔检查中最重要的项目

　　B. 扪及宫颈外口方向朝后宫体多为后倾

　　C. 扪及宫体朝向耻骨时称前倾

　　D. 上抬宫颈时患者感疼痛为盆腔内器官有病变的表现

　　E. 正常输卵管不能扪及

11. 盆腔检查的基本要求**不包括**（　　）

　　A. 检查前应解净小便 B. 尽量避免经期做盆腔检查

C. 未婚患者禁做双合诊及阴道窥器检查　　　D. 所有盆腔检查均取膀胱截石位

E. 检查时应每人一垫单,避免交叉感染

12. 阴道窥器检查**不正确**的是(　　　)

A. 选用适当大小的阴道窥器

B. 为减轻插入阴道口时的不适感,可用润滑剂润滑窥器两叶前端

C. 做宫颈刮片和阴道上 1/3 段涂片细胞学检查,亦可用润滑剂

D. 注意防止窥器两叶顶端直接碰伤宫颈以致宫颈出血

E. 无论放入或取出过程中,注意必须旋紧窥器中部螺丝

二、填空题

1. 过去病史包括_____、_____、_____、_____及_____。

2. 病历书写应遵循_____、_____、_____、_____、_____及_____的原则。

【参考答案】

一、选择题

A1 型题

1. D　2. D　3. D　4. A　5. A　6. B　7. C　8. D　9. D　10. B　11. D　12. C

二、填空题

1. 传染病史及接触史　手术外伤史　局灶病史　预防接种时　药物过敏史

2. 客观　真实　准确　及时　完整　规范

（李惠新）

第十五章　外阴上皮非瘤样病变

【重点、难点解析】

重点解析外阴上皮非瘤样病变的分类、临床表现、诊断及治疗。难点解析外阴上皮非瘤样病变的病理表现和癌变倾向。

一、外阴鳞状上皮增生

1. 病因　病因未明，可能与阴道分泌物刺激、皮肤长期处于潮湿状态等因素有关。
2. 临床表现及诊断
（1）多见于 30~60 岁妇女，以外阴瘙痒为主。
（2）病变常累及大阴唇、阴唇间沟、阴蒂或后联合等处。
（3）确诊靠组织学检查。
（4）需与白癜风、外阴炎、外阴白化病、银屑病相鉴别。
3. 治疗
（1）一般治疗：保持外阴清洁、干燥、避免刺激。
（2）局部药物治疗：目的是控制局部瘙痒。采用糖皮质激素治疗。
（3）物理治疗：聚焦超声、二氧化碳激光或氦氖激光。
（4）手术治疗：因其恶变率很低，术后约半数有复发的可能，故一般仅限于药物、物理治疗无效者、已恶变或有恶变可能者，应行术后随访。

二、外阴硬化性苔藓

1. 病因　病因未明，可能与自身免疫低下和血中睾酮水平低下有关。
2. 临床表现及诊断
（1）主要症状：外阴病损区瘙痒及外阴烧灼感。
（2）病变常累及大、小阴唇、阴蒂、阴唇后联合及肛周，多呈对称性。
（3）确诊靠组织学检查。
3. 治疗
（1）一般治疗：同外阴鳞状上皮增生。
（2）局部药物治疗：丙酸睾酮类制剂是治疗硬化性苔藓最有效的方法。幼女硬化性苔藓至青春期多可自愈。
（3）全身用药。
（4）手术治疗：很少采用。

【练习题】

一、选择题

A1/A2 型题

1. 外阴鳞状上皮增生最主要的症状是（　　）
   - A. 外阴疼痛
   - B. 外阴瘙痒
   - C. 白带增多
   - D. 外阴皮炎
   - E. 外阴结节

2. 外阴鳞状上皮增生皮肤损害特点**除外**（　　）
   - A. 皮肤颜色暗红或粉红
   - B. 皮肤颜色白色
   - C. 皮肤增厚似皮革
   - D. 皮肤表面光滑润泽
   - E. 皮肤皲裂、溃疡

3. 幼女硬化苔藓**不宜**选用（　　）
   - A. 1% 氢化可的松软膏
   - B. 丙酸睾酮油膏
   - C. 黄体酮油剂
   - D. 凡士林油膏
   - E. 凡士林软膏

4. 外阴鳞状上皮增生的治疗**不包括**（　　）
   - A. 禁用肥皂或其他刺激性药物擦洗
   - B. 避免用手或器械搔抓患处
   - C. 不食用辛辣和过敏食物
   - D. 禁用镇静、安眠药物
   - E. 忌穿化纤内裤

5. 对外阴硬化性苔藓，下列**不常**受累的部位是（　　）
   - A. 大阴唇
   - B. 小阴唇
   - C. 阴蒂包皮
   - D. 阴道黏膜
   - E. 阴唇后联合及肛周

6. 某女，40 岁，自觉外阴瘙痒 3 年余，未做外阴活检。检查发现双大阴唇正常，双小阴唇萎缩，阴蒂包皮粘连，阴道口缩小，双大、小阴唇色素减退，黏膜变薄，最可能的诊断为（　　）
   - A. 外阴白化病
   - B. 外阴白斑
   - C. 外阴神经性皮炎
   - D. 外阴硬化萎缩性苔藓
   - E. 外阴湿疹

7. 患者，女，50 岁，因外阴瘙痒而就诊，组织病理为外阴鳞状上皮增生，下列治疗中正确的是（　　）
   - A. 因有恶变趋向，应及早手术治疗
   - B. 全身治疗
   - C. 补充适量维生素
   - D. 活检有非典型增生时手术治疗
   - E. 全身＋局部治疗

二、名词解释

1. 外阴鳞状上皮增生
2. 外阴硬化性苔藓

【参考答案】

一、选择题

A1/A2 型题

1. B　2. D　3. B　4. D　5. D　6. D　7. E

二、名词解释

1. 外阴鳞状上皮增生是以外阴瘙痒为主要症状、病因未明的鳞状上皮细胞良性增生为主的外阴疾病,是最常见的外阴上皮非瘤样病变。

2. 外阴硬化性苔藓主要以外阴及肛周皮肤萎缩变薄、色素减退为主要特征外阴皮肤病,是最常见的外阴白色病变。

(李惠新)

第十六章　女性生殖系统炎症

【重点、难点解析】

　　重点解析滴虫性阴道炎、外阴阴道假丝酵母菌病的病因、传染方式、临床表现、诊断方法及防治；细菌性阴道病的病因、诊断、治疗及临床意义；宫颈炎的临床表现、诊断及处理；盆腔炎性疾病的病因、感染途径、诊断及治疗；难点解析萎缩性阴道炎的雌激素治疗、盆腔炎性疾病的病理生理变化。

一、女性生殖道的自然防御功能

　　1. 外阴　两侧大阴唇自然合拢,遮盖阴道口、尿道口；阴道口闭合,阴道前、后壁紧贴,可以防止外界的污染。

　　2. 阴道　阴道自净作用使适应于弱碱性环境中繁殖的病原体受到抑制,另一方面乳杆菌产生的过氧化氢具有强氧化作用,可抑制或杀灭多种细菌(包括厌氧菌),在维持阴道正常菌群中也起到关键作用。

　　3. 宫颈　内口紧闭,宫颈管腺体细胞分泌大量黏液,形成颈管内黏液栓,将宫颈管与外界隔开,且黏液栓呈碱性,含溶菌酶等蛋白质,可阻止嗜酸性细菌的上行。

　　4. 子宫　育龄妇女子宫内膜周期性剥脱,也是清除宫腔内病原体的有利条件。

　　5. 输卵管　输卵管蠕动及输卵管黏膜上皮细胞纤毛向宫腔方向摆动,均有利于防止病原体的侵入。

　　6. 生殖道免疫系统　生殖道黏膜如宫颈和子宫聚集有不同数量淋巴组织及散在淋巴细胞。此外,中性粒细胞、巨噬细胞、补体以及一些细胞因子,均在局部有重要的免疫功能,发挥抗感染作用。

二、阴道炎症

（一）滴虫阴道炎

1. 病因　由阴道毛滴虫引起。

2. 传播方式　经性生活直接传播；经滴虫污染的公共用具间接传播。

3. 临床表现及诊断

（1）主要症状是稀薄泡沫状白带增多及外阴瘙痒,白带呈灰黄色或黄绿色,有臭味,合并其他感染则呈脓性。

（2）检查见阴道黏膜充血,后穹隆白带增多,呈灰白色、黄白色、稀薄泡沫状。带虫者阴道黏膜无异常改变。

（3）在阴道分泌物中找到滴虫即可确诊，常用悬滴法检查。

4. 治疗　全身和局部用药，常用甲硝唑。

（二）外阴假丝酵母菌病

1. 病因　80%~90%病原体为白假丝酵母菌，属条件致病菌。

2. 传播方式　阴道、口腔、肠道的白假丝酵母菌可互相传染，小部分患者可经性交直接传染及污染衣物间接传染。

3. 临床表现及诊断

（1）主要表现为外阴瘙痒、灼痛。急性期白带增多，特征是白色稠厚呈凝乳或豆渣样。

（2）检查见阴道黏膜充血、水肿，有白色膜状物黏附时，擦去白膜后露出红肿黏膜面，有时可见膜下黏膜糜烂及浅表溃疡。

（3）分泌物中找到白假丝酵母菌牙胞和假菌丝，即可确诊。

4. 治疗

（1）积极消除诱因，若有糖尿病应积极治疗。

（2）以局部治疗为主，常用药物有咪康唑栓、克霉唑栓；定期复查，治疗后应在月经前复查白带。

（三）细菌性阴道病

1. 病因　阴道内正常菌群失调所致的一种混合性感染。患病时，阴道内乳酸杆菌减少而其他细菌大量繁殖，但阴道黏膜无充血的炎症表现。

2. 诊断标准　下列4项中3项阳性者即可诊断：

（1）均质、稀薄的阴道分泌物。

（2）阴道 pH > 4.5。

（3）胺臭味试验阳性。

（4）检出线索细胞。

3. 治疗　全身用药首选甲硝唑，阴道局部用药选用甲硝唑泡腾片或克林霉素。

（四）萎缩性阴道炎

1. 病因　常见于绝经后的老年妇女，因卵巢功能衰退，雌激素水平降低，阴道黏膜变薄、萎缩，阴道黏膜抵抗力降低所致。

2. 临床表现及诊断

（1）外阴灼热不适、瘙痒及阴道分泌物增多。

（2）阴道呈萎缩性改变，阴道黏膜充血，有散在小出血点或出血斑。

（3）应除外滴虫性阴道炎、外阴假丝酵母菌病、细菌性阴道病和生殖道恶性肿瘤。

3. 治疗原则　补充雌激素，增加阴道抵抗力，抑制细菌生长。

三、子宫颈炎症

（一）急性子宫颈炎

1. 病因　宫颈炎的病原体：①性传播疾病病原体；②内源性病原体。

2. 临床表现及诊断

（1）主要表现为阴道分泌物增多，呈黏液脓性。

（2）检查见宫颈充血、水肿，黏膜外翻，有黏液脓性分泌物附着甚至从宫颈管流出，宫颈管黏膜质脆，容易诱发出血。

（3）出现两个特征性体征，且显微镜检查阴道分泌物白细胞增多，即可做出宫颈炎症的初步诊断。宫颈炎症诊断后，需进一步做衣原体及淋病奈瑟菌的检测。

3. 治疗　主要为抗生素治疗。

（二）慢性子宫颈炎

1. 病理　慢性子宫颈管黏膜炎、子宫颈息肉、子宫颈肥大。

2. 临床表现及诊断

（1）多无症状，少数患者可有阴道分泌物增多、性交后出血或经间期出血。

（2）除外子宫颈柱状上皮异位和子宫颈上皮内瘤变、子宫颈腺囊肿和子宫恶性肿瘤。

3. 治疗

（1）慢性子宫颈管黏膜炎：对因治疗，对病原体不清者，尚无有效治疗方法，可试用物理治疗。

（2）子宫颈息肉行息肉摘除术，术后将切除息肉送病理检查。

（3）子宫颈肥大一般无须治疗。

四、盆腔炎性疾病

1. 病因　病原体有外源性及内源性两个来源，通常为厌氧菌和需氧菌混合感染。

2. 感染途径　沿生殖道黏膜上行蔓延，经淋巴系统蔓延，经血液循环传播，直接蔓延。

3. 临床表现及诊断

（1）症状：发病时常感下腹痛、发热、阴道分泌物增多，严重时可有高热、寒战。若有腹膜炎，则出现恶心、呕吐、腹胀、腹泻等消化道症状；若有脓肿形成，则出现局部刺激症状。

（2）体征：①急性病容，体温高、心率快、腹胀，下腹部肌紧张，有压痛及反跳痛；②妇科检查：阴道可见脓性分泌物；宫颈充血、水肿、举痛；宫体有压痛，活动受限；子宫两侧压痛明显；脓肿形成时可触及包块伴压痛。

4. 最低诊断标准　性活跃的年轻女性或者具有性传播疾病的高危人群，若出现下腹痛，并排除其他引起下腹痛的原因，妇科检查符合最低诊断标准，即可给予经验性抗生素治疗。

5. 治疗　以内科治疗为主，必要时手术治疗。

（1）抗生素的治疗原则：经验性、广谱、及时及个体化。根据药敏试验选用抗生素。

（2）手术治疗：手术指征为药物治疗无效、脓肿持续存在、脓肿破裂。

（3）中药治疗。

五、盆腔炎性疾病后遗症

1. 病理　输卵管阻塞、输卵管增粗；输卵管卵巢肿块；输卵管积水或输卵管卵巢囊肿。

2. 临床表现及诊断

（1）不孕、异位妊娠、慢性盆腔痛、盆腔炎性疾病反复发作。

（2）在子宫一侧或两侧触及呈条索样增粗输卵管或囊性肿物，活动多受限，子宫呈后倾后屈，活动受限或粘连固定，子宫一侧或两侧有片状增厚，压痛，宫骶韧带增粗，变硬有触痛。

3. 治疗

（1）不孕患者多需要辅助生育技术协助受孕。

（2）慢性盆腔痛尚无有效的治疗方法，可对症处理或给予中药、理疗等综合治疗。

（3）盆腔炎性疾病反复发作者，在抗生素治疗的基础上可根据具体情况，选择手术治疗。

【练习题】

选择题

A1/A2 型题

1. 下列各项与阴道自净作用**无关**的是（　　　）
   A. 雌激素
   B. 阴道内乳酸杆菌
   C. 阴道 pH
   D. 宫颈黏液 pH
   E. 阴道黏膜上皮糖原含量

2. 关于急性盆腔炎,以下描述**不正确**的是（　　　）
   A. 近期有分娩、流产、盆腔手术等
   B. 伴有高热、寒战
   C. 治疗应彻底以防转成慢性
   D. 下腹剧痛
   E. 治疗过程中定期做妇科检查以了解疗效

3. **不是**老年妇女患阴道炎的原因的是（　　　）
   A. 卵巢功能衰退
   B. 阴道壁萎缩、黏膜变薄
   C. 上皮细胞内糖原含量减少
   D. 阴道内 pH 上升,局部抵抗力降低
   E. 阴道内酸度增高

4. 宫颈息肉的治疗下列方法正确的是（　　　）
   A. 电熨
   B. 冷冻
   C. 息肉摘除
   D. 息肉摘除并送病理检查
   E. 宫颈锥切

5. 外阴阴道假丝酵母菌病的诱发因素,下列**不正确**的是（　　　）
   A. 糖尿病
   B. 长期使用抗生素
   C. 妊娠
   D. 月经来潮
   E. 长期使用激素类药物

6. 关于细菌性阴道病下列描述**错误**的是（　　　）
   A. 是一种混合性细菌感染
   B. 妇科检查阴道并无明显炎症病变
   C. 白带灰黄色,有恶臭味
   D. 白带涂片发现线索细胞即可确诊
   E. 治疗首选甲硝唑

7. 女性阴道内正常寄生菌主要为（　　　）
   A. 棒状杆菌
   B. 大肠埃希氏菌
   C. 葡萄球菌
   D. 链球菌
   E. 乳酸杆菌

8. 关于萎缩性阴道炎,正确的是（　　　）
   A. 最易患滴虫感染
   B. 诊断需先排除生殖器肿瘤
   C. 口服雌激素治疗无效
   D. 宜全身加用广谱抗生素
   E. 常见于围绝经期妇女

9. 女性生殖器自然防御机制中,以下最重要的是（　　　）
   A. 双侧大阴唇自然闭合

B. 盆底肌肉的作用保持阴道口闭合,阴道前后壁紧贴

C. 阴道杆菌分解糖原为乳酸,使阴道呈酸性环境

D. 子宫颈黏液栓

E. 子宫内膜周期性脱落

10. 关于盆腔炎性疾病病因,正确的是( )

A. 盆腔炎性疾病的病原体有外源性、内源性及性传播三个来源

B. 厌氧菌感染的特点是容易形成盆腔脓肿、感染性血栓性静脉炎、脓液有粪臭味

C. 内源性感染主要为厌氧菌感染

D. 性传播疾病的病原体主要为淋病奈瑟菌、梅毒螺旋体

E. 需氧菌主要包括金黄色葡萄球菌、消化链球菌

11. 女性,28 岁,因腹痛伴肛门坠胀 10h 入院。末次月经 8 月 29 日,9 月 3 日晚 10 点开始腹痛,以下腹为主,进行性加重。T 38℃,P 110 次 /min,下腹压痛,有反跳痛及肌紧张,外阴正常,阴道内少量血性分泌物,宫颈中度糜烂样改变,举痛明显,子宫前位,大小正常,活动欠佳,双附件区压痛。诊断首先考虑( )

A. 急性盆腔炎
B. 宫外孕

C. 宫颈炎
D. 阑尾炎

E. 黄体破裂

12. 一女性患者,诉 3d 来稀薄的泡沫状白带增多,并有外阴瘙痒、尿频、尿痛,妇科检查时见阴道黏膜充血,后穹隆见多量白带,呈黄色泡沫状,阴道物悬滴法有阳性发现,应诊断为( )

A. 淋病
B. 生殖器结核

C. 滴虫阴道炎
D. 外阴阴道假丝酵母菌病

E. 细菌性阴道病

13. 女性,28 岁,白带增多伴外阴瘙痒 3d,白带化验结果假丝酵母菌(+),其白带性质是( )

A. 黄色泡沫状
B. 豆腐渣样

C. 匀质稀薄状
D. 匀质黏稠样

E. 咖啡色样

14. 女性,34 岁,因白带增多就诊,诊断宫颈炎,病原体检测为沙眼衣原体,正确的处理是( )

A. 第三代头孢菌素

B. 四环素类

C. 激光治疗

D. 先做宫颈刮片,排除早期宫颈癌后再做治疗

E. 第二代头孢菌素

15. 女性,62 岁,绝经 4 年,近来阴道分泌物增多,伴外阴瘙痒、烧灼感,诊断为萎缩性阴道炎,治疗中除局部治疗外,可加用少量( )

A. 孕激素
B. 雄激素

C. 雌激素
D. 维生素

E. 糖皮质激素

16. 女性,23 岁,人工流产后半月有发热、腹痛,小腹拒按,白细胞 1.7×10^9/L,中性 0.90,拟

诊盆腔炎性疾病,最佳治疗方案是(　　　)

    A. 抗生素静脉、肌肉同时给药

    B. 广谱抗生素配以抗厌氧菌药物,同时做阴道冲洗

    C. 广谱抗生素治疗,同时行清宫术

    D. 广谱抗生素配以抗厌氧菌药物,等药敏出来时再适当调整用药

    E. 最好先做细菌培养 + 药敏,根据结果选用适当药物

【参考答案】

选择题

A1/A2 型题

1. D　2. E　3. E　4. D　5. D　6. B　7. E　8. B　9. C　10. B　11. A　12. C　13. B　14. B　15. C　16. D

(李惠新)

第十七章　女性生殖器肿瘤

【重点、难点解析】

本章重点解析宫颈上皮内瘤病变定义、诊断及处理原则；宫颈癌、子宫肌瘤、子宫内膜癌、卵巢良、恶性肿瘤临床表现、诊断方法以及子宫肌瘤分类、卵巢肿瘤并发症的处理原则。难点解析宫颈上皮内瘤病变、宫颈癌、子宫肌瘤、子宫内膜癌、卵巢良、恶性肿瘤治疗原则。

一、宫颈上皮内瘤病变

1. **概念**　是与子宫颈浸润癌密切相关的一组癌前病变，它本身反映了宫颈癌发生发展的连续过程，常发生于 25~35 岁妇女。

2. **诊断**

（1）子宫颈细胞学检查。

（2）高危型 HPV、DNA 检测。

（3）阴道镜检查。

（4）宫颈活组织检查。

3. **处理**

（1）低度上皮内病变：可以随访观察，治疗方法以物理治疗为主，有射频、冷冻、微波和激光治疗等。

（2）高度上皮内病变：宫颈环形电切术（LEEP）和冷刀锥切术。年龄大的、无生育要求、合并有其他手术指征的妇科良性疾病的患者也可直接行子宫切除术。

二、宫颈癌

（一）临床表现

1. **症状**　早期宫颈癌常无症状或仅有少量接触性出血。

（1）阴道流血：表现为性交后或妇科检查后的接触性出血以及阴道不规则流血。

（2）阴道排液：阴道排液增多，白色或血性，稀薄如水样或米泔样，有腥臭味，晚期可因癌组织坏死伴感染，可有大量泔水样或脓性恶臭白带。

（3）晚期癌的症状：病灶侵及周围组织时，出现尿频、尿急、肛门坠胀、大便秘结、里急后重、下肢肿痛等。到了疾病末期，患者表现为贫血、发热、恶病质等全身衰竭症状。

2. **体征**　早期：宫颈光滑或仅有宫颈糜烂的表现。外生型：宫颈有息肉状、乳头状、菜花状赘生物，质脆，触之易出血，可合并感染；内生型：宫颈肥大、质硬，宫颈膨大如桶状。晚期：

癌组织坏死脱落形成溃疡或空洞。癌灶浸润阴道壁时可见阴道壁有赘生物。如向宫旁浸润，双合诊和三合诊可扪及子宫两侧增厚、结节状，有时浸润达盆壁，形成"冰冻骨盆"。

（二）诊断

根据病史及体征及以下辅助检查可做出诊断：

1. 宫颈细胞学和（或）高危型 HPV、DNA 检测。

2. 阴道镜检查。

3. 碘试验。

4. 子宫颈和宫颈管活组织检查　宫颈和宫颈管活组织检查是确诊宫颈癌和癌前病变最可靠方法。

5. 宫颈锥切术。

6. B 型超声、CT、MRI、淋巴管造影、膀胱镜、结肠镜、静脉肾盂造影等可了解病变侵犯的程度，协助进行临床分期。

（三）治疗

根据临床分期、患者年龄、生育和全身情况选择手术、放疗及化疗等治疗方法。

三、子宫肌瘤

（一）分类

按子宫肌瘤发生部位不同分为体部肌瘤（90%）和宫颈肌瘤（10%）。按子宫肌瘤与子宫肌壁关系分三类：肌壁间肌瘤、浆膜下肌瘤和黏膜下肌瘤。

（二）临床表现

1. 症状　多无明显症状，常于体检时发现。症状与肌瘤所在部位、大小、生长速度、有无变性等有关。

（1）月经量增多、经期延长：为最常见症状。

（2）下腹包块：早期不易触及，当肌瘤增大如妊娠 3 个月大小时患者常自诉小腹正中扪及肿块，质硬，形态不规则，巨大的黏膜下肌瘤可脱出于阴道外，患者可因外阴肿物就诊。

（3）压迫症状：子宫前壁肌瘤较大压迫膀胱时可出现尿频、尿急，阔韧带和宫颈肌瘤可引起排尿障碍和尿潴留甚至输尿管扩张肾盂积水。子宫后壁肌瘤压迫直肠时可出现便秘、下腹坠胀不适等表现。

（4）疼痛：子宫肌瘤增大压迫盆腔组织和神经可致下腹坠痛及腰背部酸痛，月经期加重。浆膜下肌瘤蒂扭转时，表现为急性腹痛。黏膜下肌瘤脱出于宫腔时也可引起疼痛。红色变性时，剧烈腹痛可伴发热及恶心、呕吐。

（5）阴道分泌物增多：黏膜下肌瘤伴感染时可有脓血性伴臭味的分泌物。大的壁间肌瘤可使宫腔面积增大，内膜腺体分泌增加而白带过多。

（6）不孕或流产：少数子宫肌瘤压迫输卵管，使之扭曲变形或子宫腔形态发生改变，不利于受精卵着床而导致不孕或流产。

（7）贫血：由于长时间出血致继发性贫血，严重时可出现全身乏力、面色苍白、气促等症状。

2. 体征　与肌瘤大小、数目、位置、有无变性有关。肌瘤较大时，可在耻骨联合上扪及质硬、无压痛、不规则肿块。妇科检查时，发现子宫增大、质硬、形态不规则，或有明显结节突出于表面；浆膜下肌瘤可扪及单个实质性球状肿物有蒂与子宫相连；带蒂黏膜下肌瘤可脱出宫颈外口至阴道内,呈粉红色,表面光滑,如感染,可有渗出液覆盖或有溃疡形成,并伴恶臭排液。

(三)诊断

根据病史、症状与体征,诊断并不困难。盆腔 B 型超声是诊断子宫肌瘤的常用而准确的辅助手段。宫腔镜、腹腔镜、子宫输卵管造影、磁共振成像等可协助诊断。

(四)处理

治疗应根据患者年龄、症状、对生育要求等全面考虑治疗方式。无症状、围绝经期患者可每 3~6 个月随访 1 次。

1. 药物治疗 适用于症状轻、近绝经年龄或全身情况较差不能耐受手术者。药物包括促性腺激素释放激素类似物、米非司酮、雄激素等。

2. 手术治疗 手术适应证:①子宫肌瘤合并月经过多或异常子宫出血甚至导致贫血;②泌尿、消化、神经等系统出现相关症状,药物治疗无效;③能确定子宫肌瘤是不孕或反复流产的原因;④带蒂的浆膜下肌瘤发生扭转;⑤绝经后未行激素补充治疗但肌瘤仍生长;⑥短期内肌瘤增大速度较快者。手术途径可采用经腹、经阴道、腹腔镜、宫腔镜下手术。术式有:子宫切除术(包括全子宫切除术及子宫次全切除术)和子宫肌瘤摘除术。

3. 介入治疗 包括子宫动脉栓塞术、子宫肌瘤射频消融术和高强度聚焦超声治疗等,具有保留子宫、恢复快等优点,但此方法可引起卵巢功能减退并增加潜在的妊娠并发症的风险,对有生育要求的患者不建议使用。

四、子宫内膜癌

(一)临床表现及诊断

1. 症状

(1)阴道流血:为最常见症状,表现为绝经后不规则少量阴道流血。未绝经者表现为经量增多、经期延长或经间期出血等。

(2)阴道排液:少数患者诉排液增多,常为黄水样、血性或浆液性,如合并感染可伴恶臭味。

(3)疼痛:晚期肿瘤压迫周围组织或神经组织时可引起腰骶部疼痛,并向下肢放射。当癌灶堵塞宫颈管口时,可导致宫腔积脓,出现下腹胀痛。

(4)全身症状:晚期患者可出现贫血、消瘦、恶病质、发热等全身衰竭症状。

2. 体征 早期多无明显异常。随病情发展,出现子宫略增大、质软;宫颈管内偶有癌组织脱出,质脆、易出血。继发感染时,可出现宫腔积脓,子宫明显增大、极软。当癌灶向周围浸润时,子宫固定,盆腔内可扪及不规则结节状肿块。

(二)诊断

根据病史、症状、体征、高危因素及以下辅助检查:诊断性刮宫、B 型超声检查、宫腔镜检查,有条件可进行 MRI、CT、血清 CA125 测定,可协助判断病变范围。

(三)治疗

主要治疗方法为手术,辅以放疗、化疗、激素治疗等综合治疗。根据患者的年龄、全身状况和有无内科合并症及临床分期综合评价制订方案。

五、卵巢肿瘤

(一)组织学分类

1. 卵巢上皮性肿瘤最常见。发病年龄 30~60 岁,有良性、交界性、恶性之分。包括浆液性肿瘤、黏液性肿瘤。

2. 卵巢生殖细胞肿瘤　是来源于原始生殖细胞的一组卵巢肿瘤,占卵巢肿瘤的20%~40%。好发于年轻妇女及幼女,青春期前患者占60%~90%,绝经后仅占4%。包括畸胎瘤(成熟畸胎瘤和未成熟畸胎瘤)、无性细胞瘤、内胚窦瘤。

3. 卵巢性索间质肿瘤　来源于原始性腺的性索间质组织,占卵巢恶性肿瘤的4.3%~6.0%。包括颗粒细胞瘤、卵泡膜细胞瘤、纤维瘤、支持细胞-间质细胞瘤。

4. 卵巢转移性肿瘤　任何部位原发恶性肿瘤均可转移到卵巢,因而所有其他器官转移到卵巢的肿瘤都称为卵巢转移性肿瘤。多伴腹腔积液,预后极差。

（二）临床表现

1. 卵巢良性肿瘤　肿瘤小时常无明显症状。大时可出现腹胀等不适感。盆腔检查时,可触及一侧或双侧球形肿物,囊性或实性,边界清楚,表面光滑,活动好。当肿瘤大至占满盆腹腔时,可出现压迫刺激症状,如尿频、排尿困难、大便不畅等,同时可见腹部明显隆起,叩诊浊音,但无移动性浊音。

2. 卵巢恶性肿瘤　早期,常无症状。晚期,自觉腹胀、腹痛、下腹肿块或腹腔积液等。肿瘤生长较快,压迫盆腔静脉,可出现下肢水肿;若为功能性肿瘤,可出现相应的雌、孕激素过多的症状。晚期则出现消瘦、贫血等恶病质征象。三合诊检查,直肠子宫陷凹处常触及大小不等、散在硬结节,肿块多为双侧,实性或半实性,表面凹凸不平,固定不动,并常伴有腹腔积液。有时可在腹股沟区、腋下、锁骨上触及肿大淋巴结。症状轻重取决于肿瘤大小、位置、组织学类型及邻近器官、周围神经受侵程度。

3. 并发症

（1）蒂扭转:是妇科常见急腹症,约10%卵巢肿瘤可发生蒂扭转。

（2）破裂:约3%卵巢肿瘤会发生破裂。

（3）感染:较少见。

（4）恶变:当肿瘤生长迅速,尤其是双侧性,应高度怀疑恶变。

（三）诊断

根据患者年龄、病史、症状、体征做出初步诊断,并对良恶性做出估计。以下辅助检查可做出正确诊断:B型超声检查,影像学检查,肿瘤标志物,细胞学检查,腹腔镜检查。

（四）鉴别诊断

1. 良性肿瘤与恶性肿瘤鉴别。

2. 卵巢良性肿瘤与其他疾病鉴别:卵巢瘤样病变、输卵管卵巢囊肿、子宫肌瘤、腹腔积液、盆腔结核等。

3. 卵巢恶性肿瘤与其他疾病鉴别:子宫内膜异位症、结核性腹膜炎、转移性卵巢肿瘤、生殖道以外肿瘤、慢性盆腔炎。

（五）治疗

1. 良性肿瘤　已经确诊良性肿瘤应立即手术。若卵巢肿块小直径小于5cm疑为卵巢瘤样病变,可做短期观察。

2. 交界性肿瘤　主要采用手术治疗,化疗只用于有残留病灶和复发患者。

3. 恶性卵巢肿瘤　原则是以手术治疗为主,辅以化疗、放疗等综合治疗方法。

【练习题】

一、选择题

(一)A1/A2 型

1. 关于宫颈上皮内瘤病变病因说法**不正确**的是(　　　)
   - A. HPV 感染
   - B. 多个性伴侣
   - C. 吸烟
   - D. 性生活过早
   - E. 使用工具避孕

2. 下述宫颈上皮内瘤病变的叙述**不正确**的是(　　　)
   - A. 均应行宫颈锥切术
   - B. 低度上皮内病变可以观察随访
   - C. 高度上皮内病变应予治疗
   - D. 低度上皮内病变包括轻度不典型增生和 HPV 病毒感染所致的湿疣样变
   - E. 高度上皮内病变具有很高的进展为恶性的风险

3. 确诊宫颈上皮内瘤病变最可靠方法是(　　　)
   - A. 宫颈细胞学检查
   - B. 诊断性刮宫
   - C. 阴道镜检查
   - D. 宫颈活组织检查
   - E. B 型超声

4. 子宫颈癌最常见的病理类型是(　　　)
   - A. 鳞状细胞癌浸润癌
   - B. 腺癌
   - C. 鳞腺癌
   - D. 神经内分泌腺癌
   - E. 未分化癌

5. 子宫颈癌临床表现**错误**的是(　　　)
   - A. 阴道流血
   - B. 月经量增多
   - C. 阴道排液
   - D. 腹部肿块
   - E. 晚期可有贫血、恶病质等全身衰竭变现

6. 关于子宫颈癌转移途径,**错误**的是(　　　)
   - A. 主要为直接蔓延和淋巴转移,血行转移极少见
   - B. 直接蔓延最常见,癌组织局部浸润,向邻近器官及组织扩散
   - C. 血行转移极少见,晚期可转移至肺、肝或骨骼
   - D. 淋巴转移包括一级组和二级组
   - E. 淋巴转移最常见

7. 子宫肌瘤的发病因素说法**不正确**的是(　　　)
   - A. 好发于生育年龄,青春期前少见
   - B. 雌激素、孕激素有促进肌瘤生长的作用
   - C. 部分子宫肌瘤存在细胞遗传学异常
   - D. 子宫肌瘤在绝经后可以萎缩或消失
   - E. 多次人工流产术

8. 子宫肌瘤的变性**不包括**（　　　）

　　A. 玻璃样变　　　　　　　　　　　　B. 囊性变

　　C. 红色样变　　　　　　　　　　　　D. 肉瘤样变

　　E. 脂肪样变

9. 子宫肌瘤临床表现,**不正确**的是（　　　）

　　A. 月经量增多及经期延长　　　　　　B. 下腹部包块

　　C. 白带增多　　　　　　　　　　　　D. 尿频尿急,下腹坠胀不适

　　E. 月经量减少

10. 关于宫颈上皮内瘤变的论述,**错误**的是（　　　）

　　A. 包括宫颈不典型增生和原位癌

　　B. 是宫颈癌的癌前病变

　　C. 低度上皮内病变将来发生癌的风险低

　　D. 高度上皮内病变具有很高的进展为恶性的风险

　　E. 病变越低,恶性程度越高

11. 下述说法**不影响**妇科肿瘤的分期的是（　　　）

　　A. 临床症状　　　　　　　　　　　　B. 淋巴结转移

　　C. 病理分级　　　　　　　　　　　　D. 远处转移

　　E. 邻近器官的转移

12. 临床上最常见的外阴恶性肿瘤是（　　　）

　　A. 恶性黑色素瘤　　　　　　　　　　B. 疣状癌

　　C. 基底细胞癌　　　　　　　　　　　D. 外阴鳞状细胞癌

　　E. 前庭大腺癌

13. 外阴鳞状细胞癌最常见的生长部位是（　　　）

　　A. 大阴唇　　　　　　　　　　　　　B. 小阴唇

　　C. 阴蒂　　　　　　　　　　　　　　D. 会阴

　　E. 尿道口

14. 关于外阴癌的转移途径,**不正确**的是（　　　）

　　A. 直接蔓延到尿道、会阴体、阴道和肛门

　　B. 癌灶一般转移至浅淋巴结后,才至深淋巴结

　　C. 晚期侵犯耻骨、直肠和膀胱

　　D. 阴蒂癌灶常向两侧侵犯并可绕过腹股沟浅淋巴结直接至股深淋巴结

　　E. 早期即可出现血行转移

15. 关于外阴癌的治疗,**不正确**的是（　　　）

　　A. Ⅰa 期外阴局部广泛切除术

　　B. Ⅱ期患者行广泛外阴切除术

　　C. 外阴癌以手术治疗为主,辅以放射治疗和化学治疗

　　D. 放疗适用于不能手术或手术手术危险性大的患者的姑息治疗

　　E. 化疗只能作为晚期癌或复发癌的综合治疗手段之一

16. 宫颈癌的好发部位是（　　　）

　　A. 鳞状上皮　　　　　　　　　　　　B. 柱状上皮

C. 宫颈的移行带   D. 宫颈管腺上皮

E. 宫颈内口处

17. 宫颈癌的癌前病变是( )

A. 宫颈鳞状上皮化生   B. 宫颈鳞状上皮化

C. 宫颈重度糜烂   D. 宫颈上皮内瘤病变

E. 宫颈未分化储备细胞增生

18. 关于转化区,**错误**的是( )

A. 又称移行带

B. 鳞 - 柱状交接

C. 青春期宫颈糜烂

D. 转化区为原始鳞 - 柱状交接部和生理鳞 - 柱状交接部之间的区域

E. 绝经后原始鳞 - 柱状交接部退回子宫颈管内

19. 子宫肌瘤好发于( )

A. 20 岁左右年轻女性   B. 50 岁以上老年妇女

C. 30~50 岁生育年龄妇女   D. 中年妇女

E. 各年龄段妇女

20. 在诊断中,常与子宫肌瘤混淆的子宫病变是( )

A. 子宫内膜炎   B. 功能失调性子宫出血

C. 子宫内膜癌   D. 子宫颈癌

E. 子宫腺肌病

21. 诊断子宫肌瘤最常用的辅助方法是( )

A. MRI   B. B 超

C. X 线平片   D. CT

E. 碘油造影

22. 治疗子宫肌瘤,下列已**不采用**的方法是( )

A. 手术治疗   B. 激素治疗

C. 介入治疗   D. 放射治疗

E. 药物治疗

23. 子宫肌瘤的镜下所见,下列描述**错误**的是( )

A. 由梭形平滑肌细胞和不等量的纤维结缔组织构成

B. 排列成旋涡状

C. 肌细胞大小均匀

D. 极少情况下有一些如富细胞性、奇异型等

E. 肌细胞呈立方或矮柱状复层排列

24. 子宫内膜癌发病相关因素是( )

A. 孕激素长期使用   B. 早绝经

C. 雌激素长期刺激   D. 多次分娩

E. 高脂血症

25. 早期诊断子宫内膜癌的主要方法是( )

A. 阴道脱落细胞学检查   B. 宫腔内冲洗液细胞学检查

    C. 宫腔镜检查术　　　　　　　　　D. 诊断性刮宫

    E. 盆腔 B 超

26. 子宫内膜癌患者预后较差的病理类型是（　　）

    A. 子宫内膜样腺癌　　　　　　　　B. 腺鳞癌

    C. 腺棘皮癌　　　　　　　　　　　D. 子宫乳头状浆液性腺癌

    E. 子宫内膜样腺癌伴鳞状化生

27. 子宫内膜癌 I 期治疗原则是（　　）

    A. 化疗

    B. 放疗

    C. 孕酮类治疗

    D. 筋膜外全子宫全切术 + 双附件切除术

    E. 子宫全切术 + 盆腔淋巴结切除术

28. 子宫内膜癌的首选治疗方式（　　）

    A. 放疗　　　　　　　　　　　　　B. 化疗

    C. 手术　　　　　　　　　　　　　D. 免疫治疗

    E. 孕激素治疗

29. 对晚期或复发子宫内膜癌,如雌、孕激素受体阳性,可选用（　　）

    A. 睾酮　　　　　　　　　　　　　B. 孕激素治疗

    C. 化疗　　　　　　　　　　　　　D. 放疗 + 手术

    E. 放疗

30. 下列**不是**子宫内膜癌常侵犯的部位的是（　　）

    A. 卵巢　　　　　　　　　　　　　B. 宫颈

    C. 输卵管　　　　　　　　　　　　D. 输尿管

    E. 阴道穹隆部

31. 下列药物**不适合**治疗子宫内膜癌（　　）

    A. 醋酸甲羟孕酮　　　　　　　　　B. 甲地孕酮

    C. 黄体酮　　　　　　　　　　　　D. 甲睾酮

    E. 他莫昔芬

32. 目前,在妇科恶性肿瘤中,死亡率占第一位的是（　　）

    A. 宫颈癌　　　　　　　　　　　　B. 绒癌

    C. 子宫内膜癌　　　　　　　　　　D. 卵巢癌

    E. 外阴癌

33. 术中探查,除卵巢肿瘤外,腹膜表面广泛种植,转移瘤直径大于 2cm,本病例属于（　　）

    A. I 期　　　　　　　　　　　　　B. II 期

    C. II c 期　　　　　　　　　　　　D. III c 期

    E. IV 期

34. 卵巢上皮癌的相关肿瘤标志物是（　　）

    A. CEA　　　　　　　　　　　　　B. CA125

    C. HCG　　　　　　　　　　　　　D. SCC

    E. AFP

35. 卵巢肿瘤中含 AFP 对以下肿瘤有特异性诊断价值的是( )
    A. 上皮性肿瘤   B. 性索间质肿瘤
    C. 无性细胞瘤   D. 畸胎瘤
    E. 卵黄囊瘤

36. 卵巢肿瘤分类复杂,最常见的是( )
    A. 性索间质肿瘤   B. 上皮性肿瘤
    C. 生殖细胞肿瘤   D. 瘤样病变
    E. 转移瘤

37. 卵巢巨大囊肿最大可能见于( )
    A. 浆液性囊腺瘤   B. 黏液性囊腺瘤
    C. 交界性黏液性囊腺瘤   D. 良性畸胎瘤
    E. 瘤样病变

38. 恶性畸胎瘤有反复再发的潜能,但这类肿瘤在复发过程中恶性度有一特殊规律( )
    A. 恶性程度越来越大   B. 癌组织由未成熟向成熟方向转化
    C. 恶性度保持不变   D. 恶性度同原发肿瘤
    E. 随肿瘤大小、硬度而改变

39. 盆腔肿物合并胸、腹腔积液,最大可能是( )
    A. 卵巢上皮癌   B. 转移性卵巢瘤
    C. 性索间质卵巢瘤   D. 卵巢纤维瘤
    E. 盆腔结核

40. 下列肿瘤对放疗敏感的是( )
    A. 颗粒细胞瘤   B. 无性细胞瘤
    C. 卵黄囊瘤   D. 胚胎癌
    E. 转移性卵巢瘤

41. 最常用的卵巢癌手术方式是( )
    A. 子宫全切术   B. 肿瘤单纯切除术
    C. 肿瘤细胞减灭术   D. 次广泛子宫切除术
    E. 结肠造瘘术

42. 对卵巢癌来说,下列肿瘤标志物**不具代表性**的是( )
    A. CEA   B. SCC
    C. HCG   D. AFP
    E. CA125

43. 卵巢癌对下列药物**不敏感**的是( )
    A. 卡铂   B. 顺铂
    C. 紫杉醇   D. 硫代硫酸钠
    E. 环磷酰胺

44. 下列脏器是卵巢癌**不常**转移的部位的是( )
    A. 横膈   B. 肠管表面
    C. 输尿管   D. 大网膜
    E. 直肠子宫陷凹

45. 下列是卵巢癌**不常见**症状的是（　　　）
    A. 腹胀　　　　　　　　　　　　　　B. 腹痛
    C. 腹腔积液　　　　　　　　　　　　D. 盆腔肿物
    E. 阴道黄色水样分泌物

46. 关于卵巢囊肿蒂扭转症状，下列**错误**的是（　　　）
    A. 急性腹痛　　　　　　　　　　　　B. 恶心、呕吐
    C. 休克　　　　　　　　　　　　　　D. 发热、白细胞升高
    E. 咯血伴胸痛

47. 女性，46岁，已生育，确诊为CIN Ⅲ级，居住地为偏远山区，最恰当的治疗为（　　　）
    A. 宫颈电刀环切术　　　　　　　　　B. 宫颈激光治疗
    C. 宫颈锥切术　　　　　　　　　　　D. 子宫全切术
    E. 子宫全切术及双侧附件切除术

48. 女性，42岁，阴道不规则流血半年余。妇检：宫颈后唇外生型菜花样肿物，直径4cm，宫体正常大小，活动好，双附件区未触及异常，宫颈活检系鳞癌，最恰当的治疗方法是（　　　）
    A. 放疗
    B. 全子宫及双附件切除
    C. 化疗后行子宫全切术
    D. 广泛性子宫切除术及盆腔淋巴结清扫术和腹主动脉旁淋巴结取样
    E. 化疗后放疗

49. 女性，41岁，下腹包块伴月经量增多3年，无痛经，B超显示子宫增大，形态不规则并有低回声团块，诊断应首先考虑（　　　）
    A. 子宫腺肌症　　　　　　　　　　　B. 功能性子宫出血
    C. 盆腔炎　　　　　　　　　　　　　D. 子宫肌瘤
    E. 子宫内膜癌

50. 女性，28岁，宫内妊娠20周，合并子宫肌壁间肌瘤。因下腹痛1周，发热5d就诊，无阴道流血流液。WBC 9.5×10^9/L。最可能的诊断是（　　　）
    A. 子宫肌瘤合并感染　　　　　　　　B. 子宫肌瘤红色变性
    C. 子宫肌瘤玻璃样变　　　　　　　　D. 子宫肌瘤蒂扭转
    E. 子宫肌瘤囊性变

51. 31岁年轻妇女，婚后3年未孕，盆腔B超检查提示：子宫黏膜下肌瘤，直径2cm，应采取的治疗措施是（　　　）
    A. 宫腔镜下肌瘤切除术　　　　　　　B. 子宫全切术
    C. 中药治疗　　　　　　　　　　　　D. 介入治疗
    E. 物理治疗

52. 50岁妇女，子宫肌瘤病史3年，近来自觉腹部包块增长迅速，高度怀疑（　　　）
    A. 红色变性　　　　　　　　　　　　B. 玻璃变性
    C. 恶性变　　　　　　　　　　　　　D. 合并感染
    E. 合并血液病

53. 35岁中年妇女，患子宫肌瘤3年，但无明显症状，近来复查B超，壁间多个小肌瘤结节，最大直径1cm。医生建议（　　　）

A. 手术治疗   B. 介入治疗

C. 抗感染治疗   D. 随访观察

E. 理疗

54. 52 岁妇女,绝经 3 年,阴道不规则流血 2 个月。妇检:外阴饱满,阴道通畅,可见少量血性液体自宫颈流出,宫颈光滑,子宫正常大小,超声提示:子宫正常大小,内膜厚 0.6cm,为进一步确诊,应进行( )

A. 染色体检查   B. 宫腔冲洗液查癌细胞

C. 随访   D. 抗感染

E. 诊断性刮宫

55. 女性,35 岁,未育,因月经量增多,月经周期缩短,经期延长 1 年就诊,超声提示:子宫肌瘤 3 个,最大直径 4cm,宫颈细胞学检查正常,血红蛋白 80g/L,应采取的治疗方式为( )

A. 米非司酮治疗   B. 子宫次全切除术

C. 全子宫及双附件切除术   D. 子宫肌瘤剥除术

E. 子宫动脉栓塞术

56. 女性,50 岁,患萎缩性胃炎 7 年,因腹胀 3 个月就诊消化内科,盆腔超声提示:双侧附件区可见直径 5cm 实性肿物,妇科最可能的诊断是( )

A. 颗粒细胞瘤   B. 纤维瘤

C. 库肯勃瘤   D. 卵巢黏液性癌

E. 内胚窦瘤

57. 女性,45 岁,月经不规律 2 年,不规则阴道流血 3 个月就诊,超声提示:子宫正常大小,内膜厚 1.1cm,妇科检查:阴道少量血性液体,宫颈光滑,子宫正常大小,双附件未见异常。为明确诊断因采取的检查是( )

A. 分段诊断性刮宫术   B. 宫腔镜检查

C. CA125 检查   D. 子宫内膜抽吸活检

E. MRI

58. 女性,40 岁,超声提示:子宫肌壁间肌瘤,大小 5cm×5cm×6cm,最常见的临床症状是( )

A. 月经周期延长,经期缩短   B. 月经周期缩短,经期延长

C. 月经中期阴道流血   D. 接触性出血

E. 月经周期及经期均延长

59. 女性,45 岁,左下腹包块半年,最近增长迅速,伴有腹胀、便秘等症状,盆腔 B 超提示附件区囊实性肿物伴大量腹腔积液,最先考虑的诊断是( )

A. 浆膜下子宫肌瘤   B. 卵巢恶性肿瘤

C. 盆腔结核   D. 肝硬化

E. 盆腔炎症

60. 女性,52 岁,因不规则阴道流血、流液 1 年就诊。妇科检查:外阴阴道未见异常,宫颈口可见直径 2.0cm 菜花样改变,宫体大小正常,活动度尚可,双附件未见异常,未明确诊断,应做的检查是( )

A. 阴道镜检查   B. 碘试验

C. 宫颈刮片细胞学检查   D. 诊段性刮宫

E. 宫颈和宫颈管活组织检查

61. 35 岁,女性,因发现腹部包块 1 年余,突然右下腹剧痛,伴恶心就诊。妇科检查:外阴

阴道未见正常,宫颈光滑,子宫正常大小,左附件区可触及 10cm×13cm×9cm 囊性包块,张力大,活动差,压痛明显,X 线平片可见点状钙化阴影,最可能的诊断是(　　)

  A. 子宫肌瘤钙化   B. 炎性包块

  C. 纤维瘤   D. 卵巢巧克力囊肿

  E. 卵巢畸胎瘤蒂扭转

62. 女性,30 岁,月经正常,3 个月前超声发现右侧卵巢囊肿直径 7cm,大便后突发右下腹痛伴恶心、呕吐。妇检:扪及右下腹肿物张力大,压痛,蒂部最明显,首先的处理是(　　)

  A. 抗生素治疗   B. 超声检查

  C. 密切观察   D. 血 HCG

  E. 剖腹探查或腹腔镜检

63. 女性,60 岁,绝经 10 年。因下腹部逐渐增大 1 年就诊,查体:腹膨隆,如孕 8 个月腹型,无移动性浊音,B 超示巨大肿物 35cm×40cm×28cm 大,囊性,多房性。饮食、睡眠、大小便正常,体重无明显改变。本例最可能诊断为(　　)

  A. 浆液性囊腺瘤   B. 黏液性囊腺瘤

  C. 皮样囊肿   D. 卵泡膜细胞瘤

  E. 透明细胞癌

(二)A3/A4 型

(1~2 题共用题干)

54 岁,女性,绝经后使用戊酸雌二醇 2 年,阴道不规则流血 2 个月,超声提示:子宫正常大小,内膜厚 0.7cm,双附件未见异常无腹痛。饮食、睡眠、大小便正常。

1. 该患者最可能的诊断是(　　)

  A. 子宫肌瘤   B. 老年性阴道炎

  C. 功能性子宫出血   D. 子宫内膜癌

  E. 宫颈癌

2. 为明确诊断目前最需要的处置是(　　)

  A. 宫颈细胞学检查   B. 抗感染治疗

  C. 宫腔镜检查术   D. 诊断性刮宫术

  E. CA125 检查

(3~4 题共用题干)

40 岁,女性,既往月经规律,无痛经,因月经周期缩短,经期延长半年就诊。

3. 该患者目前最先做的检查是什么(　　)

  A. 血常规   B. B 型超声

  C. CT   D. 性腺六项检查

  E. 诊断性刮宫术

4. 该患者最可能的诊断是(　　)

  A. 子宫肌瘤   B. 功能性子宫出血

  C. 子宫内膜癌   D. 宫颈癌

  E. 子宫腺肌病

(5~8 题共用题干)

女性,55 岁,因绝经 1 年后出现接触性出血 1 个月就诊,妇科检查:外阴阴道正常,宫颈前唇中度糜烂样改变,后唇可见直径 2.0cm 菜花样改变,触之易出血,宫体正常大小、软、活动度好,宫旁组织增厚未达盆壁。

5. 初步诊断宫颈癌,最支持诊断的临床表现是(　　　)

    A. 52 岁 　　　　　　　　　　　　B. 绝经后接触性出血

    C. 绝经 1 年 　　　　　　　　　　D. 宫体正常大小

    E. 宫颈可见直径 2.0cm 菜花样改变,触之出血,宫旁组织增厚

6. 为进一步确诊,首选的检查是(　　　)

    A. 双合诊 　　　　　　　　　　　B. 三合诊

    C. 分段诊刮 　　　　　　　　　　D. 宫颈刮片

    E. 宫颈组织学检查

7. 经检查确诊为宫颈鳞癌,其分期是(　　　)

    A. ⅠB 期 　　　　　　　　　　　B. ⅡC 期

    C. ⅡA 期 　　　　　　　　　　　D. ⅡB 期

    E. ⅢA 期

8. 该患者选择的治疗是(　　　)

    A. 化疗后全子宫切除术 　　　　　B. 放射治疗

    C. 广泛性子宫切除 + 盆腔淋巴结切除术 　　D. 化疗

    E. 孕激素治疗

（9~11 题共用题干）

女性,60 岁,患高血压、糖尿病 10 年,因绝经 5 年后阴道不规则流血 1 个月就诊,妇科检查:外阴阴道未见异常,宫颈光滑,阴道黏膜菲薄,宫体略大于正常、软、活动度好,双附件未见异常。

9. 初步诊断子宫内膜癌,最支持诊断的临床表现是(　　　)

    A. 52 岁

    B. 高血压、糖尿病病史,绝经后阴道不规则流血

    C. 阴道黏膜菲薄

    D. 宫体大、软

    E. 宫颈光滑

10. 为进一步确诊,首选的检查是(　　　)

    A. 双合诊 　　　　　　　　　　　B. 三合诊

    C. 分段诊刮 　　　　　　　　　　D. 宫颈刮片

    E. 宫颈细胞学检查

11. 经检查确诊为子宫内膜癌Ⅰ期,首选治疗(　　　)

    A. 化疗 　　　　　　　　　　　　B. 放射疗法

    C. 激素治疗 　　　　　　　　　　D. 手术和放疗结合

    E. 筋膜外全子宫切除术 + 双附件切除术

（三）B 型题

（1~3 题共用备选答案）

    A. 子宫内膜癌 　　　　　　　　　B. 子宫肌瘤

    C. 宫颈癌 　　　　　　　　　　　D. 卵巢恶性肿瘤

    E. 宫颈上皮内瘤变

1. 绝经后不规则阴道流血最应考虑诊断是(　　　)

2. 月经周期缩短、经期延长、经量增多最先考虑诊断是（　　　）

3. 老年女性腹胀、腹痛、发现下腹部包块最先考虑诊断是（　　　）

（4~6 题共用备选答案）

   A. ⅠB1 期   B. ⅠA2 期

   C. ⅢA 期   D. ⅠA 期

   E. ⅢB 期

4. 卵巢肿瘤局限于一侧卵巢,腹膜表面可见种植直径 2cm（　　　）

5. 子宫内膜癌侵犯宫颈间质累及子宫浆膜层（　　　）

6. 宫颈癌局限子宫颈,宫颈可见直径 4cm 占位（　　　）

（7~9 题共用备选答案）

   A. 定期随访观察   B. 全子宫切除术

   C. 放射治疗   D. 全子宫及附件切除术

   E. 肿瘤细胞减灭术

7. 治疗子宫肌瘤用于近绝经期无症状患者的方法是（　　　）

8. 用于宫颈原位癌患者的方法是（　　　）

9. 适用于晚期卵巢癌妇女的方法是（　　　）

（10~12 题共用备选答案）

   A. 肌瘤肉瘤变   B. 浆膜下肌瘤

   C. 黏膜下肌瘤   D. 宫颈肌瘤

   E. 肌壁间肌瘤

10. 最易引起月经量多的是（　　　）

11. 可能引起扭转的是（　　　）

12. 易发生于老年患者的是（　　　）

（13~16 题共用备选答案）

   A. 富含 AFP 的肿瘤   B. 对化学治疗最敏感的卵巢肿瘤

   C. 引起子宫内膜增生过长的卵巢肿瘤   D. 对放疗最敏感的卵巢肿瘤

   E. 最容易发生蒂扭转的卵巢肿瘤

13. 颗粒细胞瘤（　　　）

14. 卵巢畸胎瘤（　　　）

15. 无性细胞瘤（　　　）

16. 卵黄囊瘤（　　　）

二、填空题

1. 子宫肌瘤按肌瘤与肌壁关系分为_____、_____和_____。

2. 卵巢肿瘤并发症包括_____、_____、_____和_____。

3. 子宫内膜癌发病相关因素分_____和_____,其中_____预后不良。

三、名词解释

1. 子宫颈上皮内瘤变

2. 转化区

3. 子宫内膜癌

4. 理想的肿瘤细胞减灭术

5. 库肯勃瘤

四、简答题

1. 简述子宫颈上皮内瘤变的治疗原则。

2. 简述子宫肌瘤的临床表现。

3. 简述卵巢肿瘤的治疗原则。

4. 简述子宫肌瘤的手术适应证及手术方式。

五、案例分析题

案例1：

患者，女，60岁，因"腹部胀痛3个月"就诊。患者既往月经规律，无痛经，5年前自然绝经。3个月前自觉腹部胀痛，曾到消化科就诊，未有明确诊断，未行诊治。近1个月自觉腹胀明显，无食欲，进食少，明显消瘦，大小便正常，无发热，睡眠尚可。否认肝炎、结核等传染病史，否认消化系统疾病。查体：一般状态欠佳，消瘦，浅表淋巴结未触及肿大，腹部膨隆，移动性浊音阳性，无肌紧张，无压痛，无反跳痛。妇科检查：外阴萎缩；阴道皱襞变平，有少量乳白色分泌物；子宫颈光滑、萎缩，子宫略小于正常、活动好、无压痛；双附件区可触及直径5cm、囊实性肿物，无压痛，与周围组织关系密切，活动差。三合诊检查：子宫底韧带有散在结节样肿物，无压痛。

问题：1. 该患者的最可能的临床诊断是什么？

2. 为明确诊断应做什么检查？

3. 应与哪些疾病鉴别？

4. 如何处理？

案例2：

患者，女性，35岁，因"突发下腹痛1h"于2013年10月24日就诊。既往月经规律，末次月经：2013年10月14日，与平素月经相同，两年前体检B超提示：右侧卵巢囊肿，直径5cm，此后每半年复查1次，超声提示囊肿大小无改变，CA125正常范围内。1h前患者大便后突然出现下腹绞痛，同时伴有恶心，无呕吐，无发热，无阴道流血，患者近期饮食、睡眠、大小便正常，体重无明显改变，一般状态欠佳，痛苦面容，扶入病房。妇科检查：外阴、阴道、宫颈未见异常；子宫正常大小，无压痛，活动好；子宫右前方可触及直径8cm大小、张力大的肿物，压痛明面，活动差，表面光滑，左侧附件区未出现异常。

问题：1. 该患者的临床诊断是什么？

2. 该患者应如何处理？

【参考答案】

一、选择题

（一）A1/A2型题

1. E 2. A 3. D 4. A 5. D 6. E 7. E 8. E 9. E 10. E 11. A 12. D
13. A 14. E 15. C 16. C 17. D 18. C 19. C 20. E 21. B 22. D 23. E 24. C

25. D　26. D　27. D　28. C　29. B　30. D　31. E　32. D　33. D　34. B　35. E　36. B
37. B　38. B　39. D　40. B　41. C　42. B　43. D　44. C　45. E　46. E　47. E　48. D
49. D　50. D　51. B　52. A　53. C　54. D　55. D　56. D　57. C　58. A　59. D　60. B
61. E　62. E　63. B

（二）A3/A4 型题
1. D　2. D　3. B　4. A　5. E　6. D　7. D　8. B　9. B　10. C　11. E

（三）B 型题
1. A　2. B　3. D　4. E　5. C　6. A　7. A　8. B　9. E　10. C　11. B　12. A
13. C　14. E　15. D　16. A

二、填空题

1. 肌壁间肌瘤　浆膜下子宫肌瘤　黏膜下子宫肌瘤
2. 蒂扭转　破裂　感染　恶变
3. Ⅰ型雌激素依赖型　Ⅱ型非雌激素依赖型　Ⅱ型非雌激素依赖型

三、名词解释

1. 是与子宫颈浸润癌密切相关的一组癌前病变，它本身反映了宫颈癌发生发展的连续过程，常发生于 25~35 岁妇女。

2. 转化区又称为移行带，是宫颈鳞状上皮与柱状上皮连接处，又称为鳞-柱交界。

3. 子宫内膜癌是发生于子宫内膜的上皮性恶性肿瘤，也称子宫体癌，以发生在子宫内膜腺体的腺癌最常见。

4. 手术的目的是切除所有原发灶，尽可能切除所有转移灶，使残留肿瘤病灶达到最小，必要时可切除部分肠管，膀胱，脾脏等器官。若最大残余灶直径小于 1cm，称满意或理想的肿瘤细胞减灭术。

5. 库肯勃瘤是一种特殊卵巢转移性腺癌，原发部位是胃肠道，肿瘤为双侧性，中等大小，肾形，实质性，多伴腹腔积液，预后极差。

四、简答题

1. 低度上皮内病变：可以随访观察，治疗方法以物理治疗为主，有射频、冷冻、微波和激光治疗等。高度上皮内病变：需要治疗，子宫颈环形电切术（LEEP）和冷刀锥切；年龄大的、无生育要求、合并有其他手术指征的妇科良性疾病的患者也可直接行子宫切除术。

2. 子宫肌瘤多无明显症状，常于体检时发现。症状与肌瘤所在部位、大小、生长速度、有无变性等有关：月经量增多经期延长：为最常见症状。下腹包块：早期不易触及，当肌瘤增大如妊娠 3 个月大小时患者常自诉小腹正中扪及肿块，质硬，形态不规则，巨大的黏膜下肌瘤可脱出于阴道外，患者可因外阴肿物就诊。压迫症状：子宫前壁肌瘤较大压迫膀胱时可出现尿频、尿急，阔韧带和宫颈肌瘤可引起排尿障碍和尿潴留甚至输尿管扩张肾盂积水。子宫后壁肌瘤压迫直肠受压时可出现便秘、下腹坠胀不适等表现。疼痛：子宫肌瘤增大压迫盆腔组织和神经可致下腹坠痛及腰背部酸痛，月经期加重。浆膜下肌瘤蒂扭转时，表现为急性腹痛。黏膜下肌瘤脱出于宫腔时也可引起疼痛。红色变性时，剧烈腹痛可伴发热及恶心、呕吐。阴道分泌物增多：黏膜下肌瘤伴感染时可有脓血性伴臭味的分泌物。大的壁间肌瘤可使宫腔面积增大，内膜腺体分泌增加而白带过多。不孕或流产：少数子宫肌瘤压迫输卵管，使之扭曲变形或子宫腔形态发生改变,不利于受精卵着床而导致不孕或流产。贫血:由于长时间出血致继发性贫血,严重时可出现全身乏力、面色苍白、气促等症状。体征:肌瘤较大时,可在耻骨联合上扪及质硬、无压痛、不规则肿块。妇科检查时,发现子宫增大、质硬、形态不规则,或有明显结节突出于表面;浆膜下肌瘤可扪及单个实质性球状肿物,有蒂、与子宫相连带蒂黏膜下肌瘤可脱出宫颈外口至阴道内,呈粉红色,表面光滑,如感染,可有渗出液覆盖或有溃疡形成,并伴恶臭排液。

3. 良性肿瘤:已经确诊良性肿瘤应立即手术。若卵巢肿块小直径小于 5cm 疑为卵巢瘤样病变,可做短期观察。交界性肿瘤:主要采用手术治疗,化疗只用于有残留病灶和复发患者。恶性卵巢肿瘤:原则是以手术治疗为主,辅以化疗、放疗等综合治疗方法。

4. 子宫肌瘤的手术适应证::①子宫肌瘤合并月经过多或异常子宫出血甚至导致贫血;或泌尿、消化、神经等系统出现相关症状、药物治疗无效;②能确定子宫肌瘤是不孕或反复流产的原因;③带蒂的浆膜下肌瘤发生扭转;④绝经后未行激素补充治疗但肌瘤仍生长;⑤短期内肌瘤增大速度较快者。手术途径可采用经腹、经阴道、腹腔镜、宫腔镜下手术。术式有:子宫切除术(包括全子宫切除术及子宫次全切除术)和子宫肌瘤摘除术。

五、案例分析题

案例 1:

1. 临床诊断:卵巢恶性肿瘤。

2. 进一步检查

(1)腹部及盆腔超声检查必要时可以行 CT 及 MRI 检查。

(2)胃及肠镜检查、输尿管及肾盂造影。

(3)肿瘤标记物:CA125, AFP, CEA 等。

(4)腹腔穿刺进行腹腔积液细胞学检查。

(5)结核菌素实验。

3. 需要鉴别疾病:慢性盆腔炎、生殖器结核、卵巢转移性肿瘤、卵巢良性肿瘤。

4. 处理

(1)与患者家属沟通病情,积极术前准备,完善各项术前检查。

(2)如无禁忌证尽快行剖腹探查术,根据术中快速病理结果决定手术范围,如为卵巢恶性肿瘤应行理想的肿瘤细胞减灭术。

(3)根据术后病理卵巢癌的组织学类型选择化疗方案及疗程。

(4)出院后定期随访。

案例 2:

1. 诊断:卵巢囊肿蒂扭转。

2. 处理

(1)与患者家属沟通病情,积极术前准备,完善各项术前检查。

(2)如无禁忌证尽快行剖腹探查术,根据术中快速病理结果决定手术范围。

(3)根据术后病理结果决定下一步治疗方案。

(4)出院后定期随访。

(王艳丽 王泽华 张 媛 杨 萍)

第十八章　妊娠滋养细胞疾病

【重点、难点解析】

本章重点解析妊娠滋养细胞疾病诊断、临床表现和处理原则；难点解析妊娠滋养细胞疾病的鉴别诊断、化疗方案及注意事项。

妊娠滋养细胞疾病（gestational trophoblastic disease, GTD）是一组来源于胎盘滋养细胞的疾病。分为葡萄胎、侵蚀性葡萄胎、绒毛膜癌（简称绒癌）、胎盘部位滋养细胞肿瘤和上皮样滋养细胞肿瘤等。其中葡萄胎属良性疾病，包括完全性葡萄胎和部分性葡萄胎。绒癌、胎盘部位滋养细胞肿瘤和上皮样滋养细胞肿瘤称为妊娠滋养细胞肿瘤，属于恶性肿瘤。侵蚀性葡萄胎在 2014 年世界卫生组织新分类中将其列为交界性或不确定行为肿瘤，但在临床上仍将其归类于妊娠滋养细胞肿瘤。

一、葡萄胎

分完全性葡萄胎与部分性葡萄胎。

（一）临床表现

1. 完全性葡萄胎　典型症状：①停经后阴道流血，葡萄胎组织有时可自行排出；②子宫异常增大、变软；③妊娠呕吐；④子痫前期征象；⑤甲状腺功能亢进；⑥腹痛；⑦卵巢黄素化囊肿。

2. 部分性葡萄胎　大多没有典型症状，若有症状程度也较轻。阴道流血常见，但子宫多数与停经月份相符甚至更小。

（二）诊断

1. 有葡萄胎的临床表现。

2. 辅助检查　①超声检查，完全性葡萄胎典型超声图像为子宫大于相应孕周，无妊娠囊或胎心搏动，宫腔内充满不均质密集状或短条状回声，呈"落雪状"，水泡较大时则呈"蜂窝状"；② HCG 测定，患者血清 HCG 滴度明显高于正常孕周的相应值，而且在停经 8~10 周以后继续持续上升。

（三）处理

1. 清宫　葡萄胎诊断明确应及时清宫。清宫注意事项：①清宫前患者有无严重的合并症、并发症，若有应先对症处理；②第一次清宫由经验足的妇科医师进行；③须在输液、备血准备及超声监测下进行；④选用大号吸管吸引，待葡萄胎组织大部分吸出、子宫明显缩小后，改用刮匙轻柔刮宫；⑤为减少出血和预防子宫穿孔，可在术中应用缩宫素静脉滴注。缩宫素可能把滋养细胞压入子宫壁血窦，导致肺栓塞和转移，虽然目前尚无充分证据证实这一风险，但常推荐在充分扩张宫颈管和开始吸宫后使用缩宫素;⑥术中尽可能一次刮干净,术后1周复查超声,若有组织残留,行第二次刮宫;⑦每次刮宫的刮出物,必须送组织学检查。

2. 卵巢黄素化囊肿的处理 一般无需处理。若发生急性蒂扭转,可在B型超声或腹腔镜下做穿刺吸液,囊肿也多能自然复位。若扭转时间较长发生坏死,则需做患侧附件切除术。

3. 预防性化疗 有高危因素和随访困难的完全性葡萄胎患者可考虑预防性化疗,不常规推荐。部分性葡萄胎不作预防性化疗。

4. 子宫切除术 不作为常规处理。

二、妊娠滋养细胞肿瘤

1. 妊娠滋养细胞肿瘤包括绒癌、胎盘部位滋养细胞肿瘤和上皮样滋养细胞肿瘤等。侵蚀性葡萄胎在2014年世界卫生组织新分类中将其列为交界性或不确定行为肿瘤,但在临床上仍将其归类于妊娠滋养细胞肿瘤。妊娠滋养细胞肿瘤60%继发于葡萄胎,30%继发于流产,10%继发于足月妊娠或异位妊娠。葡萄胎可继发侵蚀性葡萄胎或绒癌,而非葡萄胎妊娠后只继发绒癌。

2. 病理特点

侵蚀性葡萄胎镜下见:①水泡状组织侵入子宫肌层;②有绒毛结构及滋养细胞增生和异型性,但绒毛结构也可退化,仅见绒毛阴影。

绒癌镜下见:①细胞滋养细胞和合体滋养细胞成片状高度增生,明显异型性;②无绒毛或水泡状结构。

3. 诊断 根据葡萄胎排空后或流产、足月分娩、异位妊娠后出现阴道流血和(或)转移灶及其相应症状和体征,结合HCG测定等检查,应考虑妊娠滋养细胞肿瘤可能。

4. 治疗原则 以化疗为主、手术及放疗为辅的综合治疗。在明确诊断的基础上,根据临床症状、体征及各项辅助检查结果,做出正确的临床分期,并根据预后评分将患者评定为低危或高危(低危通常包括≤6分的Ⅰ~Ⅲ期患者,高危通常包括>6分的Ⅰ~Ⅲ期和Ⅳ期患者,再结合骨髓功能、肝肾功能及全身情况等评估,制订合适的治疗方案,以实施分层治疗。

【练习题】

一、选择题

（一）A1/A2 型题

1. 关于葡萄胎病理特点,下列**错误**的是（   ）

    A. 找不到绒毛结构   B. 绒毛水肿

    C. 见绒毛   D. 滋养细胞增生

    E. 滋养细胞呈异型性

2. 关于葡萄胎,下列说法**错误**的是（   ）

    A. 葡萄胎是良性肿瘤   B. 多发生在生育年龄

    C. 部分性葡萄胎可见胎儿组织   D. 所有葡萄胎发病均与前次妊娠有关

    E. 葡萄胎刮宫术后应随访

3. 关于妊娠滋养细胞疾病的发生,正确的说法是（   ）

    A. 妊娠滋养细胞肿瘤大部分继发于葡萄胎

B. 妊娠滋养细胞肿瘤只能继发于葡萄胎

C. 非葡萄胎妊娠后只能继发侵蚀性葡萄胎

D. 流产或足月妊娠或异位妊娠能继发葡萄胎

E. 非葡萄胎妊娠后不可能继发绒癌

4. 下列病理符合侵蚀性葡萄胎的是（　　）

    A. 显微镜下没有见到滋养细胞增生　　　　B. 滋养细胞异常增生

    C. 显微镜下见不到绒毛结构　　　　　　　D. 滋养细胞增生

    E. 显微镜下子宫肌层内见滋养细胞高度增生及异型性及绒毛结构

5. 无转移妊娠滋养细胞肿瘤的主要临床表现是（　　）

    A. 阴道流血　　　　　　　　　　　　　　B. 子宫复旧完全

    C. 没有假孕症状　　　　　　　　　　　　D. 一般有剧烈腹痛

    E. 葡萄胎排空后卵巢黄素化囊肿消失

6. 超声是诊断葡萄胎可靠的辅助检查,下列**错误**的是（　　）

    A. 完全性葡萄胎典型超声图像为子宫大于相应孕周,无孕囊或胎心

    B. 宫腔内充满不均质密集状或短条状回声,呈"落雪状"

    C. 宫腔内充满水泡较大时,则呈"蜂窝状"

    D. B 型超声常可测到双侧或一侧卵巢实质性包块

    E. 部分性葡萄胎可有时可见胎儿或羊膜腔,胎儿通常畸形

7. 妊娠滋养细胞肿瘤化疗**不正确**的是（　　）

    A. 低危患者选择单一药物化疗　　　　　　B. 高危患者选择联合化疗

    C. 低危患者选择放线菌素 D 和氟尿嘧啶　　D. 常用一线化疗药有甲氨蝶呤等

    E. 毒副作用应防治

8. 妊娠滋养细胞肿瘤的随访指导**不正确**的是（　　）

    A. 第 1 次随访在治疗结束后第 1 周　　　　B. 治疗结束后 1 个月内每周随访 1 次

    C. 3 年后每半年随访 1 次,直至 5 年　　　　D. 5 年后可每年随访 1 次,直至终生

    E. 化疗停止 2 个月后方可妊娠

9. 李女士,25 岁,停经 2 月余,阴道不规则流血 4d,超声见宫腔内充满不均质密集状或短条状回声,呈"落雪状",伴咳嗽、咯血,最先考虑的诊断是（　　）

    A. 肺结核　　　　　　　　　　　　　　　B. 不全流产

    C. 肺肿瘤　　　　　　　　　　　　　　　D. 功能失调性子宫出血

    E. 侵蚀性葡萄胎

10. 周女士,30 岁,诊断为绒癌,最佳的治疗是（　　）

    A. 手术治疗　　　　　　　　　　　　　　B. 介入治疗

    C. 放疗　　　　　　　　　　　　　　　　D. 化疗

    E. 动态观察

（二）A3/A4 型题

（1~2 题共用题干）

患者,32 岁,人工流产术后 1 年,近日咳嗽、咯血,胸片提示肺部多个结节影,血 HCG 定量明显升高,诊断:绒癌(Ⅲ：7)。

1. 下一步治疗为（　　）

        A. 理疗
        B. 抗感染
        C. 肺叶切除
        D. 放疗
        E. 化疗

2. 化疗方案首选（   ）

        A. 5-FU+KSM
        B. MTX（甲氨蝶呤）
        C. 顺铂
        D. 5-FU（5-氟尿嘧啶）
        E. KSM（放线菌素D）

（3~4题共用题干）

患者,女,35岁。停经2月,阴道不规则流血3d。妇科检查子宫4个月妊娠大小。B超显示宫腔内落雪征。

3. 首先考虑诊断（   ）

        A. 自然流产
        B. 双胎妊娠
        C. 妊娠合并子宫肌瘤
        D. 葡萄胎
        E. 羊水过多

4. 下一步治疗（   ）

        A. 清宫术
        B. 化疗
        C. 子宫切除术
        D. 放疗
        E. 继续观察

（三）B型题

（1~2题共用备选答案）

        A. 5-FU（5-氟尿嘧啶）
        B. 卡铂（CBP）
        C. 顺铂（DDP）
        D. 6-巯基嘌呤（6-MP）
        E. 5-FU+KSM

1. 无转移的低危侵蚀性葡萄胎患者化疗选用（   ）

2. 绒癌肺转移,化疗选用（   ）

（3~4题共用备选答案）

        A. 1~2
        B. 2~3
        C. 4
        D. 5
        E. 6

3. 低危GTN患者HCG水平恢复正常之后,巩固化疗（   ）个周期

4. 高危GTN患者HCG水平恢复正常之后,巩固化疗（   ）个周期

二、填空题

1. 在正常情况下,葡萄胎排空后血清HCG逐渐下降,首次降至正常的平均时间大约_____,最长不超过_____。

2. 妊娠滋养细胞肿瘤继发于葡萄胎_____,继发于流产_____,继发于足月妊娠或异位妊娠_____。

3. 转移性滋养细胞肿瘤转移部位的共同特点是_____。

4. 妊娠滋养细胞肿瘤治疗原则:以_____为主、_____及_____为辅的综合治疗。

5. 妊娠滋养细胞肿瘤最常见转移部位是_____。

三、名词解释

1. 妊娠滋养细胞疾病（GTD）
2. 妊娠滋养细胞肿瘤（GTN）
3. 卵巢黄素化囊肿

四、简答题

1. 葡萄胎第一次清宫的注意事项有哪些？
2. 妊娠滋养细胞肿瘤规范化及个体化治疗原则有哪些？

五、案例分析题

某患者，女，37岁，因"停经3月，阴道不规则流血2d"入院；查体：T 36.4℃，P 78次/min，R 20次/min，BP 130/80mmHg。神志清楚，步入病房。妇科检查：子宫底位于脐耻之间。胸片无异常。B超检查：宫腔内见蜂窝状声像图，未见胎动及胎心搏动，双侧卵巢增大，无回声，呈多房，左侧8cm×5cm×5cm大小，右侧6cm×7cm×5cm大小。实验室检查：血清HCG 120 000U/L；查血常规：Hb 110g/L，WBC 15×10^9/L，N 0.75、L 0.25，BLT 110×10^9/L；胸部CT示双肺无异常。

问题：1. 根据上述资料，请问该女士临床诊断是什么？
2. 诊断依据有哪些？
3. 对该女士应如何处理？

【参考答案】

一、选择题

（一）A1/A2型题

1. A　2. D　3. A　4. E　5. A　6. D　7. C　8. E　9. E　10. D

（二）A3/A4型题

1. E　2. A　3. D　4. A

（三）B型题

1. A　2. E　3. B　4. C

二、填空题

1. 8~12周　14周

2. 60%　30%　10%

3. 局部出血

4. 化疗　手术　放疗

5. 肺

三、名词解释

1. 妊娠滋养细胞疾病（GTD）是一组来源于胎盘滋养细胞的疾病。分为葡萄胎、侵蚀性葡萄胎、绒毛膜癌（简称绒癌）、胎盘部位滋养细胞肿瘤和上皮样滋养细胞肿瘤等。

2. 妊娠滋养细胞肿瘤包括：绒癌、胎盘部位滋养细胞肿瘤和上皮样滋养细胞肿瘤等。侵蚀性葡萄胎在 2014 年世界卫生组织新分类中将其列为交界性或不确定行为肿瘤，但在临床上仍将其归类于妊娠滋养细胞肿瘤。

3. 妊娠滋养细胞疾病时大量 HCG 刺激卵巢卵泡内膜细胞发生黄素化而引起卵巢黄素化囊肿。多为双侧，大小不等，最小在光镜下可见，最大直径可达 20cm 以上。表面光滑，活动度好，切面为多房，囊壁薄，囊液清亮或琥珀色。

四、简答题

1. 葡萄胎第一次清宫的注意事项：①清宫前患者有无严重的合并症、并发症，若有应先对症处理；②第一次清宫由经验足的妇科医师进行；③须在输液、备血准备及超声监测下进行；④选用大号吸管吸引，待葡萄胎组织大部分吸出、子宫明显缩小后，改用刮匙轻柔刮宫；⑤为减少出血和预防子宫穿孔，可在术中应用缩宫素静脉滴注。缩宫素可能把滋养细胞压入子宫壁血窦，导致肺栓塞和转移。虽然目前尚无充分证据证实这一风险，但常推荐在充分扩张宫颈管和开始吸宫后使用缩宫素；⑥术中尽可能一次刮干净，术后 1 周复查超声，若有组织残留，行第二次刮宫；⑦每次刮宫的刮出物，必须送组织学检查。

2. 妊娠滋养细胞肿瘤治疗采用以化疗为主，手术和放疗为辅的治疗原则。必须在评估的基础上做出正确分期，实施分层治疗。低危患者选择单一药物化疗，高危患者选择联合化疗。手术为辅助治疗，用于控制大出血等各种并发症和切除耐药病灶等。选择性动脉栓塞可用于治疗滋养细胞肿瘤导致的腹腔内出血或子宫出血。放射治疗应用较少，主要用于脑转移的患者。

五、案例分析题

1. 临床诊断：葡萄胎。

2. 诊断依据：①女患者，37 岁；②停经 3 个月，阴道不规则流血 2d；③妇科检查，子宫底位于脐耻之间；④ B 超检查，宫腔内见蜂窝状声像图，未见胎动及胎心搏动，双侧卵巢增大，无回声，呈多房，左侧 8cm×5cm×5cm 大小，右侧 6cm×7cm×5cm 大小；⑤实验室检查，尿 HCG 阳性，血清 HCG 120 000U/L；⑥胸部 CT 示双肺无异常。

3. 处理：①在输液、备血准备下清除宫腔内容物；②刮出组织送病理学检查；③黄素化囊肿一般无需处理，可自行消退；④预防感染；⑤随访，密切监测 HCG；⑥ HCG 正常后避孕半年。

（袁超燕）

第十九章　子宫内膜异位症和子宫腺肌病

【重点、难点解析】

本章重点解析子宫内膜异位症和子宫腺肌病的概念、主要的病理变化、临床表现、诊断与治疗原则及预防。难点解析子宫内膜异位症及子宫腺肌病的治疗方法。

一、子宫内膜异位症

（一）概述

当具有生长功能的子宫内膜组织（腺体和间质）在子宫腔被覆黏膜以外的身体其他部位出现时称子宫内膜异位症（endometriosis，EMT），简称内异症。异位子宫内膜虽可生长在远离子宫的全身任何部位，但绝大多数侵犯盆腔内的卵巢、宫骶韧带、子宫后壁下部浆膜面以及覆盖直肠子宫陷凹、乙状结肠的腹膜层和阴道直肠隔。其中以侵犯卵巢者最常见，约占80%，故临床常称盆腔子宫内膜异位症。子宫内膜亦可出现和生长在子宫肌层，称子宫腺肌病（adenomyosis）。子宫内膜异位症的发病与卵巢的周期性变化有关，初潮前无发病者，绝经后或切除卵巢后异位内膜组织可逐渐萎缩吸收，妊娠或使用性激素抑制卵巢功能可暂时阻止此病的发展。其发病机制尚未完全阐明，有子宫内膜种植学说、淋巴及静脉播散学说、体腔上皮化生学说、免疫学说、遗传学说等多种学说。但尚无一种可以解释全部内膜异位症的发生，因而有可能不同部位的内膜异位症有不同的发病机制，各种学说可以相互补充。

（二）主要病理变化

主要病理变化为异位内膜随卵巢激素的变化而发生周期性出血，伴有周围纤维组织增生和粘连形成，以致在病变区出现紫褐色斑点或小泡，最后发展为大小不等的紫蓝色实质结节或包块，但可因病变发生部位和程度不同而有所差异。

（三）临床表现

1. **症状**　继发性的进行性的痛经是子宫内膜异位症的最典型的症状；其次还可出现月经量增多、经期延长或经前点滴出血及不孕等。肠道内异症常有消化道症状如便频、便秘、便血、排便痛或肠痉挛，严重时可出现肠梗阻。膀胱内异症常出现尿频、尿急、尿痛甚至血尿。输尿管内异症常以输尿管扩张或肾积水就诊，甚至出现肾萎缩、肾功能丧失。肺及胸膜内异症可出现经期咯血及气胸。腹壁、会阴切口内异症表现为瘢痕部位结节、与月经期密切相关的疼痛。

2. **体征**　子宫多后倾固定，直肠子宫陷凹、宫骶韧带或子宫后壁下段等部位扪及触痛性结节。在子宫的一侧或双侧附件处扪到与子宫相连的囊性偏实不活动包块。当病变累及直肠阴道隔，可在阴道后穹隆部扪及甚至可看到隆起的紫蓝色斑点、小结节或包块。

（四）诊断

根据症状、体征即可初步诊断,腹腔镜检查是国际公认的内异症诊断的最佳方法,也是确诊盆腔内异症的标准方法。腹腔镜检查或剖腹探查时活组织病理检查结果是内异症确诊的基本依据(但临床上有一定病例的确诊未能找到组织病理学证据)。

（五）预防

防止经血逆流,避免医源性异位内膜种植。采取药物避孕。

（六）治疗

目的是"减灭和消除病灶,减轻和消除疼痛,改善和促进生育,减少和避免复发"。根据患者年龄、症状、病变部位和范围、程度以及对生育要求等选择不同的治疗方法,治疗强调个体化。

1. 期待治疗 适用于病变轻微、无症状或症状轻微患者,可给予前列腺素合成酶抑制剂如吲哚美辛、萘普生、布洛芬或双氯芬酸钠等对症治疗。

2. 药物治疗 治疗目的是抑制卵巢功能,阻止内异症的发展,减少内异症病灶的活性,减少粘连的形成。治疗药物主要有非甾体类抗炎药(NSAID)、口服避孕药、高效孕激素、雄激素衍生物以及促性腺激素释放激素激动剂(GnRH-a)五大类。

3. 手术治疗

（1）目的:①切除病灶;②恢复解剖。

（2）适用于:①药物治疗后症状不缓解,局部病变加剧或生育功能仍未恢复者;②卵巢内膜异位囊肿直径 > 5~6cm,特别是迫切希望生育者。

（3）手术方式

1）保留生育功能手术:适用于年轻有生育要求的患者,特别是采用药物治疗无效者。手术范围为尽量切净或灼除内膜异位灶,保留子宫和双侧、一侧或至少部分卵巢。

2）保留卵巢功能手术:将盆腔内病灶及子宫予以切除,保留至少一侧卵巢或部分卵巢。适用于年龄在 45 岁以下,且无生育要求的重症患者。但少数患者在术后仍有复发。

3）根治性手术:将子宫、双侧附件及盆腔内所有内膜异位病灶予以切除,适用于 45 岁以上近绝经期的重症患者。

4. 药物与手术联合治疗 手术治疗前可先用药物治疗 2~3 个月,以使内膜异位灶缩小、软化,从而有可能适当缩小手术范围和有利于手术操作。术后亦可给予药物治疗 2~3 个月,以使残留的内膜异位灶萎缩退化,从而降低术后复发率。

二、子宫腺肌病

（一）临床特征

多发生于 30~50 岁经产妇,约有半数患者同时合并子宫肌瘤,约 15% 患者合并子宫内膜异位症。半数以上患者有继发性的渐进性加重的痛经;有月经过多、经期延长或不规则出血、不孕的表现;子宫多为均匀性增大,也可为局限性结节隆起。30% 患者无任何临床症状。B 型超声或磁共振成像检查有助于诊断。组织病理检查是诊断的"金标准",少数子宫内膜在子宫肌层中呈局限性生长形成结节或团块,类似肌壁间肌瘤,称子宫腺肌瘤。腺肌瘤周围无包膜存在,与四周的肌层无明显分界,因而难以将其自肌层剥出。

（二）治疗

应视疾病的严重程度、患者的年龄及有无生育要求而定,采取期待疗法、药物治疗和手术治疗。

【练习题】

一、选择题

（一）A1/A2 型题

1. 子宫内膜异位症的定义是（　　　）

    A. 子宫内膜组织（腺体和间质）在子宫腔被覆黏膜以外的身体其他部位生长时

    B. 子宫内膜超过子宫范围生长

    C. 异位内膜形成的肿物

    D. 子宫内膜长入肌层

    E. 子宫内膜种植于卵巢

2. 关于子宫内膜异位症的发病机制，**错误**的是（　　　）

    A. 子宫内膜种植学说　　　　　　　　B. 体腔上皮化生学说

    C. 淋巴及静脉播散学说　　　　　　　D. 免疫学说

    E. 排卵学说

3. 镜下确诊子宫内膜异位病灶的依据是（　　　）

    A. 能找到红细胞　　　　　　　　　　B. 能找到紫褐色斑点

    C. 能找到病灶周围纤维增生　　　　　D. 能找到内膜间质细胞

    E. 能找到含铁血黄素的巨噬细胞

4. 子宫内膜异位症患者采用性激素治疗的主要目的是（　　　）

    A. 镇静治疗　　　　　　　　　　　　B. 抑制排卵

    C. 引起子宫内膜蜕膜样改变　　　　　D. 调节月经周期

    E. 减轻痛经程度

5. 关于盆腔子宫内膜异位症痛经，**错误**的是（　　　）

    A. 患者均有继发性的渐进性加剧的痛经

    B. 痛经的程度与病灶大小并不一定成正比

    C. 痛经常于经期第 1~2d 疼痛最剧烈，以后逐渐减轻，月经干净时消失

    D. 疼痛多位于下腹部及腰骶部，可放射至会阴、阴道、肛门或大腿

    E. 常表现为慢性盆腔痛（CPP）、性交痛、肛门坠痛

6. 子宫内膜异位病灶最常发生于（　　　）

    A. 宫骶韧带　　　　　　　　　　　　B. 直肠子宫陷凹

    C. 卵巢　　　　　　　　　　　　　　D. 子宫后壁下段

    E. 输卵管

7. 典型的盆腔子宫内膜异位症体征是（　　　）

    A. 腹部检查均无明显异常

    B. 直肠子宫陷凹、宫骶韧带或子宫后壁下段等部位扪及触痛性结节

    C. 子宫增大

    D. 宫颈举痛

    E. 合并盆腔包块

8. 45岁,经产妇,近5年痛经明显并逐年加剧,伴经量增多及经期延长,每次行经需服止痛药和止血药。妇科检查:子宫均匀增大如孕8周,质硬,有压痛;附件未及异常。最可能的诊断为是( )

  A. 痛经   B. 子宫腺肌病

  C. 子宫内膜结核   D. 子宫内膜息肉

  E. 子宫肌瘤

9. 26岁女性,G_1P_0,人工流产1次。原发痛经,子宫稍大于正常,右卵巢子宫内膜异位囊肿8cm大小,局部粘连,治疗应该选择( )

  A. 药物治疗   B. 子宫切除+囊肿剥除+粘连松解术

  C. 期待疗法   D. 右附件切除术+粘连松解术

  E. 右卵巢囊肿剥除+粘连松解术

10. 30岁,婚后5年未孕,近3年来月经量增多,经期延长伴经期腹痛逐渐加重,妇科检查:子宫后位,稍大,质较硬,活动差,子宫后壁下段可触及黄豆大小数个触痛结节,左侧附件区可触及6cm×5cm×5cm包块,质韧,囊性,不活动,无压痛,最可能的诊断是( )

  A. 子宫腺肌病伴左卵巢巧克力囊肿 B. 多发性子宫肌瘤

  C. 子宫腺肌瘤   D. 右侧卵巢畸胎瘤

  E. 慢性盆腔炎并左附件包裹性积液

(二)A3/A4型题

(1~3题共用题干)

28岁女性,婚后2年未孕,月经正常,近2年出现痛经进行性加剧,半年前行输卵管通液检查显示通畅,妇科检查:子宫正常大小,后位,不活动,后壁有触痛性小结节,右附件可触及5cm×4cm×3cm包块,囊性,活动欠佳,无压痛。

1. 以下处理**不恰当**的是( )

  A. B型超声检查   B. 腹腔镜检查

  C. 盆腔MRI   D. 盆腔CT

  E. 宫腔镜检查

2. 为进一步确诊,应首选的检查为( )

  A. B型超声检查   B. 子宫内膜病理检查

  C. 腹腔镜检查   D. CA125测定

  E. 再次输卵管通液检查

3. 若手术已确诊为子宫内膜异位症并给予相应的治疗后,该患者不宜采取的治疗是( )

  A. 期待自然妊娠6个月并给予生育指导

  B. 使用亮丙瑞林皮下注射治疗3~6个月后指导其自然怀孕

  C. 药物治疗控制病情后,使用人工授精助孕

  D. 口服避孕药治疗

  E. 直接行体外受精-胚胎移植术助孕

(三)B型题

(1~5题共用备选答案)

  A. 期待疗法   B. 药物疗法

  C. 保守手术   D. 保留卵巢功能手术

E. 根治性手术

1. 症状和病变均严重的无生育要求的内膜异位患者可考虑（　　）
2. 有生育要求的重度内膜异位症患者可采用（　　）
3. 有生育要求的轻度内膜异位症患者宜采用（　　）
4. 病变轻微、无症状或症状轻微的内膜异位症患者可采用（　　）
5. 年轻无生育要求的重度内膜异位症患者可采用（　　）

二、填空题

1. 子宫内膜异位症主要的病理变化为_____、_____。
2. _____子宫内膜异位症最多见。
3. 子宫内膜异位症的最典型的症状是_____、_____痛经。
4. 子宫内膜异位症月经失调可能与_____、_____或同时合并有_____或_____有关。
5. 子宫腺肌病的临床表现有_____、_____、_____。

三、名词解释

1. 子宫内膜异位症
2. "雌激素窗口剂量理论"学说
3. 子宫腺肌瘤

四、简答题

1. 子宫内膜异位症手术治疗的种类有哪些？如何选择？
2. 如何预防子宫内膜异位症的发生？

五、案例分析题

33岁女性患者，因"痛经进行性加重2年余，未避孕未孕1年"主诉于2017年12月20日就诊。

患者自诉既往月经规则，无痛经，已婚，G_2P_1。2年余前开始出现痛经，呈进行性加重，经期明显，经净后缓解或消失，伴下腹坠胀痛，大小便正常，体重无明显改变。1年来未避孕、未分居，一直未孕。丈夫身体健康，精液正常。既往月经规则，5~6/28~30，末次月经2017年12月10日。

查体：生命体征平稳，神志清楚，心肺腹部体检无异常。

妇科检查：外阴，已婚已产式；阴道，通畅，软，内见少量白色分泌物；宫颈，少许糜烂，无举痛；宫体，后倾、固定，稍大，质中，无压痛，子宫后壁下段可扪及触痛性结节；附件，右侧附件区可触及一直径约8cm囊性肿物，不活动，轻压痛；左侧附件稍增厚，无压痛。三合诊，右侧宫骶韧带增厚，可及触痛结节。

问题：

1. 该患者的初步诊断是什么？
2. 诊断依据是什么？
3. 还需进一步完善哪些检查？
4. 如何治疗？

【参考答案】

一、选择题

（一）A1/A2 型题

1. A 2. E 3. D 4. B 5. A 6. C 7. B 8. B 9. E 10. A

（二）A3/A4 型题

1. E 2. C 3. D

（三）B 型题

1. E 2. C 3. B 4. A 5. D

二、填空题

1. 异位内膜随卵巢激素的变化而发生周期性出血　伴有周围纤维组织增生和粘连形成
2. 卵巢
3. 继发性的　进行性的
4. 卵巢无排卵　黄体功能不足　子宫腺肌病　子宫肌瘤
5. 痛经　月经异常　子宫增大

三、名词解释

1. 当具有生长功能的子宫内膜组织（腺体和间质）在子宫腔被覆黏膜以外的身体其他部位出现时称子宫内膜异位症。

2. "雌激素窗口剂量理论"学说，即将体内雌激素的水平维持在不刺激异位内膜生长而又不引起围绝经期症状及骨质丢失的范围（雌二醇水平在 40~50pg/ml 之间），既不影响治疗效果，又可减轻不良反应。

3. 少数子宫内膜在子宫肌层中呈局限性生长形成结节或团块，类似肌壁间肌瘤，称子宫腺肌瘤。

四、简答题

1. 根据手术范围的不同，手术种类有保留生育功能、保留卵巢功能和根治性手术 3 类。

1）保留生育功能手术：适用于年轻有生育要求的患者，特别是采用药物治疗无效者。手术范围为尽量切净或灼除内膜异位灶，但保留子宫和双侧、一侧或至少部分卵巢。手术可经腹腔镜或剖腹直视下进行。

2）保留卵巢功能手术：将盆腔内病灶及子宫予以切除，要保留至少一侧卵巢或部分卵巢以维持患者卵巢功能。此手术适用于年龄在 45 岁以下，且无生育要求的重症患者。但少数患者在术后仍有复发。

3）根治性手术：即将子宫、双侧附件及盆腔内所有内膜异位病灶予以切除，适用于 45 岁以上近绝经期的重症患者。

2. 如何预防子宫内膜异位症的发生？

1）及时发现并治疗引起经血潴留的疾病如先天性生殖道畸形、闭锁、狭窄、继发性宫颈管粘连、宫腔部分粘连、阴道狭窄等。

2）避免月经前进行输卵管通畅试验、以免将子宫内膜推注入腹腔。

3）避免手术操作所引起的子宫内膜异位：凡进入宫腔内的经腹手术,特别是中孕期剖宫取胎术,均应用纱布垫保护好子宫切口周围,以防宫腔内容物溢入腹腔和腹壁切口；缝合子宫壁时,避免缝针穿透子宫内膜层。

4）宫颈及阴道手术包括宫颈电烙、激光和微波治疗以及整形术等均应在月经干净后 3~7d内进行,以免下次月经来潮时脱落的子宫内膜种植在尚未愈合的手术创面。

5）人工流产负压吸宫术时,吸管应缓慢拔出,以免宫腔内外压差过大,宫腔内血液和内膜有随负压而被吸入腹腔内的危险。

五、案例分析题

1. 该患者的初步诊断是

1）盆腔肿物性质待查：卵巢子宫内膜异位囊肿？

2）子宫腺肌病。

3）继发性不孕。

2. 诊断依据

1）已婚女性,主诉"痛经进行性加重 2 年余,未避孕未孕 1 年"。

2）疼痛特点：痛经进行性加重,经期明显,经净后缓解或消失。

3）妇科检查子宫后倾,固定,稍大,子宫后壁下段可扪及触痛性结节；附件：右侧附件区可触及一直径约 8cm 囊性肿物,不活动,轻压痛,左侧附件稍增厚,无压痛。三合诊：右侧宫骶韧带增厚,可及触痛结节。

3. 还需要完善的检查有妇科超声检查、CA125 检测、腹腔镜检查,必要时肠镜或者膀胱镜检查。

4. 治疗方案

1）卵巢子宫内膜异位囊肿、子宫腺肌病治疗方案的选择需遵循减灭和消除病灶,减轻和消除疼痛,改善和促进生育,减少和避免复发的原则。

2）治疗方案的选择需考虑以下因素：①年龄；②生育要求；③症状的严重性；④既往治疗史；⑤病变部位和范围；⑥患者的意愿。

3）具体治疗方案有：期待疗法、药物治疗、手术治疗、药物与手术联合治疗等。

该患者 33 岁,已婚,有再生育要求,查体发现右侧附件直径 8cm 的包块,合并继发不孕 1 年,故首选治疗方案选择手术治疗即腹腔镜下右侧卵巢囊肿剥除术联合宫腔镜检查 + 输卵管通畅度检查,术后酌情辅以药物治疗或助孕治疗。

（谭布珍）

第二十章 ｜ 女性生殖内分泌疾病

【重点、难点解析】

女性生殖内分泌疾病是妇产科常见的疾病，通常是由于下丘脑－垂体－卵巢轴功能异常或者其对应的靶器官异常所致，有一些疾病还涉及遗传、生殖器官发育异常等。本章主要介绍排卵障碍性异常子宫出血、闭经、多囊卵巢综合征及绝经综合征。

一、排卵障碍性异常子宫出血

是指由于排卵障碍引起的月经周期与经期出血量异常的子宫出血，是由于调节生殖的神经内分泌机制失常引起的异常子宫出血，而全身检查及生殖器官检查均未发现明显的器质性疾病。常表现为月经周期失去正常规律，经量增多，经期延长，甚至不规则阴道出血。

（一）分类及临床表现

排卵障碍性异常子宫出血可分为无排卵性和有排卵性两类，其中有排卵性异常子宫出血又主要有黄体功能不足、子宫内膜不规则脱落、围排卵期出血。无排卵性异常子宫出血多见于青春期及围绝经期妇女，临床表现以不规则子宫出血、月经频发或经期延长；有排卵性异常子宫出血多见于生育年龄女性，临床表现为经量增多（＞80ml）、月经频发（周期＜21d）、经期延长（＞7d）和排卵期出血。

（二）子宫内膜病理改变

1. 无排卵性异常子宫出血患者的子宫内膜受雌激素持续刺激而无孕激素拮抗，可发生不同程度的改变：①子宫内膜增生症；②增生期子宫内膜；③萎缩型子宫内膜。

2. 有排卵性异常子宫出血患者的子宫内膜形态一般表现为分泌期内膜，可能存在间质水肿不明显或腺体与间质发育不同步。

（三）治疗原则

根据不同年龄及有无生育要求，止血、调整月经周期、促进排卵、改善全身情况及预防感染是异常子宫出血的治疗原则。青春期及生育期患者应以止血、调整周期、恢复排卵功能为原则；绝经过渡期患者则以止血、调整周期、减少出血量、防止子宫内膜病变为主；生育年龄患者在排除妊娠及器质性病变后，以调整月经周期及止血为原则。

1. 无排卵性异常子宫出血

（1）止血：需根据情况选择性激素、刮宫术及辅助治疗。

1）性激素的治疗可以雌、孕激素联合用药，也可以单用孕激素治疗。雌、孕激素联合用药使用的是第三代短效口服避孕药，如去氧孕烯炔雌醇片、炔雌醇屈诺酮片或炔雌醇环丙孕酮

164

片。单孕激素制剂常用的有黄体酮针剂及口服制剂（醋酸甲羟孕酮、甲地孕酮、炔诺酮）。

2）刮宫可迅速止血，并具有诊断价值，可了解子宫内膜病理，除外恶性病变。对于绝经过渡期及病程长的生育年龄患者应首先考虑使用刮宫术。对无性生活史的青少年，不轻易做刮宫术。

3）辅助治疗可用：氨甲环酸、酚磺乙胺、维生素 K、丙酸睾酮等。

（2）调整月经周期

1）雌、孕激素序贯疗法：即人工周期，模拟正常月经周期的激素水平变化，先服用雌激素，至服药第 12d 起，每日加用孕激素促进内膜发生分泌反应，第 21d，两药同时用完，停药后 3~7d 出血。于出血第 5d 重复用药，连用 3 个周期。用药 2~3 个周期后，患者常能恢复排卵。

2）雌、孕激素合并应用：雌激素使子宫内膜增生修复，孕激素用以限制雌激素引起的内膜增生程度。适用于生育年龄异常子宫出血和围绝经期异常子宫出血且体内雌激素水平较高者。

3）后半周期疗法：适用于围绝经期异常子宫出血。于月经周期后半期加用孕激素 10d 促进内膜发生分泌反应。

（3）促进排卵：适用于青春期和育龄期有生育要求的异常子宫出血患者。

1）氯米酚（CC）：适用于体内有一定雌激素水平的异常子宫出血患者。

2）绒促性素（HCG）：具有类似 LH 作用而诱发排卵，适用于体内 FSH 有一定水平、雌激素中等水平，一般与其他促排卵药物联用。

3）尿促性素（HMG）：注意应用 HMG 时易并发卵巢过度刺激综合征。

（4）手术治疗：刮宫术如病理诊断为子宫内膜不典型增生，患者年龄超过 40 岁，无生育要求者可行子宫切除术。

2. 有排卵性异常子宫出血　有排卵性异常子宫出血患者有周期性排卵，因此临床上仍有可辨认的月经周期。类型有以下几种：黄体功能不足、子宫内膜不规则脱落和围排卵期出血。但治疗主要是调整月经周期和黄体功能补充疗法。一般需连续用药 3 个周期。

（1）雌、孕激素序贯疗法（人工周期）：是指为模仿自然月经周期中卵巢的内分泌变化，将雌、孕激素序贯应用调整月经周期的方法。适用于青春期异常子宫出血或育龄期异常子宫出血，内源性雌激素水平较低者。

（2）雌、孕激素合并应用：适用于育龄期（有避孕要求）和绝经过渡期异常子宫出血。

（3）黄体功能补充疗法：一般选用天然黄体酮制剂，自排卵后开始每日使用孕激素制剂，共 10~14d，以补充黄体期孕酮分泌不足。

二、闭经

闭经（amenorrhea）是一种常见的妇科症状，表现为无月经或月经停止。根据既往有无月经来潮，分为原发性闭经和继发性闭经。原发性闭经（primary amenorrhea）指年龄超过 14 岁，第二性征仍未发育；或年龄超过 16 岁，第二性征已发育，月经还未来潮。继发性闭经（secondary amenorrhea）指正常月经已经建立，又出现的月经停止 6 个月及以上，或按自身原有月经周期计算停止 3 个周期以上者。闭经是妇产科一种常见症状。引起闭经的疾病有先天性、创伤性、感染性、内分泌失调、肿瘤及全身因素六大类。闭经诊断和治疗的关键是寻找引起闭经的原因。闭经需要引起重视的原因是：①闭经后不排卵，患者不能受孕；②无雌激素产生的闭经可导致骨质疏松、生殖器萎缩；③能产生雌激素的闭经会导致子宫内膜增生过长，增加子宫内膜癌的发生率；④对于第二性征尚未完全发育的女孩，原发性闭经会导致严重的社会心理问题。因此,闭经的治疗需根据不同的原因、不同的目的选择不同的治疗方法进行治疗。

三、多囊卵巢综合征

多囊卵巢综合征(PCOS)是一种发病多因性、临床表现呈多态性的内分泌综合征,以高雄激素、持续无排卵、卵巢多囊样变等为临床主要特征,好发于青春期和生育期女性,是引起生育期妇女月经紊乱最常见的原因之一。

PCOS的诊断为排除性诊断。目前较多采用的诊断标准是欧洲人类生殖和胚胎学协会与美国生殖医学协会(ESHRE/ASRM)2003年提出的鹿特丹标准:①稀发排卵或无排卵;②高雄激素血症和/或高雄激素的临床表现(如痤疮、多毛);③卵巢多囊样改变:超声提示一侧或双侧卵巢直径2~9mm的卵泡≥12个,和/或卵巢体积≥10ml;④3项中符合2项并排除其他高雄激素病因(如先天性肾上腺皮质增生、库欣综合征、分泌雄激素的肿瘤)可诊断PCOS。

PCOS的治疗包括加强锻炼、控制体重、改善高雄激素的症状及恢复排卵和促进生育。

四、绝经综合征

绝经是每一妇女生命进程中必然发生的生理过程,指卵巢功能停止,永久性无月经状态。围绝经期是指女性自规律月经过渡到绝经的阶段,包括从出现卵巢功能下降有关的内分泌、生物学和临床特征起,至最后1次月经后1年。绝经综合征指妇女绝经前后出现性激素波动或减少所致的一系列绝经相关症状。

除自然绝经外,手术切除两侧卵巢或受放射线破坏,可导致人工绝经,更容易发生绝经综合征。妇女内分泌变化总的趋势是卵巢排卵逐渐停止,内分泌功能渐趋减退,雌激素和抑制素逐渐减少,而垂体分泌的促性腺激素逐渐增多。

为缓解绝经期的临床症状,提高妇女的生活质量,预防或治疗骨质疏松等老年性疾病,可选择相应的治疗措施以帮助妇女顺利渡过围绝经期。合理应用雌激素可控制或预防围绝经期相关症状及相关疾病。为预防雌激素诱发子宫内膜增生过长和子宫内膜癌,主张雌、孕激素联合治疗,即绝经激素治疗(MHT)。但MHT有其严格、特定的适应证、个体化的用药方案,并需要在医生的指导下进行严密的随访观察。雌激素不宜用于肝病、胆汁淤积性疾病、深静脉炎以及雌激素依赖性肿瘤患者。

【练习题】

一、选择题

(一)A1/A2型题

1. 青春期异常子宫出血的主要原因是( )

    A. FSH呈持续高水平   B. 月经中期LH高峰形成

    C. FSH与LH分泌相对增高   D. 对卵巢激素的正反馈反应异常

    E. 卵泡对促性腺激素的感应性降低

2. 关于围绝经期妇女内分泌变化,下列**不正确**的是( )

    A. 雌激素分泌下降   B. 孕激素分泌下降

    C. 促性腺激素分泌下降   D. 抑制素分泌下降

E. 卵泡对促性腺激素的敏感性降低

3. 15 岁中学生，月经周期 10~13/20~50d，量多，基础体温呈"单相型"，下述治疗最合适的是（　　）

    A. 止血药物   B. 诊断性刮宫

    C. 孕 - 雄激素合并疗法   D. 雌 - 孕激素序贯疗法

    E. 短效口服避孕药

4. 40 岁异常子宫出血患者，下述变化以手术切除子宫为佳的是（　　）

    A. 增生期子宫内膜   B. 萎缩型子宫内膜

    C. 子宫内膜不典型增生   D. 子宫内膜单纯型增生过长

    E. 子宫内膜剥脱不全

5. 有排卵性异常子宫出血的临床特点是（　　）

    A. 月经周期紊乱   B. 出血量多少不定

    C. 短期停经后出血   D. 经前宫颈黏液见羊齿状结晶

    E. 基础体温双相型

6. Asherman 综合征是指（　　）

    A. 下丘脑性闭经   B. 垂体功能低下闭经

    C. 卵巢功能早衰   D. 宫腔粘连闭经

    E. 先天性子宫缺如

7. 关于无排卵性异常子宫出血，下列正确的是（　　）

    A. 子宫内膜为分泌期子宫内膜   B. 多发生在青春期和更年期

    C. 出血原因主要由于孕激素撤退   D. 基础体温呈双相

    E. 产后哺乳期为主要的发生时间

8. 卵巢性闭经时激素测定应该是（　　）

    A. FSH 升高   B. E 升高

    C. P 升高   D. LH 降低

    E. FSH 降低

9. 下列属于卵巢性闭经的是（　　）

    A. Asherman 综合征   B. Sheehan 综合征

    C. Turner 综合征   D. 空蝶鞍综合征

    E. 多囊卵巢综合征

10. 30 岁，G_5P_1，人工流产后 3 个月月经未来潮。妇检：子宫大小正常，用雌、孕激素序贯治疗无撤退性出血，最大可能是（　　）

    A. 下丘脑性闭经   B. 垂体性闭经

    C. 卵巢性闭经   D. 子宫性闭经

    E. 再次妊娠

11. 诊断子宫性闭经最简单、可靠的辅助检查方法是（　　）

    A. 基础体温测定   B. 诊断性刮宫

    C. 子宫碘油造影   D. 孕激素试验

    E. 雌孕激素序贯试验

12. 患者 37 岁，闭经半年，雌激素试验阳性，FSH > 40U/L，闭经诊断为（　　）

    A. 下丘脑性闭经   B. 垂体功能低下闭经

C. 卵巢功能早衰　　　　　　　　　　　　D. 子宫性闭经

E. 闭经泌乳综合征

13. 闭经患者孕激素试验阳性说明（　　　）

A. 体内有一定水平雌激素　　　　　　　B. 体内有排卵

C. 体内雌激素水平低下　　　　　　　　D. 闭经部位在子宫

E. 闭经部位在下丘脑

14. 黄体功能萎缩不全的临床特点是（　　　）

A. 月经周期紊乱　　　　　　　　　　　B. 出血量多少不定

C. 短期停经后出血　　　　　　　　　　D. 基础体温单相型

E. 月经期延长

15. 女性,48岁,近2年来月经不规则,未诊治,现闭经3个月,阴道大量流血15d,首选治疗是（　　　）

A. 诊断性刮宫　　　　　　　　　　　　B. 性激素治疗

C. 子宫切除　　　　　　　　　　　　　D. 促排卵药物

E. 维生素K、止血药

16. 女性,26岁,已婚,G_0P_0。停经45d,阴道流血持续20d,时多时少,无腹痛。妇检：宫颈光滑,颈管内有透明分泌物,做涂片见羊齿状结晶,黏液中混有血丝,子宫前位,正常大小,附件未触及。其可能的诊断是（　　　）

A. 不全流产　　　　　　　　　　　　　B. 异位妊娠

C. 子宫内膜不规则脱落　　　　　　　　D. 无排卵性异常子宫出血

E. 黄体功能不足

17. 多囊卵巢综合征最常见的临床表现是（　　　）

A. 交替出现月经过多与闭经　　　　　　B. 原发性闭经

C. 月经稀发或继发性闭经　　　　　　　D. 进行性痛经

E. 经期长而淋漓不净

18. 多囊卵巢综合征患者,妇科检查时最可能的体征是（　　　）

A. 子宫明显增大　　　　　　　　　　　B. 单侧卵巢增大

C. 双侧卵巢增大　　　　　　　　　　　D. 子宫与双侧卵巢均增大

E. 阴毛稀疏

19. 多囊卵巢综合征患者内分泌测定其变化应该是（　　　）

A. LH呈高水平持续分泌,无LH峰值　　B. FSH呈持续高水平,无FSH峰

C. LH/FSH比值下降≤3　　　　　　　　D. 有周期性雌激素水平升高

E. 雄激素水平降低

20. 未婚妇女,为了解卵巢功能,下述检查简便、准确的是（　　　）

A. 基础体温测定　　　　　　　　　　　B. 诊断性刮宫

C. 宫颈黏液检查　　　　　　　　　　　D. 阴道脱落细胞检查

E. 血中激素测定

21. 下列**不是**子宫内膜无排卵异常子宫出血的特点的是（　　　）

A. 简单型增生过长　　　　　　　　　　B. 复杂型增生过长

C. 增生期子宫内膜　　　　　　　　　　D. 萎缩型子宫内膜

E. 增生期与分泌期共存

22. 下述**不是**无排卵性异常子宫出血的特点的是（　　　）

    A. 多见于青春期及更年期　　　　　　　B. 基础体温呈"单相"型

    C. 周期短、规律，经量多少不定　　　　D. 月经中期缺乏 LH 高峰

    E. 经前内膜活检为增生期内膜

23. 一般**不需**与异常子宫出血进行鉴别的疾病是（　　　）

    A. 流产或异位妊娠　　　　　　　　　　B. 子宫黏膜下肌瘤

    C. 子宫内膜癌　　　　　　　　　　　　D. 妊娠滋养细胞疾病

    E. 卵巢囊肿蒂扭转

24. 下列辅助检查方法**不能**反映卵巢功能的是（　　　）

    A. 血甾体激素测定　　　　　　　　　　B. 阴道细胞学检查

    C. 宫颈黏液结晶　　　　　　　　　　　D. 盆腔 CT 检查

    E. 基础体温测定

25. 28 岁女性，已婚，停经 50d 后子宫出血多，基础体温为单相型，此患者为（　　　）

    A. 不全流产　　　　　　　　　　　　　B. 有排卵性异常子宫出血

    C. 无排卵性异常子宫出血　　　　　　　D. 子宫内膜炎

    E. 子宫内膜结核

26. 女性，34 岁，已婚，月经进行性减少，现闭经半年、泌乳 3 个月，首选的检查项目应是（　　　）

    A. 孕激素试验　　　　　　　　　　　　B. 血 HCG 测定

    C. 血 PRL 测定　　　　　　　　　　　　D. 性激素测定

    E. 诊断性刮宫

27. 诊断子宫内膜不规则脱落的可靠依据是（　　　）

    A. 孕激素分泌减少　　　　　　　　　　B. 月经第五天，内膜有分泌反应

    C. 雌激素水平增高　　　　　　　　　　D. 宫颈黏液呈椭圆体形

    E. 基础体温呈双相性

28. 子宫性闭经是指（　　　）

    A. 给予孕酮，有子宫出血　　　　　　　B. 给予孕酮，无子宫出血

    C. 雌、孕激素序贯用药，有子宫出血　　D. 雌、孕激素序贯用药，无子宫出血

    E. 给予促性腺激素，有子宫出血

29. Sheehan 综合征最常见的原因是指（　　　）

    A. 胎盘早剥　　　　　　　　　　　　　B. 输卵管妊娠

    C. 前置胎盘　　　　　　　　　　　　　D. 产后失血性休克

    E. 不全流产大出血

30. 绝经期内分泌发生变化最早的是（　　　）

    A. 卵巢功能衰退　　　　　　　　　　　B. 下丘脑功能衰退

    C. 垂体功能衰退　　　　　　　　　　　D. 雌激素分泌升高

    E. 促性腺激素释放激素分泌降低

31. 如果黄体功能不足，基础体温呈双相性，月经周期缩短，应采取的治疗方法是（　　　）

    A. 雌孕激素序贯疗法

    B. 排卵后给予口服黄体酮胶囊，200mg/d 10~14d

　　C. 低温相时给予 HCG

　　D. 低温相时给予雌激素

　　E. 低温相时给予孕激素

（二）A3/A4 型题

（1~2 题共用题干）

　　女性，33 岁，曾生育两女，近两年来月经不调，8~12/26d，基础体温双相，月经第 6d 刮出的子宫内膜病理为：仍可见分泌期内膜。

　　1. 其诊断考虑为（　　　　）

　　　　A. 黄体功能不足　　　　　　　　　　　B. 子宫内膜不规则脱落

　　　　C. 无排卵性异常子宫出血　　　　　　　D. 子宫内膜炎

　　　　E. 不全流产

　　2. 对该患者较合适的治疗方案是（　　　　）

　　　　A. 月经前半周期给予雌激素　　　　　　B. 月经后第五天给予氯米芬

　　　　C. 下次月经前 8~10d 给予孕激素　　　　D. 雌孕激素序贯疗法

　　　　E. 雌孕激素联合

（3~4 题共用题干）

　　女性，36 岁，G_2P_1，近 1 年来经期延长达 7~9d，出血量多，基础体温双相，但高温相常持续到下次月经来潮时不降。

　　3. 为进一步确诊决定行诊断性刮宫术，请问该患者应选择的手术时间为（　　　　）

　　　　A. 任何时候　　　　　　　　　　　　　B. 排卵期

　　　　C. 月经前期　　　　　　　　　　　　　D. 月经来潮 6h 内

　　　　E. 经期第 5~6d

　　4. 在此时的子宫内膜病理检查中最有可能见到的内膜是（　　　　）

　　　　A. 增生期内膜　　　　　　　　　　　　B. 增生过长的内膜

　　　　C. 分泌期不良的内膜　　　　　　　　　D. 分泌期与增生期共存的混合型内膜

　　　　E. 萎缩型内膜

（三）B 型题

（1~3 题共用备选答案）

　　　　A. 任何时候均可　　　　　　　　　　　B. 经前或月经来潮 6h 内

　　　　C. 月经来潮第 5~6d　　　　　　　　　D. 预测排卵日

　　　　E. 排卵前

　　1. 女性，25 岁，已婚，未孕，月经紊乱 1 年，其刮宫时间最好安排在（　　　　）

　　2. 女性，30 岁，近半年月经期延长达 10d 左右，为明确诊断，最合适的诊刮时间是（　　　　）

　　3. 女性，48 岁，月经周期紊乱已 1 年，经期长，经量多，伴血块。为排除子宫内膜癌而做诊刮，其刮宫时间最好安排在（　　　　）

（4~6 题共用备选答案）

　　　　A. FSH、LH 均正常　　　　　　　　　B. FSH、LH 均低

　　　　C. LH > FSH　　　　　　　　　　　　D. FSH、LH 均高

　　　　E. PRL 高

　　4. 如子宫原因所致闭经则（　　　　）

5. 如 Sheehan 综合征所致则（　　　）

6. 如 PCOS 所致则（　　　）

（7~9 题共用备选答案）

　　A. 经前诊刮子宫内膜分泌不良　　　　　B. 月经期第五天刮子宫内膜为混合型

　　C. 经前诊刮子宫内膜呈增生型　　　　　D. 经前诊刮子宫内膜呈分泌型

　　E. 子宫内膜为蜕膜

7. 无排卵性异常子宫出血（　　　）

8. 黄体功能不全（　　　）

9. 子宫内膜不规则脱落（　　　）

二、填空题

1. 无排卵性异常子宫出血主要发生于＿＿＿＿和＿＿＿＿女性。

2. 基础体温呈＿＿＿＿型，提示卵巢无排卵。

3. 育龄期无排卵性异常子宫出血的治疗原则为＿＿＿＿、＿＿＿＿、＿＿＿＿。

4. 闭经按照发病部位分为＿＿＿＿、＿＿＿＿、＿＿＿＿、＿＿＿＿。

5. 孕激素试验阳性提示＿＿＿＿；阴性表示＿＿＿＿。

6. 多囊卵巢综合征的主要特征为＿＿＿＿、＿＿＿＿、＿＿＿＿。

7. 月经期测血如 FSH ≥ 40U/L，提示＿＿＿＿；如 LH ≥ 25U/L，高度怀疑＿＿＿＿；如 FSH、LH 均≤ 5U/L，提示＿＿＿＿。

三、名词解释

1. 异常子宫出血

2. 原发性闭经

3. 继发性闭经

4. 席汉综合征

5. 多囊卵巢综合征

6. 绝经

7. 绝经过渡期

8. 绝经综合征

9. MHT

四、简答题

1. 简述无排卵性异常子宫出血的临床特征。

2. 黄体功能不足的特征是什么？

3. 子宫内膜不规则脱落的特点是什么？

4. 如何选择异常子宫出血患者子宫内膜诊刮的时间？

5. 简述不同年龄排卵障碍性异常子宫出血患者的治疗原则。

6. 闭经为什么需要处理？

7. 简述何谓人工周期及其适应证。

8. 简述 PCOS 的临床表现和治疗原则。

9. 简述几种常用绝经激素治疗方案的适应证。

10. 绝经雌激素补充治疗的适应证是什么？

11. 绝经激素治疗可能的不良反应及危险性有哪些？

12. 简述围绝经期妇女内分泌变化的趋势。

五、案例分析题

15 岁女性，12 岁初潮，月经周期 6~10/30~43，量多。此次月经期行经约 12d，量多，伴有头晕、乏力。检查：第二性征已发育，B 超示子宫正常大小，内膜 3mm，卵巢体积稍大；基础体温呈"单相"型；性激素测定，孕酮 6.1nmol/L，LH/FSH > 3。

请分析：1. 可能的诊断及诊断依据是什么？进一步检查项目有哪些？

2. 请写出该患者的治疗方案。

【参考答案】

一、选择题

（一）A1/A2 型题

1. D　2. C　3. E　4. C　5. E　6. D　7. B　8. A　9. C　10. D　11. E　12. C

13. A　14. E　15. A　16. D　17. C　18. C　19. A　20. A　21. E　22. C　23. E　24. D

25. C　26. C　27. B　28. D　29. D　30. A

31. B

（二）A3/A4 型题

1. B　2. C　3. E　4. D

（三）B 型题

1. B　2. C　3. A　4. A　5. B　6. C　7. C　8. A　9. B

二、填空题

1. 青春期　围绝经期

2. 单相

3. 止血　调整周期　促排卵

4. 垂体性闭经　下丘脑性闭经　卵巢性闭经　子宫性闭经　下生殖道发育异常性闭经

5. 子宫内膜已受雌激素的影响　体内雌激素水平低下

6. 无排卵或稀发排卵　卵巢呈多囊样改变　高雄激素

7. 卵巢功能衰竭　多囊卵巢综合征　垂体功能减退

三、名词解释

1. 异常子宫出血是一种常见的妇科症状和体征，是指与正常月经的周期频率、规律性、经期长度、经期出血量任何一项不符的、源自子宫腔的异常出血。

2. 原发性闭经是指年龄超过 14 岁，第二性征仍未发育；或年龄超过 16 岁，第二性征已发育，月经还未来潮。

3. 继发性闭经是指正常月经已经建立，又出现的月经停止 6 个月及以上，或按自身原有月经周期计算停止 3 个周期以上者。

4. 席汉综合征是指由于产后大出血伴休克,致使腺垂体缺血性梗死,继发腺垂体多种激素分泌减退或缺乏而引起的一系列临床症状。

5. 多囊卵巢综合征是一种发病多因性、临床表现呈多态性的内分泌综合征,以高雄激素、持续排卵障碍、卵巢多囊样变等为临床主要特征,是引起生育期妇女月经紊乱最常见的原因之一。

6. 绝经是指月经完全停止 1 年以上,是妇女生命进程中必然发生的生理过程。

7. 绝经过渡期是指从月经周期出现明显改变至绝经前的一段时期,通常在 40 岁后开始,历时约 4 年,长者可达 10~20 年。

8. 绝经综合征是指妇女绝经前后出现性激素波动或减少所致的一系列绝经相关症状。

9. MHT 是绝经激素治疗,改善围绝经期症状。为预防雌激素诱发子宫内膜增生症和子宫内膜癌,现主张雌、孕激素联合治疗,MHT 不能作为绝经后妇女一般保健措施,有其严格、特定的适应证。

四、简答题

1. 无排卵性异常子宫出血的特征:①青春期及围绝经期妇女多见;②临床表现为不规则子宫出血,可为月经周期紊乱或先有数周或数月停经,继之大量出血不易自止,也可为类似正常月经的周期性出血,出血期无下腹疼痛或其他不适,妇科检查无异常发现;③辅助检查无排卵征象,BBT 单相型,经前查宫颈黏液、阴道脱落细胞及子宫内膜均无孕激素作用的改变。

2. 黄体功能不足的特征:①生育年龄妇女多见;②由于黄体寿命缩短,月经周期缩短至 < 21d,发生在生育期可影响受孕或易流产;③辅助检查有排卵征象,但表现为孕激素不足:宫颈黏液及阴道脱落细胞有周期性变化;基础体温虽呈双相型,但上升缓慢、幅度偏低、高温相维持时间短,仅 9~10d;经前期或月经来潮 6h 内刮宫,子宫内膜为分泌不足的表现。

3. 子宫内膜不规则脱落的特点:①生育年龄妇女多见;②表现为月经间隔时间正常,但经期延长(> 7d),可长达 9~10d,且出血量多;③辅助检查有排卵征象:宫颈黏液及阴道脱落细胞有周期性变化;基础体温呈双相型,但体温下降缓慢、延迟;月经期第 5~6d 仍能见到呈分泌反应的内膜(分泌期与增生期内膜共存)。

4. 子宫内膜诊刮的时间:如为止血或排除内膜器质性病变,可随时刮宫;如为确定有无排卵或黄体功能,应在经前期或月经来潮 6h 内刮宫;如疑为子宫内膜不规则脱落,应在月经期第 5~6d 刮宫。

5. 排卵障碍性异常子宫出血的治疗原则:止血、调整月经周期、促进排卵、改善全身情况、预防感染。

不同年龄异常子宫出血患者的治疗原则:青春期及生育期患者应以止血、调整周期、恢复排卵功能为原则,绝经过渡期患者则以止血、调整周期、减少出血量、防止子宫内膜病变为主。生育年龄患者在排除妊娠及器质性病变后,以调整月经周期及止血为原则。

6. 闭经需要处理的原因包括:①闭经后不排卵,患者不能受孕;②无雌激素产生的闭经可导致骨质疏松、生殖器萎缩;③能产生雌激素的闭经会导致子宫内膜增生过长,增加内膜癌的发生;④对于第二性征尚未完全发育的女孩,原发性闭经会导致严重的社会心理问题。

7. 人工周期即雌、孕激素序贯疗法,是指模仿自然月经周期中卵巢的内分泌变化,序贯应用雌、孕激素以调整月经周期的一种方法。于出血第五天起每晚口服雌激素,连续21d,至服药第 12d,每日加用孕激素,两药同时停用,停药后 3~7d 撤退出血。于出血第五天重复用药,2~3 个周期后,患者可能自发排卵。适用于青春期异常子宫出血或育龄期异常子宫出血,内源性雌激素水平较低者。

8. PCOS 的临床表现:好发于青春期和生育期妇女,出现雄激素过多和持续无排卵症状。表现为月经失调(继发性闭经及无排卵性异常子宫出血)、不孕、多毛、肥胖、双侧卵巢增大。部分胰岛素抵抗或高雄激素血症者可有黑棘皮症。PCOS 的治疗原则包括加强锻炼、控制体重、改善高雄激素的症状及恢复排卵和促进生育。

9. 常用的绝经激素治疗方案的适应证:①单用雌激素:用于已行子宫切除术妇女,有子宫妇女若用 MHT,需仔细监测子宫内膜;②单用孕激素:适用于月经失调而无绝经症状的患者,或短期用于绝经症状重、需要用 MHT 又存在使用雌激素禁忌证的患者;③合用雌、孕激素:适用于有完整子宫的妇女;④合用雌、孕、雄激素:适用于有完整子宫,需加雄激素者。

10. 雌激素补充治疗的适应证:①用于具有因雌激素缺乏所致的影响妇女生活质量的症状者;②预防存在高危因素的骨质疏松及心血管疾病,且无禁忌证者;③本人知情并同意使用雌激素补充治疗的妇女。

11. 绝经激素治疗的不良反应及危险性:异常子宫出血;乳房胀、水肿、色素沉着、体重增加、多毛等;长期单用雌激素,子宫内膜癌的危险性增加;乳腺癌发生的危险性尚无定论;有血栓性疾病者风险增高。

12. 围绝经期妇女内分泌变化总的趋势:卵巢排卵逐渐停止,内分泌功能渐趋减退,雌激素和抑制素逐渐减少,而垂体分泌的促性腺激素逐渐增多。

五、案例分析题

1. 诊断及进一步检查项目

(1)青春期无排卵性异常子宫出血:15 岁,基础体温单相,子宫附件未见明显异常,出血时间长,经量增多。

(2)失血性贫血:经期长,失血量多,伴头晕乏力。需进一步查血常规,了解血红蛋白情况。

(3)多囊卵巢综合征:有月经稀发史,孕酮 6.1nmol/L,LH/FSH > 3,卵巢稍大。需查血清睾酮、PRL 等,进一步检查卵巢,了解是否有多囊的情况。

2. 治疗

(1)止血:选用短效口服避孕药,每 8h 用 1 片,在出血停止后,继续使用 3d,然后开始减量,每 3~7d 减量 1 片,仍无出血,继续减量到 1 片/d,维持到血红蛋白含量正常,希望月经来潮时停药。

(2)调整周期:可使用天然孕激素或地屈孕酮,月经周期第 11~15d 起,使用口服孕激素,如地屈孕酮 10~20mg/d 或微粒化黄体酮胶囊 200~300mg/d,共用 10~14d,酌情用 3~6 个周期。

(3)纠正贫血:加强营养,铁剂、叶酸、维生素抗贫血治疗。

(4)如高雄或 PRL 升高,则对症处理。

(李　敏)

第二十一章　盆底功能障碍性疾病

【重点、难点解析】

本章重点解析子宫脱垂的临床表现、临床分度、诊断和治疗原则；压力性尿失禁的定义、临床表现、诊断和治疗原则。难点解析子宫脱垂的临床分度及压力性尿失禁的诊断。

【概述】

子宫位于骨盆中部，其前方有膀胱，后方有直肠，下方连接阴道。由于骨盆底有坚韧的肌肉和筋膜支托，子宫两侧及后方又有韧带与骨盆壁相连，站立时子宫呈前倾略前屈位。即使腹压增高时，宫颈外口仍位于坐骨棘水平以上，子宫不致沿阴道方向下垂。

女性盆底支持组织因损伤、退化等因素导致其支持力度差，从而发生盆底功能障碍导致盆腔器官子宫及阴道脱垂。盆腔功能障碍性疾病的治疗与否取决于是否影响患者的生活质量，治疗有非手术和手术治疗两种方法。

一、阴道前壁膨出

阴道前壁膨出常伴有膀胱和尿道膨出，以膀胱膨出常见，常伴有不同程度的子宫脱垂。阴道前壁膨出可单独存在，也常与阴道后壁膨出并存。

（一）病因

分娩时耻骨宫颈韧带、膀胱宫颈筋膜和泌尿生殖膈的深筋膜过度伸展或撕裂导致损伤；产褥期又过早参加体力劳动，致使阴道支持组织未能很好恢复正常所致。

（二）临床表现

轻者无明显症状。重者自述阴道内有肿物脱出，伴腰酸、下坠感；尿潴留；继发尿路感染则伴有尿频、尿急、尿痛等症状。若重度膀胱膨出合并尿道膨出、常伴有张力性尿失禁。检查可见阴道前壁呈球状膨出。

（三）分度

Ⅰ度：阴道前壁形成球状物，向下突出，达处女膜缘，但仍在阴道内。

Ⅱ度：阴道壁展平或消失，部分阴道前壁突出于阴道口外。

Ⅲ度：阴道前壁全部突出于阴道口外。

（四）诊断

结合病史、妇科检查发现膨出的阴道前壁，不难诊断和分度。

（五）治疗

无症状的轻度患者无需治疗。重度有症状的患者应行阴道前壁修补术。合并压力性尿失禁者应同时行膀胱颈悬吊手术或阴道无张力尿道中段悬吊带术。有症状但有其他慢性疾病不宜手术者,可置子宫托缓解症状。

(六)预防

提高产科质量,做好产后保健;预防和治疗腹压增加的疾病;避免重体力劳动。

二、阴道后壁膨出

阴道后壁膨出也称直肠膨出。可以单独存在,也常合并阴道前壁膨出。

(一)病因

阴道分娩时损伤是其主要原因。老年女性盆底肌肉及肛门内括约肌肌力弱、长期便秘可加剧其膨出程度,若损伤发生在较高处的耻骨尾骨肌纤维,阴道后穹隆向阴道内脱出,可形成直肠子宫陷凹疝,疝囊内往往有小肠管,故又名肠膨出。

(二)临床表现

轻者多无不适。重者自觉下坠、腰酸痛及排便困难。检查可见阴道后壁黏膜呈球状物膨出,多伴陈旧性会阴裂伤。

(三)分度

Ⅰ度:阴道后壁达处女膜缘,但仍在阴道内。

Ⅱ度:阴道后壁部分脱出阴道口。

Ⅲ度:阴道后壁全部脱出阴道口外。

(四)诊断

结合病史、妇科检查发现阴道后壁呈半球状块物膨出,不难诊断和分度。

(五)治疗

无症状者,无需治疗。有症状的阴道后壁膨出伴有会阴陈旧性裂伤者,应行阴道后壁及会阴修补术。

(六)预防

同阴道前壁膨出。

三、子宫脱垂

子宫从正常位置沿阴道下降,宫颈外口达坐骨棘水平以下,甚至子宫全部脱出于阴道口以外,称子宫脱垂。常伴发阴道前壁和后壁膨出。

(一)病因

1. 分娩损伤　为子宫脱垂最主要的病因。产妇过早参加体力劳动和多次分娩也是子宫脱垂的病因。

2. 腹压增加　肩挑、举重、蹲位、长期站立、盆腔内巨大肿瘤或大量腹腔积液、肥胖尤其腹型肥胖等使子宫向下移位,导致子宫脱垂。

3. 盆底组织发育不良或退行性变。

4. 医源性原因　包括没有充分纠正手术所造成的盆腔支持结构的缺损。

(二)临床表现

1. 症状　轻症患者一般无不适。重症常有程度不等的腰骶部疼痛或下坠感。在行走、劳动、下蹲或排便等导致腹压增加时症状明显,有块状物自阴道口脱出。

2. 体征　不能回纳的子宫脱垂常伴有阴道前后壁膨出。

（三）临床分度

Ⅰ度轻型：宫颈外口距处女膜缘＜4cm，未达处女膜缘；重型：宫颈已达处女膜缘，阴道口可见宫颈。

Ⅱ度轻型：宫颈脱出阴道口，宫体仍在阴道内；重型：宫颈及部分宫体脱出阴道口。

Ⅲ度：宫颈与宫体全部脱出阴道口外。

目前国外多采用盆腔器官脱垂定量分度法（pelvic organ prolapse quantitation，POPQ）。

（四）诊断

根据病史及检查所见不难确诊。

（五）鉴别诊断

需与阴道壁肿物、子宫黏膜下肌瘤、阴道前壁脱垂、宫颈延长鉴别。

（六）治疗

因人而异。以安全、简单、有效为原则。

1. 非手术疗法　有支持疗法、盆底肌肉锻炼和物理疗法、放置子宫托、中药和针灸等方法。

2. 手术治疗　根据患者年龄、生育要求及全身健康状况，个体化加以选择手术治疗。手术的主要目的是消除症状、修复缺陷的盆底支持组织、恢复正常的解剖位置和脏器功能。常选择以下手术方法，合并压力性尿失禁者应同时行尿道悬吊术或膀胱颈悬吊手术。

（1）阴道前后壁修补术：适用于Ⅱ、Ⅲ度阴道前、后壁脱垂患者。

（2）阴道前后壁修补、主韧带缩短及宫颈部分切除术：又称 Manhester 手术。适用于年龄较轻、宫颈延长的Ⅱ、Ⅲ度子宫脱垂伴阴道前后壁脱垂患者。

（3）经阴道子宫全切除及阴道前后壁修补术：适用于Ⅱ、Ⅲ度子宫脱垂伴阴道前后壁脱垂、年龄较大、无需考虑生育功能的患者。

（4）阴道纵隔形成术：适用于年老体弱不能耐受较大手术者、无需保留性交功能者。

（5）盆底重建手术：是国际上公认的非宫颈延长的重度子宫脱垂的有效术式。

（七）预防

同阴道前壁膨出。

四、压力性尿失禁

尿失禁有真性尿失禁、溢出性尿失禁、功能性尿失禁、压力性尿失禁（stress urinary incontinence，SUI）、紧迫性尿失禁、逼尿肌及括约肌不协调性尿失禁、混合性尿失禁等多种类型，以压力性尿失禁最常见，占 50%~70%。压力性尿失禁指腹压突然增加导致的尿液不自主流出。也称真性压力性尿失禁、张力性尿失禁、应力性尿失禁。

（一）病因

压力性尿失禁常见于膀胱膨出合并尿道膨出和阴道前壁膨出的患者，分为两型。90% 以上为解剖型压力性尿失禁，主要由妊娠与阴道分娩损伤、绝经后雌激素水平降低等所致盆底组织松弛引起。不足 10% 的患者为尿道内括约肌障碍型，为先天发育异常所致。

（二）临床表现

起病初期患者活动时无尿溢出，仅在腹压增加如咳嗽、打喷嚏、大笑、提重物、跑步等活动时有尿液溢出。检查时嘱患者不解小便，取膀胱截石位，嘱患者咳嗽，观察有无尿液自尿道口溢出，若见尿液不自主地溢出时，检查者用示、中两指分别轻压尿道两侧，再嘱患者咳嗽，若尿液不再溢出,提示患者有压力性尿失禁。

(三)分度

临床常用简单的主观分度。

Ⅰ级尿失禁:只有发生在剧烈压力下,如咳嗽,打喷嚏或慢跑。

Ⅱ级尿失禁:发生在中度压力下,如快速运动或上下楼梯。

Ⅲ级尿失禁:发生在轻度压力下,如站立时,但患者在仰卧位时可控制尿液。

(四)诊断

根据病史、症状和检查即可做出初步诊断。还需相关压力试验、指压试验、棉签试验,尿动力学检查、尿道膀胱镜检查(cystoscopy)和超声检查等辅助检查,排除急迫性尿失禁、充盈性尿失禁及感染等情况。

(五)鉴别诊断

急迫性尿失禁在症状和体征上最易与压力性尿失禁混淆,可通过尿动力学检查来鉴别明确。

(六)治疗

1. 非手术治疗　用于轻、中度压力性尿失禁治疗和手术治疗前后的辅助治疗。包括盆底肌肉锻炼、盆底电刺激、膀胱训练、α-肾上腺素能激动剂和阴道局部雌激素治疗。

2. 手术治疗　目前公认的金标准术式为耻骨后膀胱尿道悬吊术和阴道无张力尿道中段悬吊术。

(七)预防

同阴道前壁膨出。

【练习题】

一、选择题

(一)A1/A2 型题

1. 下列与阴道前壁膨出**无关**的是(　　　)

   A. 阴道口有肿物脱出　　　　　　　　B. 张力性尿失禁

   C. 尿潴留　　　　　　　　　　　　　D. 腰酸、下坠感

   E. 便秘

2. 子宫脱垂患者,检查发现子宫颈和宫体全部脱至阴道口外,诊断为(　　　)

   A. 子宫脱垂Ⅲ度　　　　　　　　　　B. 子宫脱垂Ⅱ度重

   C. 子宫脱垂Ⅱ度轻合并膀胱膨出　　　D. 子宫脱垂Ⅱ度轻

   E. 子宫脱垂Ⅰ度

3. 下列均可导致子宫脱垂**除外**(　　　)

   A. 盆底组织发育不良　　　　　　　　B. 腹压增加

   C. 产伤　　　　　　　　　　　　　　D. 盆底组织退行性变

   E. 产后出血

4. 固定宫颈位置的主要韧带是(　　　)

   A. 宫骶韧带　　　　　　　　　　　　B. 子宫圆韧带

　C. 阔韧带　　　　　　　　　　　　　　D. 主韧带

　E. 骨盆漏斗韧带

5. 子宫脱垂的主要原因是（　　　）

　A. 先天性发育异常

　B. 长期便秘

　C. 分娩损伤未修复和产后过早参加重体力劳动

　D. 反复性咳嗽

　E. 多产

6. 子宫脱垂最重要的病理改变是（　　　）

　A. 阔韧带变厚　　　　　　　　　　　　B. 盆底组织松弛,失去正常张力

　C. 宫骶韧带松弛　　　　　　　　　　　D. 圆韧带松弛

　E. 骨盆漏斗韧带松弛

7. 关于子宫脱垂的手术治疗,下列**错误**的是（　　　）

　A. 阴道前后壁修补术适于Ⅱ、Ⅲ度脱垂患者

　B. 阴道前后壁修补、主韧带缩短和宫颈部分切除术适用于轻度的宫颈延长的Ⅱ、Ⅲ度脱垂患者

　C. 阴道子宫全切术适用于年龄较大、无生育要求的Ⅱ、Ⅲ度脱垂患者

　D. 阴道纵隔形成术适用于年老体弱、不能耐受较大手术者

　E. 年老体弱者不能采用任何手术治疗

8. 关于子宫脱垂的临床特点,**错误**的是（　　　）

　A. 常伴有月经失调　　　　　　　　　　B. 腰骶部酸痛和下坠感

　C. 不影响受孕,可经阴道分娩　　　　　D. 尿潴留,常伴张力性尿失禁

　E. 自觉外阴有块状物脱出

9. 50岁妇女,阴道口脱出一肿物已1年,休息时能回纳,近半个月休息也不能回纳。咳嗽时有小便流出,绝经已3年,曾3次足月分娩。妇科检查:会阴陈旧性Ⅱ度裂伤。阴道前后壁膨出。宫颈脱出阴道口外,肥大,12点处有直径1cm溃疡,有渗出。子宫:稍小,活动良,部分宫体脱出阴道口外。附件:未及异常。诊断:子宫脱垂Ⅱ度重。应采取的治疗措施是（　　　）

　A. 子宫托

　B. 曼氏手术

　C. 宫颈溃疡愈合后阴道纵隔形成术

　D. 宫颈溃疡愈合后阴道前后壁修补术

　E. 溃疡愈合后,经阴道子宫切除加阴道前后壁修补术加陈旧性会阴Ⅱ度裂伤修补术

10. 患者,女,58岁,5年来阴道口脱出一肿物,逐渐增大,咳嗽时伴尿液流出。妇科检查:会阴Ⅱ度陈旧性裂伤,阴道前后壁膨出,宫颈光滑,用力时宫颈和部分宫体脱出阴道口外,子宫萎缩,双附件正常。此患者应诊断为（　　　）

　A. 子宫Ⅱ度脱垂伴会阴陈旧裂伤

　B. 子宫Ⅰ度脱垂伴阴道前后壁膨出

　C. 子宫Ⅲ度脱垂伴张力性尿失禁

　D. 子宫Ⅱ度脱垂伴阴道前后壁膨出、张力性尿失禁、会阴Ⅱ度陈旧性裂伤

　E. 子宫Ⅱ度脱垂伴张力性尿失禁

11. 患者,女,45 岁,诉有下坠感,有尿液漏出。查体宫颈已脱出阴道口外,阴道前壁突出于阴道口外。该患者诊断为( )

    A. 子宫Ⅰ度脱垂,阴道前壁轻度膨出

    B. 子宫Ⅱ度脱垂轻,阴道前壁Ⅲ度膨出

    C. 子宫Ⅲ度脱垂,阴道前壁Ⅲ度膨出

    D. 子宫Ⅱ度脱垂重,阴道前壁Ⅰ度膨出

    E. 子宫Ⅰ度脱垂,阴道前壁Ⅱ度膨出

(二)A3/A4 型题

(1~2 题共用题干)

患者,女,55 岁,曾 3 次足月分娩,绝经 8 年。近 2 年来下腹坠胀,有块状物脱出于阴道口,休息后不能回纳。妇科检查:宫颈和部分宫体脱出于阴道口外,子宫稍小。

1. 该病例的诊断为( )

    A. 子宫脱垂Ⅲ度   B. 膀胱直肠膨出

    C. 宫脱垂Ⅱ度重   D. 子宫脱垂Ⅰ度

    E. 子宫脱垂Ⅱ度轻

2. 此病例首选的治疗方法是( )

    A. 阴道前后壁修补术   B. Manchester 手术

    C. 经腹子宫全切术   D. 经阴道子宫全切术

    E. 子宫托

(3~5 题共用题干)

患者,女,65 岁,曾 5 次足月分娩,患慢性支气管炎 10 余年,经常咳嗽。近 10 年来感觉下身有块状物脱出,近 5 年来块状物逐渐增大,平卧后不消失,并伴尿频、尿失禁。妇科检查:阴道前后壁重度膨出,宫颈及宫体全部脱出于阴道口外,两侧附件未及明显异常。

3. 该病例的诊断为( )

    A. 伴阴道前后壁膨出子宫脱垂Ⅲ度,伴阴道前后壁膨出

    B. 子宫脱垂Ⅱ度重,伴阴道前后壁膨出

    C. 子宫脱垂Ⅱ度轻,伴阴道前后壁膨出

    D. 子宫脱垂Ⅲ度

    E. 子宫脱垂Ⅰ度

4. 该患者脱垂的主要原因是( )

    A. 老年体弱   B. 慢性咳嗽

    C. 多产   D. 慢性咳嗽及多产

    E. 产后过早参加体力劳动

5. 其治疗措施应选择( )

    A. Manchester 手术

    B. 阴道纵隔成形术

    C. 经阴道子宫全切除术和阴道前后壁修补术

    D. 经阴道子宫全切除术

    E. 子宫托

（三）B型题

（1~3题共用备选答案）

    A. 腹式子宫全切除术　　　　　　　　B. 阴道纵隔成形术

    C. 经阴道子宫全切除术　　　　　　　D. 子宫托

    E. Manchester手术

1. 宫颈延长的Ⅱ度子宫脱垂,患者年龄较轻(　　　)

2. 子宫脱垂Ⅰ度的年轻妇女(　　　)

3. 子宫脱垂Ⅱ度重的绝经妇女(　　　)

（4~7题共用备选答案）

    A. 正常位　　　　　　　　　　　　　B. Ⅲ度

    C. Ⅱ度重　　　　　　　　　　　　　D. Ⅰ度重

    E. Ⅰ度轻

4. 子宫脱垂患者,全子宫脱于阴道口外为(　　　)

5. 子宫脱垂患者,子宫颈平阴道口,子宫体在阴道内为(　　　)

6. 子宫脱垂患者,子宫颈口位于坐骨棘水平以下与阴道口之间为(　　　)

7. 子宫脱垂患者,宫颈与部分子宫体脱出阴道口外为(　　　)

二、填空题

1. 压力性尿失禁主要的病因是_____、_____、_____。

2. 目前公认的治疗压力性尿失禁的金标准术式为_____和_____。

三、名词解释

1. 子宫脱垂

2. 张力性尿失禁

四、简答题

治疗子宫脱垂的手术方法有哪些? 其适应证如何?

五、案例分析题

65岁老年女性,绝经15年,因"阴道脱出块状物5年余,加重3月"主诉就诊。

患者自诉5年余前发现阴道脱出块状物,如鸽蛋大小,平卧或休息后可回纳,偶感会阴部不适及下坠感。3月前肿物逐渐增大如鸭蛋大,平卧及休息后不能回纳,伴少许血性分泌物。大便尚可,尿频。

既往身体健康状况一般,慢性高血压病史10年,一直口服安内真降压治疗（1片,1次/d）,血压控制平稳。G_5P_5,绝经15年,绝经后无异常阴道流血等。丈夫身体状况一般。

查体:BP 132/90mmHg。心肺未闻及明显异常。腹部查体无异常。

专科情况:

外阴:老年型,两侧小阴唇后联合分离,舟状窝消失,会阴体长约1cm,见一鸭蛋大小肿物自阴道内脱出。

阴道:前后壁均脱出于阴道口外。

宫颈:萎缩,少许糜烂面,接触出血,完全脱出于阴道口外。

宫体:萎缩,脱出于阴道口外。

附件:双侧未扪及明显异常。

问题:

1. 该患者如何诊断?

2. 诊断依据是什么?

3. 鉴别诊断有哪些?

4. 该患者应如何治疗?

【参考答案】

一、选择题

（一）A1/A2 型题

1. E　2. A　3. E　4. D　5. C　6. B　7. E　8. A　9. E　10. D　11. B

（二）A3/A4 型题

1. C　2. D　3. A　4. D　5. C

（三）B 型题

1. E　2. D　3. C　4. B　5. D　6. E　7. C

二、填空题

1. 妊娠　阴道分娩损伤　绝经后雌激素水平降低

2. 耻骨后膀胱尿道悬吊术　阴道无张力尿道中段悬吊带术

三、名词解释

1. 子宫从正常位置沿阴道下降,宫颈外口达坐骨棘水平以下,甚至子宫全部脱出于阴道口以外,称为子宫脱垂。

2. 指在咳嗽、用力屏气等腹压突然增加时导致的尿液不自主流出。常见于膀胱膨出合并尿道膨出和阴道前壁膨出的患者。也称张力性尿失禁。

四、简答题

手术方法及适应证如下:

1. 阴道前后壁修补术适用于Ⅱ、Ⅲ度阴道前、后壁脱垂患者。

2. 阴道前后壁修补、主韧带缩短及宫颈部分切除术又称 Manhester 手术。适用于年龄较轻、宫颈延长的Ⅱ、Ⅲ度子宫脱垂伴阴道前后壁脱垂患者。

3. 经阴道子宫全切除及阴道前后壁修补术适用于Ⅱ、Ⅲ度子宫脱垂伴阴道前后壁脱垂、年龄较大、无需考虑生育功能的患者。

4. 阴道纵隔形成术适用于年老体弱不能耐受较大手术者、无需保留性交功能者。

5. 盆底重建手术适用于非宫颈延长的重度子宫脱垂的患者。

合并压力性尿失禁者应同时行尿道悬带吊术或膀胱颈悬吊手术。

五、案例分析题

1. 该患者的诊断是：①子宫脱垂Ⅲ度；②阴道前后壁膨出；③陈旧性会阴裂伤；④慢性高血压。

2. 诊断依据

（1）老年女性，G_5P_5，阴道脱出块状物5年余，加重3月余。

（2）查体：外阴：老年型，两侧小阴唇后联合分离，舟状窝消失，会阴体长约1cm，见一鸭蛋大小肿物自阴道内脱出；阴道：前后壁均脱出于阴道口外；宫颈：萎缩，少许糜烂面，接触出血，完全脱出于阴道口外；宫体：萎缩，脱出于阴道口外；附件：双侧未扪及异常。

3. 鉴别诊断

（1）阴道壁肿物：阴道壁肿物在阴道壁内，位置固定不变，不能移动，边界清楚。

（2）子宫黏膜下肌瘤：患者有月经过多病史，宫颈口见红色、质硬之肿块，表面找不到宫颈口，在其周围可及宫颈。

（3）阴道前壁脱垂：患者常将阴道前壁脱垂误认为子宫脱垂，但检查时不难确诊。

（4）宫颈延长：宫颈尚未外露者应行阴道指诊，测量宫颈距阴道口距离，以厘米计。还应注意宫颈管是否延长，用子宫探针探测宫颈外口至宫颈内口距离，即可确诊。

4. 治疗方案 Ⅲ度子宫脱垂伴阴道前后壁脱垂考虑手术治疗。根据本例患者的病情，可选择经阴道子宫全切除＋阴道前后壁修补术＋陈旧性会阴裂伤修补术。

（谭布珍）

第二十二章　女性生殖器官发育异常

【重点、难点解析】

本章重点解析处女膜闭锁、阴道发育异常、子宫发育异常及两性畸形的主要临床表现和治疗方法。难点解析女性生殖器官的发生。

一、女性生殖器官的发生

生殖系统向女性发育是胚胎发育过程中的固有倾向。若无睾丸决定因子存在,则向女性发育。

(一)卵巢的发生

原始生殖细胞沿肠系膜基底迁移到生殖嵴,分化成原始生殖腺。女性胚胎在第 8 周时,原始生殖腺即分化为卵巢。

(二)生殖管道的发生

若生殖腺发育为卵巢,中肾管退化,双侧副中肾管头端形成两侧输卵管,融合起始部位分化为子宫体,其尾端形成宫颈和阴道上段。副中肾管结节自第 11 周开始腔化,到孕 5 个月时与阴道上部和阴道前庭相通。

(三)外生殖器的发生

若无睾酮的影响,泌尿生殖窦分化成女性外生殖器。泌尿生殖窦两侧隆起进一步发育成小阴唇,其外侧再出现隆起发育为大阴唇。泌尿生殖褶的前方融合并隆起,发育成阴蒂。

二、常见女性生殖器官发育异常

(一)处女膜闭锁

1. 临床表现及诊断

(1)临床表现:绝大多数患者表现为青春期后原发性闭经和进行性加重的周期性下腹痛,严重者可出现压迫症状。

(2)妇科检查:处女膜向外膨隆,表面呈紫蓝色,无阴道开口。直肠 - 腹部诊时,可扪及阴道内有球状包块向直肠突出。

(3)辅助检查:盆腔超声检查可见子宫腔和阴道内均有积液。

2. 处理　确诊后立即手术治疗,处女膜"X"形切开,引流积血。

(二)阴道发育异常

1. 先天性无阴道　多合并无子宫或仅有始基子宫,一般卵巢功能正常。临床症状为青春期后无月经来潮或婚后性交困难。外阴发育正常,无阴道开口或在阴道外口处有一浅凹陷。治疗可行机械扩张法或各种阴道成形术。

2. 阴道闭锁　闭锁位于阴道下段,长 2~3cm,其上多为正常阴道。症状与处女膜闭锁相似。

3. 阴道横膈　横膈可位于阴道内任何部位,以上、中段交界处多见。有完全性横膈与部分性横膈两种。横膈位置较高者,分娩时影响先露部下降;位置低者,影响性生活。

4. 阴道纵隔　完全纵隔可形成双阴道,多合并双宫颈、双子宫。一般不影响性生活,常无症状,可不处理。

（三）子宫发育异常

1. 先天性无子宫、始基子宫和子宫发育不良　先天性无子宫和始基子宫常合并无阴道,但卵巢发育正常。患者青春期后无月经来潮,B超可证实。子宫发育不良又称幼稚子宫,宫体较小,表现为初潮延迟、月经量少或婚后不孕。治疗方法主张小剂量雌激素加孕激素序贯疗法。

2. 单角子宫和残角子宫　单角子宫对侧的输卵管、卵巢、肾多同时缺如,易发生流产、早产和胎位异常。多数残角子宫与对侧正常宫腔不相通。若残角子宫内膜无功能,多无症状;若有功能,且与正常宫腔不相通时,可引起痛经。若妊娠发生在残角子宫内,可引起破裂。

3. 双子宫　双侧副中肾管完全未融合,各自发育,形成两个子宫、两个宫颈及两个阴道,左右侧子宫各有单一的输卵管和卵巢。多无自觉症状,常在产前检查、人工流产、分娩时被发现。

4. 双角子宫　一般无症状,妊娠时易发生流产及胎位异常。

5. 纵隔子宫　子宫外形正常。从宫底至宫颈口将宫腔完全隔为两部分者为完全纵隔;仅部分隔开者为不全纵隔。纵隔子宫可致不孕、流产、胎位异常等。

（四）两性畸形

生殖器官同时具有男、女两性特征,称为两性畸形。

1. 女性假两性畸形　生殖腺为卵巢,女性内生殖器均存在,但外生殖器出现部分男性化。病因:①先天性肾上腺皮质增生症,为常染色体隐性遗传病,病因为胎儿肾上腺合成皮质醇的一些酶缺乏。②孕妇于妊娠早期服用具有雄激素作用的药物。

2. 男性假两性畸形　生殖腺为睾丸,但是具有部分或全部女性表型。常见的有雄激素不敏感综合征和 5α- 还原酶缺乏。前者是由于外周组织雄激素受体基因缺陷所致,系 X 连锁隐性遗传,有两种类型:完全型（又称睾丸女性化综合征）和不完全型。

3. 真两性畸形　患者体内同时具有睾丸和卵巢两种生殖腺。患者可能一侧生殖腺为卵巢,另一侧为睾丸;或每侧生殖腺内同时含卵巢及睾丸两种组织,称为卵睾;也可一侧为卵睾,另一侧为睾丸或卵巢。检查:外生殖器多为混合型。可通过腹腔镜或剖腹探查取生殖腺活检进行确诊。

4. 混合型性腺发育不全　性腺的发育一侧为睾丸,另一侧为未分化生殖腺。

5. 单纯型生殖腺发育不全　生殖腺未能分化为睾丸而呈索状。

【练习题】

一、选择题

（一）A1/A2 型题

1. 下列**不是**处女膜闭锁的临床表现的是（　　　）

A. 日益加重的周期性下腹疼痛

B. 严重时有肛门坠胀、便秘、尿频、尿潴留

C. 处女膜向外膨隆,呈紫色,但无阴道口

D. 肛门检查扪及阴道呈球状压向直肠,重者子宫扩大并推向腹部

E. 反复月经来潮,经血长期由子宫、输卵管倒流入盆腔

2. 关于阴道发育异常,下列正确的是( )

A. 均合并先天性无阴道、无子宫

B. 阴道发育异常均伴有第二性征发育不良

C. 阴道纵隔不影响性生活,也不影响阴道分娩

D. 阴道横膈常因性生活不满意或先露下降受阻时发现

E. 先天性无阴道是双侧副中肾管发育不全的结果,故常伴有卵巢发育异常

3. 先天性无阴道患者临床特征下列**除外**( )

A. 多合并先天性无子宫或仅有始基子宫 B. 卵巢一般均正常

C. 阴道口黏膜向外凸起,呈紫蓝色 D. 15% 合并泌尿道畸形

E. 婚后性交困难

4. 确诊真两性畸形依赖于( )

A. 生殖器检查 B. 染色体检查

C. 血雌激素和睾酮水平测定 D. 生殖腺活检

E. B 超

5. 雄激素不敏感综合征实验室检查特点**不包括**( )

A. 尿 -17 酮高值 B. 血雌激素高值

C. 血睾酮正常值 D. 血 LH 高值

E. 血 FSH 正常男性值

6. 关于两性畸形下述**错误**的是( )

A. 真两性畸形体内含卵巢与睾丸两种组织

B. 假两性畸形染色体和性腺与外阴发育不一致

C. 男性假两性畸形具有男性性腺,但外阴部为女性或畸形

D. 真两性畸形依据性腺活检确诊

E. 女性两性畸形均应切除性腺

7. 16 岁少女,尚未月经初潮,周期性下腹疼痛伴肛门坠胀 3 个月,近 2d 又出现下腹痛,急症来诊。妇科检查:处女膜高度膨隆紧张,表面呈紫蓝色,无阴道开口。下列诊断最为可能的是( )

A. 卵巢囊肿 B. 处女膜闭锁

C. 妊娠 D. 充盈膀胱

E. 子宫肌瘤

8. 25 岁孕妇,足月临产,无头盆不称征象。宫口开全,2h 胎头下降受阻。阴道检查胎头被一膜状组织覆盖。正确的产科处理是( )

A. 切开阴道横膈,经阴道分娩

B. 立即剖宫产

C. 立即产钳助产

D. 静脉滴注缩宫素催产,借强产力冲破横膈,阴道分娩

　　E. 立即胎头吸引器助产

(二)A3/A4 型题

(1~2 题共用题干)

16 岁少女尚未月经初潮,周期性下腹疼痛 6 个月。近 2d 又出现腹痛伴下坠感。妇科检查:女性外阴,处女膜无开口,高度膨隆,呈紫蓝色。肛诊阴道为囊性包块。

1. 首先考虑诊断为(　　)

　　A. 卵巢囊肿　　　　　　　　　　　B. 前庭大腺囊肿

　　C. 处女膜闭锁,阴道积血　　　　　D. 阴道壁囊肿

　　E. 先天性无阴道

2. 下列处理正确的是(　　)

　　A. 用粗针抽取经血,并作处女膜造口

　　B. 处女膜"X"形切开

　　C. "X"形切开处女膜后引流经血并以生理盐水冲洗之

　　D. "X"形切开处女膜后置橡皮引流 24~48h

　　E. "X"形切开处女膜排出经血,探查宫颈和宫腔是否正常

(三)B 型题

(1~5 题共用备选答案)

　　A. 双侧副中肾管发育不全

　　B. 尿生殖窦上皮未能贯穿前庭部

　　C. 双侧副中肾管会合后不久即停止发育

　　D. 一侧副中肾管发育正常,另一侧发育不全

　　E. 尿生殖窦未参与形成阴道下段

1. 残角子宫(　　)

2. 先天性无阴道(　　)

3. 阴道闭锁(　　)

4. 处女膜闭锁(　　)

5. 始基子宫(　　)

(6~10 题共用备选答案)

　　A. 常染色体隐性遗传性疾病

　　B. 染色体核型为 46,XY,生殖腺为睾丸,外生殖器完全为女性或呈两性畸形

　　C. 外周组织雄激素受体基因缺陷而致雄激素表型低下

　　D. 染色体为含有 45X 与另一含有至少 1 个 Y 的嵌合型

　　E. 体内同时有睾丸和卵巢两种生殖腺

6. 混合型生殖腺发育不全(　　)

7. 男性假两性畸形(　　)

8. 先天性肾上腺皮质增生症(　　)

9. 真两性畸形(　　)

10. 雄激素不敏感综合征(　　)

二、填空题

1. 女性生殖管道始基为_____,若生殖腺发育为卵巢,_____退化。
2. 两性畸形包括_____两性畸形和_____两性畸形。

三、名词解释

1. 卵睾
2. 真两性畸形

四、简答题

1. 处女膜闭锁的临床表现有哪些?
2. 先天性无阴道的临床特点是什么?

五、案例分析题

女性,15岁,因第二性征发育,但尚未月经来潮就诊。检查时未见阴道口,仅见有浅短阴道盲端,约2cm。B超未探及子宫,双侧卵巢大小正常。染色体核型检查为:46,XX,性激素水平正常。

问题:1. 该患者临床诊断是什么?

2. 诊断依据是什么?

3. 该患者应如何处理?

【参考答案】

一、选择题

（一）A1/A2 型题

1. E 2. D 3. C 4. D 5. A 6. E 7. B 8. A

（二）A3/A4 型题

1. C 2. B

（三）B 型题

1. D 2. A 3. E 4. B 5. C 6. D 7. B 8. A 9. E 10. C

二、填空题

1. 副中肾管 中肾管
2. 真 假

三、名词解释

1. 在真两性畸形中,患者可能一侧生殖腺为卵巢,另一侧为睾丸;或每侧生殖腺内同时含卵巢及睾丸两种组织,称为卵睾。
2. 患者体内同时具有睾丸和卵巢两种生殖腺称为真两性畸形。

四、简答题

1. 处女膜闭锁的临床表现包括：青春期出现逐渐加重的周期性下腹痛又无月经来潮。严重时伴肛门坠胀、尿潴留等症状。检查时可见处女膜向外膨隆，表面呈紫蓝色，无阴道开口。肛门指诊可触及阴道膨隆呈球状压向直肠；肛腹诊可在下腹扪及经血潴留的增大子宫，压痛明显，用手往下按压包块时，可见处女膜向外膨隆更明显。

2. 先天性无阴道的临床特点：青春期后无月经来潮，或婚后性交困难而就诊，若子宫发育正常者，则有经血潴留，症状与处女膜闭锁同。妇科检查外阴发育正常，无阴道开口或仅在阴道外口处见一浅凹陷，有时还可见到由尿生殖窦内陷所形成的约 2cm 短浅阴道盲端。肛查和盆腔 B 型超声检查无子宫或只有始基子宫，约 15% 合并泌尿道畸形。

五、案例分析题

1. 初步诊断：先天性无阴道，先天性无子宫。

2. 诊断依据：① 15 岁，第二性征发育，无月经初潮；②检查时未见阴道口，仅见有浅短阴道盲端，约 2cm；③ B 超未探及子宫，双侧卵巢大小正常；④染色体核型检查为：46，XX，性激素水平正常。

3. 处理：暂不予处理。对成年后准备有性生活者，可先用机械扩张法；不适宜机械扩张或机械扩张无效者，可行阴道成形术，手术应在性生活开始前进行。

（袁超燕）

第二十三章　不孕症与人类辅助生殖技术

【重点、难点解析】

本章重点解析不孕症的概念、病因、检查步骤及处理，难点解析人类辅助生殖技术。

一、不孕症

夫妻同居1年以上有正常性生活，未避孕而不孕者，称为不孕症。女方从未受过孕者称原发性不孕症，有过受孕史后发生不孕者称为继发性不孕症。

（一）病因

可能有女方因素、男方因素、免疫因素或不明原因。在查明原因的不孕症患者中，大约40%的病因在女方，30%~40%的病因在男方，另外还有近20%的夫妇双方都存在着不同程度的异常或找不到不孕原因。不孕症的发生与年龄有密切的关系，随着年龄的增加不孕症发生率增加。

1. 女方因素

（1）盆腔因素：约占不孕症病因的35%，包括：①盆腔炎性疾病后遗症；②子宫内膜异位症；③子宫内膜病变；④生殖器肿瘤；⑤生殖道发育畸形。

（2）生殖内分泌障碍与不排卵：①各种影响卵巢功能的调节而不排卵；②卵巢自身功能异常。

2. 男方因素　①精液异常：性功能正常，先天或后天原因所致精子产生或运输障碍而导致精液异常，表现为无精、弱精、少精、精子发育停滞、畸精症等；②性功能异常：外生殖器发育不良导致不能性交或勃起障碍、不射精、逆行射精等，使精子不能正常射入阴道内，均可造成男性不育。

3. 免疫因素　男女双方抗精子抗体、女方的抗透明带抗体。

4. 原因不明　约占不孕症患者的20%。

（二）不孕症的检查步骤与诊断

1. 男方检查

（1）病史采集：包括不育时间、性生活史、性交频率和时间，有无勃起和（或）射精障碍、近期不育相关检查及治疗经过；既往发育史，疾病史及相关治疗史，手术史，个人职业和环境暴露史，吸烟、酗酒、吸毒史及家族史。

（2）体格检查：包括全身检查和局部生殖器检查。

（3）精液常规检查：是不孕症夫妇首选的检查项目，一般在禁欲2~7d进行。

2. 女方检查

（1）临床资料：病史和体检应特别关注月经、婚姻、性生活状态，关注盆腔手术情况和以往治疗。体检时，除妇科检查外，应关注乳房和第二性征。

（2）体格检查：体格发育及营养状况，妇科盆腔检查。

（3）卵巢功能检查：主要用于判断生殖内分泌和卵泡生长情况。

常用的方法有：①B超卵巢功能判断；②基础内分泌测定，包括促卵泡激素、黄体生成素、雌二醇、睾酮、孕酮和催乳素测定；③基础体温、阴道细胞学检查、宫颈黏液检查；④子宫内膜病理。

（4）子宫输卵管造影：①子宫输卵管造影；②子宫输卵管超声造影。均在月经净后3~7d内进行，由于子宫输卵管通液在判断子宫输卵管通畅性检查上缺乏客观性依据，误诊率高，不主张采用。

（5）宫腔镜与腹腔镜检查。

（6）其他检查：①抗精子抗体检查；②精液宫颈黏液相合试验；③性交试验。

（三）不孕症的治疗

1. 治疗生殖道器质性病变

（1）输卵管因素不孕的治疗：输卵管性不孕是最常见的原因，经检查为输卵管性不孕时，可采用下列方法：

1）输卵管注药：在月经干净3d至排卵前每2~3d输卵管内注药1次，连用2~3个周期。

2）输卵管成形术：根据阻塞部位不同，采用造口术、吻合术及输卵管子宫移植术。

（2）针对肿瘤、炎症及子宫内膜异位症的治疗。

2. 诱发排卵与黄体维持的治疗

（1）氯米芬：用于体内有一定雌激素水平者，促进排卵。

（2）绒促性素（HCG）：有类似黄体生成素的作用，促进排卵。常与氯米芬合用。

（3）尿促性素（HMG）：用于对氯米芬反应差或体内雌激素水平过低者。

（4）促进或补充黄体分泌功能治疗：适用于黄体功能不全者，常用药物有黄体酮和HCG。

3. 免疫学治疗　主要针对抗精子抗体治疗。女方抗精子抗体阳性者可采用避孕套避免与精子接触，3个月后部分患者抗体可能消失。此后除排卵期外，仍需使用避孕套。

4. 不明原因不孕的治疗。

5. 辅助生殖技术　包括人工授精、体外受精-胚胎移植及其衍生技术等。

二、人类辅助生殖技术

（一）定义

1. 人类辅助生殖技术　指以生育为目的，在体外对精子、卵子和胚胎进行人工操作后，再植入到女性生殖道内，以达到受孕目的的医学技术。

2. 人工授精　指在体外对精子操作，以非性交的方式植入女性生殖道内使其受孕的技术。

3. 体外受精-胚胎移植　指从妇女体内取出卵子，在体外与精子受精并培养一定时间，将发育到一定阶段的胚胎移植到子宫使其受孕的技术。

（二）人工授精

1. 分类　根据授精部位不同分为宫颈管内人工授精、宫腔内人工授精、输卵管内人工授精。根据精子的来源不同分为供精人工授精和夫精人工授精。

2. 人工授精的指征与禁忌证

（1）夫精人工授精

1）指征：①男性因少精、弱精、液化异常、性功能障碍、生殖器畸形等不育；②宫颈因素不育；③因生殖道畸形及心理因素导致性交不能等不育；④不明原因不育；⑤男方和女方的免疫性不育可以实施人工授精，但效果较差。

2）禁忌证：①妻子或丈夫患有生殖泌尿系统急性感染或性传播疾病；②妻子或丈夫患有严重的遗传、躯体疾病或精神心理疾患；③妻子或丈夫接触致畸量的射线、毒物、药品并处于作用期；④妻子或丈夫有吸毒等严重不良嗜好；⑤妻子或丈夫对实施的技术具有心理障碍。

（2）供精人工授精

1）指征：①不可逆的无精子症，严重的少精子症、弱精子症和畸形精子症；②输精管复通失败；③射精障碍；④男方和（或）家族有不宜生育的严重遗传性疾病；⑤母儿血型不合不能得到存活新生儿（注：除不可逆的无精子症外，①～③中的其他情况可以通过卵胞质内单精子显微注射技术获得与丈夫有血亲关系的后代，应向患者交代清楚，以便于患者夫妇的知情选择）。

2）禁忌证：同夫精人工授精（AIH）中对女方的要求，且丈夫对实施的技术具有心理障碍。

（三）体外受精 - 胚胎移植

体外受精 - 胚胎移植（IVF-ET）分为常规 IVF-ET 和其衍生技术。

1. 常规 IVF-ET 基本过程 ①控制性超排卵；②在 B 超引导下经阴道穿刺取卵；③精子分离；④体外精子与卵子共同培养受精；⑤胚胎培养 2~5d；⑥胚胎移植到子宫内。

指征：①女方各种因素导致的配子运输障碍；②经规范治疗仍然不能受孕的排卵障碍、子宫内膜异位症、女性免疫性不孕和不明原因不孕。

2. 卵胞质内单精子显微注射（ICSI） 指将单个精子用显微注射的方式注射到成熟的卵母细胞胞质内使之受精的操作。

指征：①严重的少、弱、畸形精子症；②不可逆的梗阻性无精子症；③生精功能障碍（排除遗传缺陷疾病所致）；④经规范治疗仍然不能受孕的男性免疫性不育；⑤体外受精失败；⑥精子顶体异常；⑦需行植入前遗传学诊断的。

3. 胚胎植入前遗传学诊断 / 筛查。

（四）人工辅助生殖技术的并发症

1. 多胎妊娠。

2. 卵巢过度刺激综合征。

3. 疾病传染。

4. 取卵盆腔出血和感染。

5. 过敏性休克，罕见于人工授精。

【练习题】

一、选择题

（一）A1/A2 型题

1. 关于不孕症的流行病学，以下正确的是（　　　　）

A. 生活方式、文化观念等对不孕症的发生率无影响

B. 不同的区域,不孕症的发病率一致

C. 大多数不孕症是男性疾病导致的

D. 随着年龄增加,不孕症发生增加

E. 在多数地区,不孕症的发生率为 3%~5%

2. 以下病因中,不孕最常见的原因是(　　)

A. 子宫颈因素　　　　　　　　　　　　B. 子宫因素

C. 输卵管因素　　　　　　　　　　　　D. 外阴、阴道因素

E. 性功能异常

3. 关于不孕症,以下**错误**的是(　　)

A. 夫妇同居、未避孕 1 年未孕者,称为不孕症

B. 女方曾经有过受孕史的不孕症称为继发性不孕

C. 女方从未受孕过的不孕症称为原发性不孕

D. 不孕症在人群中较为常见

E. 产生不孕症的主要原因通常在女方

4. 在我国引起输卵管阻塞性不孕的重要因素是(　　　)

A. 生殖器结核　　　　　　　　　　　　B. 输卵管畸形

C. 子宫内膜异位症　　　　　　　　　　D. 子宫肌瘤的压迫

E. 输卵管炎症

5. 对女性不孕症,以下**不是**卵巢功能检查的是(　　　)

A. 性交后试验　　　　　　　　　　　　B. 宫颈黏液涂片检查

C. 基础体温测定　　　　　　　　　　　D. 经前诊刮或子宫内膜活检

E. 阴道细胞学检查

6. 较准确的输卵管功能检查方法是(　　　)

A. 输卵管通气　　　　　　　　　　　　B. 输卵管通液

C. 子宫输卵管碘油造影　　　　　　　　D. 宫腔镜

E. 腹腔镜直视下检查和输卵管通液

7. 性交后试验最佳时间是(　　　)

A. 经净后 5d　　　　　　　　　　　　　B. 经来前 5d

C. 排卵日前后　　　　　　　　　　　　D. 两次月经中间

E. 非经期任何时间

8. 不孕症关于精液问题,以下**不对**的是(　　)

A. 禁欲 2~7d　　　　　　　　　　　　B. 取中段精液送检

C. 精液取出后 60min 内送检　　　　　　D. 送检中要注意保温

E. 不孕症夫妇都应进行精液检查

9. 具备月经周期的妇女,卵巢基础内分泌测定正确的方法是(　　　)

A. 月经 14d 前后测 FSH、LH、E2 和 T,以了解卵巢的基础状态

B. 月经 2~3d 前后测 FSH、LH、E2 和 P,以了解卵巢的基础状态

C. 为了解是否有黄体生成和功能,常在月经前 1~2d 测 P

D. 测 PRL 时,应上午 8~9 点采血。避免感冒、胸痛、乳房刺激、手术创伤等,采血前夜不能同房,当日早晨禁食、禁饮

E. 采血前至少 3d 内不得应用性激素

10. 关于促排卵药物,说法**错误**的是(　　　)

　　A. HCG 诱发卵泡破裂

　　B. 人绝经期促性腺激素(hMG)含有等量的 LH 和 FSH

　　C. 氯米芬具有抗雌激素作用

　　D. 垂体器质性病变时,氯米芬疗效差

　　E. 溴隐亭是常用的促排卵药物

11. 不孕症诊疗中正确的是(　　　)

　　A. 男方只需要精液检查即可

　　B. 进行一次精液检查后,要尽快对精液状况做出是否异常的结论

　　C. 发现了抗精子抗体,即为免疫性不孕

　　D. 子宫输卵管通液是输卵管障碍很好的治疗方法,可反复进行

　　E. 男女双方同时就医检查,综合治疗

12. 下列**不属于**辅助生育技术的是(　　　)

　　A. 人工周期　　　　　　　　　　　　　B. AIH

　　C. AID　　　　　　　　　　　　　　　D. IVF-ET

　　E. ICSI

13. 人工授精**不适合**于(　　　)

　　A. 输卵管堵塞　　　　　　　　　　　B. 性功能障碍,治疗无效

　　C. 免疫性不孕　　　　　　　　　　　D. 女方宫颈狭窄或排卵期黏液黏稠

　　E. 轻、中度的少、弱、畸形精子症

14. 常规 IVF-ET 的程序是(　　　)

　　A. COH →取卵和精子处理→体外受精→胚胎培养→胚胎移植→黄体支持

　　B. 取卵和精子处理→ COH →体外受精→胚胎培养→胚胎移植→黄体支持

　　C. 取卵和精子处理→体外受精→ COH →胚胎培养→胚胎移植→黄体支持

　　D. 取卵和精子处理→体外受精→胚胎培养→ COH →胚胎移植→黄体支持

　　E. 取卵和精子处理→体外受精→胚胎培养→胚胎移植→ COH →黄体支持

15. 女性,28 岁,原发性不孕 3 年,月经 5~6/20~50d,量中等,无痛经,妇科检查未发现特殊情况,HSG 输卵管通畅,男方精液检查无异常。恰当的治疗方法是(　　　)

　　A. ICSI　　　　　　　　　　　　　　B. IVF-ET

　　C. AIH　　　　　　　　　　　　　　D. AID

　　E. 促排卵

16. 女性,30 岁,发育正常,婚后夫妻同居,2 年未孕,基础体温双相,内膜活检见分泌期子宫内膜,HSG 示输卵管显影无异常,男方精液检查无异常。下面检查中,**不恰当**的是(　　　)

　　A. 生殖内分泌测定　　　　　　　　　B. 抗精子抗体检查

　　C. 性交后试验　　　　　　　　　　　D. 子宫输卵管通液

　　E. B 超检查

17. 女性,27 岁,婚后 3 年未孕,14 岁时患过结核性胸膜炎,已治愈。月经规律,妇检未见异常,月经前诊刮为分泌期子宫内膜,男方精液常规在正常范围内,进一步检查首先考虑(　　　)

　　A. 腹腔镜检查或输卵管碘油造影　　　B. 内分泌检查

  C. X 线腹部平片　　　　　　　　　　D. 抗精子抗体检查

  E. 宫腔镜检查

（二）A3/A4 型题

（1~2 题共用题干）

女性,28 岁,婚后 4 年未孕,18 岁月经来潮,周期 1~3 个月,经期 3~4d,量中等,无痛经。夫妇双方检查:男方精液常规正常;女方阴道通畅,宫体后位,正常大小,活动,附件未及异常,基础体温测定呈单相。

 1. 该患者不孕最可能的原因是（　　　）

  A. 子宫后位　　　　　　　　　　　B. 宫颈炎

  C. 无排卵　　　　　　　　　　　　D. 黄体萎缩不全

  E. 黄体发育不健全

 2. 应采取的治疗手段是（　　　）

  A. 月经后半期应用孕激素　　　　　B. 促排卵

  C. 应用维生素　　　　　　　　　　D. ART

  E. 应用雌、孕激素序贯疗法

（3~5 题共用题干）

女性,29 岁,因继发性不孕 3 年来就诊。3 年前人工流产 1 次,术后发热、下腹痛 1 周,经抗生素治疗痊愈。既往月经规律,但伴痛经,基础体温呈双相型。配偶精液分析无异常。妇科检查:宫颈轻度糜烂,子宫后位,固定,正常大小,两侧附件未触及异常。

 3. 该患者不孕病因中应特别关注（　　　）

  A. 子宫因素　　　　　　　　　　　B. 卵巢功能不全

  C. 输卵管因素　　　　　　　　　　D. 宫颈因素

  E. 免疫因素

 4. 以下检查中,出现阳性可能性最大的是（　　　）

  A. 诊断性刮宫　　　　　　　　　　B. 宫腔镜检查

  C. 子宫输卵管碘油造影　　　　　　D. 性激素测定

  E. 抗精子抗体检查

 5. 最可能选择的治疗方法是（　　　）

  A. 促排卵　　　　　　　　　　　　B. 免疫学治疗

  C. 手术治疗　　　　　　　　　　　D. AI

  E. IVF-ET

（6~9 题共用题干）

女性,34 岁,已婚,结婚 5 年未孕,伴痛经来就诊。妇科检查:宫颈轻度糜烂,子宫后位,正常大小,子宫骶骨韧带处有触痛结节,左附件扪及 6cm×6cm×5cm 大小囊性包块,右附件扪及 5cm×5cm×4cm 大小囊性包块,均粘连固定。

 6. 以下最可能的诊断为（　　　）

  A. 子宫内膜异位症,双侧卵巢巧克力囊肿　　B. 卵巢恶性肿瘤

  C. 双侧卵巢畸胎瘤　　　　　　　　D. 输卵管异位妊娠

  E. 子宫肌瘤

 7. 宜选择的治疗措施是（　　　）

A. 假孕疗法   B. 孕三烯酮

C. 促性腺激素释放激素激动剂（GnRH-a）治疗   D. 手术及术后药物综合治疗

E. 经阴道囊肿穿刺

8. 为解决不孕问题,下列检查**不必要**的是（   ）

A. 基础体温测定   B. CA125、抗子宫内膜抗体

C. 子宫输卵管碘油造影   D. 配偶精液检查

E. 抗精子抗体

9. 解决、去除相应的病变,规范治疗半年后症状消失,再观察半年,丈夫精液无异常,基础体温双相,仍未妊娠。宜选择的治疗是（   ）

A. 雌激素、孕激素周期疗法   B. 黄体酮治疗

C. 氯米芬治疗   D. 氯米芬及少量雌激素治疗

E. IVF-ET

（三）B 型题

（1~4 题共用备选答案）

A. 了解输卵管的通畅性   B. 了解是否有排卵

C. 免疫性不孕   D. 宫腔病变

E. 卵巢的储备功能

1. 精液 - 宫颈黏液相合试验（   ）

2. 月经早期 B 超检查（   ）

3. 宫腔镜检查（   ）

4. 月经前 1 周内测定孕激素（   ）

（5~8 题共用备选答案）

A. 氯米芬   B. 溴隐亭

C. 孕三烯酮   D. HCG

E. hMG 和 FSH

5. 促排卵作用依赖于下丘脑 - 垂体 - 卵巢轴的功能完整（   ）

6. 使成熟卵泡破裂排卵（   ）

7. 常用于超排卵的促排卵药物（   ）

8. 高催乳素血症（   ）

二、填空题

1. 氯米芬为_____药物,适用于体内有_____一定水平者。

2. 基础体温呈型_____,提示卵巢无排卵。

3. 女性不孕症常见的原因为_____。

4. 对不孕妇女检查子宫内膜有无异常,可行_____。

5. 试管婴儿主要应用于_____不孕,待受精卵发育成_____个细胞时,再移植到子宫内。

6. 试管婴儿的主要步骤为_____、_____、_____、_____、胚胎移植到子宫内及移植后处理。

三、名词解释

1. 不孕症

2. 人类辅助生殖技术

3. 体外受精 - 胚胎移植

四、简答题

1. 女性不孕症的常见病因有哪些？

2. 卵巢功能检查的方法有哪些？

3. 简述人类辅助生殖技术的分类。

五、案例分析题

女性，28 岁，14 岁初潮，初潮后月经一直不正常，2~5 个月来 1 次，每次持续时间长短不一，经量中，无痛经。曾服中药治疗无效。青春期好发痤疮。现已结婚 3 年，性生活正常，未避孕未孕。近 1 年体重增加 5kg，体重指数 26。生育史：0-0-0-0。腹型肥胖，腹中线见长汗毛。妇科检查阴毛浓密，余无阳性体征。1 年前曾行输卵管通液提示通畅。男方精液常规检查结果正常。

问题：1. 可能的诊断是什么？

2. 应做哪些检查？

3. 为解决生育问题，应采取的最佳方案是什么？

【参考答案】

一、选择题

（一）A1/A2 型题

1. D　2. C　3. E　4. E　5. A　6. E　7. C　8. B　9. D　10. E　11. E　12. A　13. A　14. A　15. E　16. D　17. A

（二）A3/A4 型题

1. C　2. B　3. C　4. C　5. E　6. A　7. D　8. B　9. E

（三）B 型题

1. C　2. E　3. D　4. B　5. A　6. D　7. E　8. B

二、填空题

1. 促排卵　雌激素

2. 单相

3. 输卵管性因素

4. 子宫内膜活检术

5. 输卵管性　8~16

6. 促进与监测卵泡发育　取卵　体外受精　胚泡移植

三、名词解释

1. 夫妻同居 1 年以上未避孕而不孕,提示夫妇受孕能力低下或无受孕能力,称为不孕症。

2. 人类辅助生殖技术是指以生育为目的,在体外对精子、卵子和胚胎进行人工操作后,再植入到女性生殖道内,以达到受孕目的的医学技术。

3. 从妇女体内取出卵子,在体外与精子受精并培养一定时间,将发育到一定阶段的胚胎移植到子宫使其受孕,称为体外受精 - 胚胎移植。

四、简答题

1. 常见女性不孕的原因包括

(1)盆腔因素:约占不孕症病因的 35%。

包括:①输卵管异常;②盆腔粘连造成盆腔和输卵管功能和结构的破坏;③子宫内膜病变;④子宫内膜异位症;⑤生殖器肿瘤;⑥生殖道发育畸形。

(2)生殖内分泌障碍与不排卵:①各种影响卵巢功能的调节而不排卵;②卵巢自身功能异常。

2. 卵巢功能检查常用的方法:① B 超卵巢功能判断;②促卵泡激素、黄体生成素、雌二醇、睾酮、孕酮和催乳素测定;③子宫内膜病理检查;④基础体温、阴道细胞学检查、宫颈黏液检查。

3. 人类辅助生殖技术分为 AI 和 IVF-ET 两大类。IVF-ET 分为常规 IVF-ET 和衍生技术(包括 ICSI、PGD 等)。AI 根据授精部位分为宫颈管内人工授精、宫腔内人工授精、输卵管内人工授精等,根据精子来源分为 AIH 和 AID。

五、案例分析题

1. 可能的诊断:

(1)原发性不孕。

(2)排卵障碍性异常子宫出血(AUB-O)。

2. 进一步检查了解排卵及内分泌状况:基础体温测定、B 超监测卵泡发育、内分泌测定、诊断性刮宫、宫颈黏液检查、阴道脱落细胞检查。

3. 该患者的处理措施是:

(1)改善生活方式,减轻体重。

(2)促排卵治疗,首选氯米芬口服。

(吴　畏)

第二十四章　计 划 生 育

【重点、难点解析】

本章重点解析宫内节育器的避孕机制、适应证和禁忌证；药物避孕机制、适应证和禁忌证。难点解析人工流产、输卵管结扎术的方法，适应证和禁忌证，并发症及处理。

一、宫内节育器

（一）种类

1. 惰性宫内节育器　以惰性原料制成，国内主要为不锈钢及其改良品。
2. 活性宫内节育器　①带铜宫内节育器：以惰性原料为支架，加入铜丝或铜套制成；②药物缓释宫内节育器：有含左炔诺孕酮宫内节育器、含吲哚美辛宫内节育器等。

（二）避孕机制

1. 引起子宫内膜无菌性炎性反应，足以杀灭和减少精子，阻止精子进入输卵管与卵子结合。
2. 前列腺素增强宫缩及输卵管蠕动，可使受精卵与内膜发育不同步，影响着床。
3. 铜离子可造成子宫内膜改变，产生的细胞毒性因子也可通过宫颈黏液杀灭精子。
4. 含孕酮宫内节育器可抑制排卵，使子宫内膜腺体萎缩和间质蜕膜化，不利于受精卵着床。

（三）节育器放置术

1. 适应证　已婚育龄妇女无禁忌证，愿选用此法避孕者。
2. 禁忌证　①生殖道炎症，急性或慢性盆腔炎性疾病、各种阴道炎和宫颈炎等；②月经频发、月经过多或有不规则阴道出血等；③生殖器官肿瘤；④宫颈内口过松及严重子宫脱垂；⑤严重全身性疾病：如心力衰竭、重度贫血、出血性疾患或各种疾病的急性期；⑥子宫畸形；⑦子宫腔 < 5.5cm 或 > 9cm；⑧有铜过敏史者。

二、药物避孕

女用避孕药物是应用人工合成的甾体激素避孕，是一种高效避孕方法。各种避孕药物均由合成雌激素及合成孕激素配伍而成。

（一）避孕机制

1. 抑制排卵　抑制下丘脑和垂体促性腺激素的释放，抑制排卵。
2. 孕激素增加宫颈黏液黏稠度，不利于精子穿透。
3. 子宫内膜提前出现分泌期反应，不利于受精卵着床。
4. 输卵管蠕动的改变，使受精卵子宫内膜发育不同步，干扰其着床。

（二）适应证及禁忌证

1. 适应证　健康育龄妇女均可服用。

2. 禁忌证　①血栓性静脉炎或血栓栓塞性疾病；②心脏病、高血压，血压＞160/100mmHg、脑血管疾病；③急慢性肝、肾疾病；④糖尿病并发血管性疾病；⑤已知或可疑乳腺癌、雌激素依赖性肿瘤；⑥妊娠；⑦产后 6 周内母乳喂养；⑧原因不明的异常阴道流血；⑨吸烟≥ 20 支，特别是年龄≥ 35 岁妇女；⑩严重偏头痛者。

三、人工流产

凡在妊娠 14 周内采用人工或药物方法终止妊娠称为早期妊娠终止，称人工流产。人工流产可分为手术流产与药物流产两种方法。手术流产又分为负压吸引术与钳刮术，两者都是通过人为方法终止妊娠的人工流产手术。

人工流产术是指妊娠 14 周以内，以手术终止妊娠的方法。目前采用最多的是负压吸引术，利用负压吸引原理，将妊娠物从宫腔内吸出，个别孕周数稍大者，可行钳刮术。

1. 负压吸宫术

（1）适应证：①妊娠 10 周以内要求终止妊娠而无禁忌证者；②因各种疾病不宜继续妊娠者。

（2）禁忌证：①各种疾病的急性期；②生殖道炎症；③术前两次体温在 37.5℃以上者；④全身情况不良，不能耐受手术，经治疗好转后，可进行手术。

2. 人工流产的并发症及防治

（1）人工流产综合征：在人工流产过程中，受术者突然感到头晕、恶心、呕吐、出汗、面色苍白、脉搏细弱缓慢、血压明显下降、心动过缓或心律不齐，重者可晕厥或抽搐。主要是由于机械性刺激后，迷走神经兴奋使心血管系统产生反应及脑供血不足所致。应予吸氧，静脉注射阿托品 0.5~1mg。

（2）术中出血：多发生在妊娠月份较大的钳刮术，主要为胎儿及其附属物未能迅速排出，影响子宫收缩。宫颈注射缩宫素促进子宫收缩，同时迅速清除宫腔内组织，必要时应及时补液、输血等。

（3）子宫穿孔：多发生于峡部及宫角处，可导致内出血、感染、脏器损伤等严重后果。若穿孔小，患者情况稳定，胚胎组织已清除又无明显内出血现象者，可于宫颈周围组织注射缩宫素，若胚胎组织尚未吸净者，可在 B 超或腹腔镜监护下清宫；尚未进行吸宫操作者，则可等待 1 周后再清除宫腔内容物。发现内出血增多或疑有脏器损伤者，应立即开腹探查。

（4）术后感染：人工流产后 1~2 周内，因致病细菌的侵入而发生的盆腔炎性疾病。应积极抗感染治疗。

（5）吸宫不全：是人工流产后常见并发症，主要为部分胚胎组织残留。术后流血较多者，立即刮宫。流血不多者，先给抗感染治疗，然后刮宫。

（6）漏吸：人工流产时未能将子宫腔内胚胎组织吸出或刮出，妊娠继续进行，称为漏吸。术后仔细检查吸出物可预防。

（7）宫颈或宫腔粘连：因多次人流，负压过高，过度搔刮以及感染等所造成。出现粘连后，予以分离，可用雌孕激素人工周期治疗 3 个月，促使子宫内膜增生修复。

四、输卵管结扎术

（一）适应证

1. 自愿要求做绝育术的已婚妇女而无禁忌证者。

2. 患有某种疾病不宜妊娠者。

3. 第二次剖宫产术同时。

（二）禁忌证

1. 各种疾病的急性期,全身情况不良。

2. 存在感染情况,如盆腔炎性疾病、腹壁感染等。

3. 24h 内体温两次超过 37.5℃者。

4. 严重的神经症。

（三）并发症

出血及血肿;感染;膀胱、肠管损伤;术后再孕;月经异常;肠粘连。

【练习题】

一、选择题

（一）A1/A2 型题

1. 我国控制人口增长的主要措施是（　　）

    A. 人工流产 　　　　　　　　　　B. 节育

    C. 绝育 　　　　　　　　　　　　D. 口服避孕药

    E. 引产

2. 我国现在最常用的避孕措施是（　　）

    A. 阴茎套 　　　　　　　　　　　B. 阴道隔膜

    C. 宫内节育器 　　　　　　　　　D. 口服避孕药

    E. 安全期避孕药

3. 关于避孕方法,下列最**不可靠**的是（　　）

    A. 宫内节育器 　　　　　　　　　B. 口服避孕药

    C. 安全期避孕 　　　　　　　　　D. 阴道隔膜

    E. 避孕套

4. 宫内节育器避孕原理,下述**错误**的是（　　）

    A. 局部的机械作用破坏孕卵着床

    B. 宫腔内炎性细胞增多,有杀灭和减少精子的作用

    C. 抑制卵泡发育和排卵作用

    D. 增加子宫内膜前列腺素的产生,影响受精及着床

    E. 产生抗体对囊胚着床的免疫耐受性

5. 关于宫内节育器的放置,下列说法中**不正确**的是（　　）

    A. 生殖器官有肿瘤时不宜放置 　　B. 产后一般满 3 个月放置

    C. 常规为月经干净后 3~7d 放置 　D. 子宫畸形时无影响

    E. 月经过多过频不宜放置

6. 放置宫内节育器的时间通常在（　　）

    A. 月经干净后 3~7d 　　　　　　B. 剖宫产后来过 1 次月经

    C. 剖宫产同时放置 　　　　　　　D. 流产后、产后当即放置

    E. 哺乳期闭经排除早孕后

7. 放置宫内节育器最常见并发症是（　　）

    A. 出血 　　　　　　　　　　　　B. 腰酸腹坠

C. 宫内节育器异位　　　　　　　　　　　D. 宫内节育器自然脱落

E. 带宫内节育器妊娠

8. 预防宫内节育器异位,下列**错误**的是(　　　)

A. 查清子宫位置,避免节育器从峡部穿出　　B. 查清子宫大小,避免从角部穿出

C. 哺乳期子宫肌壁薄、软易穿孔而致节育器异位　D. 操作正规可减少损伤

E. 剖宫产同时放置宫内节育器

9. 关于宫内节育器取出术,下列正确的是(　　　)

A. 金属环放置 4~5 年应该更换

B. 带器受孕者先行人工流产,以后再取环

C. 放置节育器发生子宫出血或感染等特殊情况,可随时取出

D. 取非金属环前无需做 X 线或超声检查

E. 必须月经干净后 3~7d 取出

10. 关于女用短效口服避孕药的避孕机制,正确的是(　　　)

A. 加速孕卵在输卵管内运行速度,使与子宫内膜的发育不同步

B. 雌激素使宫颈黏液量多、黏稠度增加,不利于精子穿透

C. 孕激素量少,使子宫内膜分泌不良

D. 雌激素量少,使子宫内膜增生受抑制

E. 抑制下丘脑 - 脑垂体 - 卵巢轴

11. 服用短效避孕药,下列正确的是(　　　)

A. 月经干净即开始,每日 1 片

B. 房事后服用 1 片即可

C. 月经周期第 1d 开始服用,直至下次月经来潮

D. 月经周期第 5d 开始,每晚 1 片,共服 22d

E. 服药过程中如有少量阴道出血,应即停药

12. 关于女用短效口服避孕药的不良反应,正确的是(　　　)

A. 类早孕反应是由于孕雌激素刺激胃黏膜所致

B. 服药期间出现阴道流血,称为突破性出血,多发生在漏服药之后

C. 能使经期延长、经量增多,故不适用于经血量多的妇女

D. 色素沉着是孕激素作用的结果

E. 体重增加系孕激素引起水钠潴留的结果

13. 关于女用长效口服避孕药,正确的是(　　　)

A. 主要是利用长效孕激素的作用

B. 白带增多是孕激素所致

C. 服药期停经,可用克罗米芬

D. 经量增多和经期延长,系对孕激素敏感有关

E. 通过抑制下丘脑 - 脑垂体 - 卵巢轴,抑制排卵

14. 下列**不宜**行输卵管结扎术的情况是(　　　)

A. 足月阴道分娩后当天　　　　　　　　　　B. 妊娠合并心脏病患者产后 7d

C. 人工流产手术之前　　　　　　　　　　　D. 剖宫产手术同时

E. 非孕妇女月经干净后 3~7d

15. 关于人工流产,正确的是(　　)
    A. 妊娠 16 周行钳刮术
    B. 妊娠 10~14 周行吸宫术
    C. 子宫过软者,术前应肌内注射麦角新碱 0.2mg
    D. 宫内有节育器合并妊娠者,不能行人工流产术
    E. 术后检查吸出物有无绒毛

16. 妊娠 10 周以内的人工流产最常用的措施是(　　)
    A. 钳刮术
    B. 负压吸引术
    C. 利凡诺羊膜腔注射
    D. 天花粉肌内注射
    E. 缩宫素静脉滴注

17. 以下可行人工流产吸宫术的是(　　)
    A. 妊娠 14 周
    B. 急性生殖器炎症
    C. 各种慢性疾病的急性期
    D. 体温超过 37.5℃
    E. 妊娠 8 周,有轻度恶心、呕吐症状

18. 负压吸宫术危害最大的并发症是(　　)
    A. 吸宫不全
    B. 漏吸
    C. 术中出血
    D. 子宫穿孔
    E. 感染

19. 人工流产并发症,下列正确的是(　　)
    A. 空气栓塞为最常见的并发症
    B. 子宫穿孔多由于子宫位置大小不清所致
    C. 人流综合征是由于心脏病引起的
    D. 术后闭经多数由不排卵所致
    E. 吸宫不全由于多次人工流产所致

20. 人工流产术后 10 多天,仍有较多的阴道流血,应首先考虑为(　　)
    A. 子宫穿孔
    B. 子宫复旧不良
    C. 吸宫不全
    D. 子宫内膜炎
    E. 子宫绒毛膜癌

21. 关于人工流产时子宫穿孔的处理,正确的是(　　)
    A. 术中有"无底"的感觉时,可再次探宫腔核实
    B. 穿孔小,患者无症状,可给予子宫收缩剂及抗生素密切观察
    C. 探针穿孔尚未吸宫者,如患者无主诉,应谨慎继续吸净宫腔内容物
    D. 怀疑腹腔脏器拉入宫腔,应立即将夹出物还纳腹腔,同时给抗生素保守观察
    E. 人工流产术中子宫穿孔而又无子女的患者,无须避孕再次月经后可妊娠

22. 人工流产综合征发生的主要原因是(　　)
    A. 受术者高度精神紧张
    B. 受术者有心脏病
    C. 人工流产术中出血过多
    D. 人工流产术中对子宫或宫颈局部刺激引起迷走神经反应
    E. 人工流产手术吸宫不全

23. 人流时突然发生血压下降、脉搏变慢,首先应考虑(　　)
    A. 羊水栓塞
    B. 人工流产综合征

C. 子宫穿孔内出血　　　　　　　　　　D. 宫颈撕裂

E. 空气栓塞

24. 人工流产钳刮术中出血多时应（　　　）

A. 立即停止手术　　　　　　　　　　　B. 检查刮出内容物是否完整

C. 静脉补液　　　　　　　　　　　　　D. 缩宫素宫颈注射或静脉滴注

E. 探针探查宫腔有否穿孔

25. 以下**不宜**作为中期妊娠终止方法的是（　　　）

A. 依沙吖啶（利凡诺）羊膜腔注射　　　B. 缩宫素静脉滴注

C. 前列腺素外用　　　　　　　　　　　D. 孕＞ 14 周者钳刮术

E. 水囊引产

26. 某妇女 28 岁，G_3P_1，月经 3~4/24~34d，量中等。妇科检查：宫颈光滑，子宫后位，大小正常，附件阴性。要求避孕，效果最差的方法是（　　　）

A. 阴道隔膜　　　　　　　　　　　　　B. 宫内节育器

C. 口服避孕药　　　　　　　　　　　　D. 避孕套

E. 安全期避孕

27. 某妇女 28 岁，口服短效避孕药半年，此次周期服用 5d 后阴道出血 3d，量少于月经，无腹痛。其正确处理是（　　　）

A. 立即停服避孕药　　　　　　　　　　B. 黄体酮 10mg 肌内注射 qd×3d

C. 加服炔雌醇 5μg qd×14d　　　　　　D. 每日加服避孕药 1 片

E. 给卡巴克络 10mg 肌内注射 Bid×3d

28. 某女 26 岁，结婚 2 年，服长效避孕药避孕，因漏服药后停经 50d，妊娠试验阳性，阴道流血 3d，较月经量少，腰酸胀痛，她希望生一个健康的孩子。应选择的治疗措施是（　　　）

A. 注射大量黄体酮保胎　　　　　　　　B. 口服叶酸保胎

C. 卧床休息　　　　　　　　　　　　　D. 人工流产

E. 经安胎治疗无效再刮宫

29. 28 岁患者，吸宫过程中，突感胸闷，头晕，查 BP 70/50mmHg，P 50 次 /min。应首先使用的抢救药物为（　　　）

A. 地西泮　　　　　　　　　　　　　　B. 阿托品

C. 哌替啶　　　　　　　　　　　　　　D. 苯巴比妥

E. 肾上腺素

30. 某患者，女，32 岁，已婚，平素月经规律，曾行 3 次人工流产，末次人工流产后闭经 4 个月，有周期性腹痛。妇科检查宫颈有举痛，子宫体稍大，有压痛。最可能的诊断是（　　　）

A. 宫颈粘连　　　　　　　　　　　　　B. 急性盆腔炎

C. 子宫内膜异位症　　　　　　　　　　D. 子宫腺肌症

E. 输卵管妊娠

31. 28 岁患者，于 5 个月前因妊娠 2 个月而行人工流产，人工流产后月经即停止来潮，无任何不适，自测基础体温呈双相，检查盆腔无异常发现，最可能引起闭经的原因是（　　　）

A. 妊娠　　　　　　　　　　　　　　　B. 宫颈粘连

C. 宫腔粘连　　　　　　　　　　　　　D. 高泌乳素血症

E. 卵巢功能早衰

（二）A3/A4 型题

（1~2 题共用题干）

28 岁女性,带 T 形宫内节育器 3 年,平时月经规则,来院常规阴道检查时未见尾丝。

1. 以上情况应考虑（　　　）

    A. 节育器脱落　　　　　　　　　　　B. 尾丝断裂

    C. 尾丝进入宫腔内　　　　　　　　　D. 节育器异位

    E. 上述可能都存在

2. 下述检查最简便而可靠的是（　　　）

    A. X 线拍片　　　　　　　　　　　　B. 阴道镜

    C. B 超　　　　　　　　　　　　　　D. 宫腔镜

    E. 探查宫腔

（3~4 题共用题干）

32 岁患者,人流后 20d,阴道出血一直未干净,突然高热 39℃,下腹痛。妇科检查:腹软,下腹轻压痛,无反跳痛,子宫稍大,压痛明显,两侧附件阴性。白细胞总数 18×10^9/L,中性粒细胞 0.84。

3. 应首先考虑的诊断为（　　　）

    A. 急性盆腔腹膜炎　　　　　　　　　B. 组织残留合并感染

    C. 宫外孕　　　　　　　　　　　　　D. 子宫穿孔

    E. 急性阑尾炎

4. 最简便而可靠的检查方法是（　　　）

    A. 血常规　　　　　　　　　　　　　B. B 超

    C. 宫腔镜　　　　　　　　　　　　　D. 腹腔镜

    E. 开腹探查

（5~6 题共用题干）

31 岁,孕 2 月,人流过程中突感头晕、大汗淋漓,检查:面色苍白,腹软,无压痛、反跳痛,BP 70/50mmHg,P 59 次/min。

5. 应首先考虑为（　　　）

    A. 子宫穿孔　　　　　　　　　　　　B. 人工流产综合征

    C. 空气栓塞　　　　　　　　　　　　D. 子宫复旧不良

    E. 吸宫不全

6. 对该患者最恰当的处理是（　　　）

    A. 肌内注射镇静剂　　　　　　　　　B. 立即肌内注射维生素 K

    C. 头低脚高位　　　　　　　　　　　D. 立即静脉注射阿托品

    E. 剖腹探查

（7~10 题共用题干）

26 岁女性,孕 2 月,行人工流产过程中,患者突感下腹剧痛,术中有 “无底” 的感觉,立即检查:BP 100/70mmHg,P 90 次/min,下腹无压痛、反跳痛,考虑子宫穿孔。

7. 应进一步做的检查是（　　　）

    A. 血常规检查　　　　　　　　　　　B. B 超

    C. 探宫试验　　　　　　　　　　　　D. 宫腔镜检查

    E. 腹腔镜检查

8. 若穿孔较小,患者病情稳定,无明显内出血征象,胚胎组织已清除干净,正确的处理是(　　　)

    A. 注射缩宫素,并预防感染　　　　　　　B. 宫腔镜治疗

    C. 腹腔镜治疗　　　　　　　　　　　　　D. 抗感染、止血

    E. 无须治疗

9. 若穿孔较小,患者病情稳定,无明显内出血征象,胚胎组织尚未清除干净,正确的处理是(　　　)

    A. 注射缩宫素,并预防感染　　　　　　　B. 继续行吸宫术

    C. B超监测下行吸宫术　　　　　　　　　D. 等待1周后行吸宫术

    E. 等待1个月后行吸宫术

10. 若患者感腹痛加剧,检查:BP 70/50mmHg,P 110次/min,下腹压痛、反跳痛,考虑内出血。正确的处理是(　　　)

    A. 注射缩宫素,并预防感染　　　　　　　B. 抗感染、止血

    C. 宫腔镜检查　　　　　　　　　　　　　D. 开腹探查

    E. 肌内注射阿托品

(三)B型题

(1~2题共用备选答案)

    A. 吞噬精子

    B. 使受精卵与子宫内膜的发育不同步,影响着床

    C. 有毒害胚胎的作用

    D. 释放孕酮

    E. 释放铜离子

1. 放置宫内节育器,吞噬细胞的作用是(　　　)

2. 放置宫内节育器,前列腺素的作用是(　　　)

(3~6题共用备选答案)

    A. 抑制排卵　　　　　　　　　　　　　　B. 杀灭和减少精子

    C. 抗早孕　　　　　　　　　　　　　　　D. 避孕失败的补救措施

    E. 绝育

3. 金属单环宫内节育器(　　　)

4. 口服避孕药(　　　)

5. 人工流产(　　　)

6. 输卵管结扎术(　　　)

(7~9题共用备选答案)

    A. 宫颈或宫腔粘连　　　　　　　　　　　B. 节育器嵌顿

    C. 出血与血肿　　　　　　　　　　　　　D. 月经异常

    E. 漏吸

7. 输卵管结扎术的近期并发症是(　　　)

8. 节育器过大,子宫壁损伤可并发(　　　)

9. 人流时未吸出胚胎组织可并发(　　　)

(10~11题共用备选答案)

    A. 人流综合征　　　　　　　　　　　　　B. 感染

    C. 子宫穿孔　　　　　　　　　　　　D. 子宫粘连

    E. 月经不调

10. 哺乳期妊娠人工流产最易发生（　　　）

11. 人工流产手术对子宫或宫颈局部的刺激而引起（　　　）

（12~14 题共用备选答案）

    A. 术中剧烈下腹痛伴血压下降　　　　B. 术中心动过缓、面色苍白、血压下降

    C. 术中持续阴道出血　　　　　　　　D. 术后月经失调

    E. 术后闭经,伴周期性下腹痛

12. 宫颈粘连可致（　　　）

13. 人工流产综合征指（　　　）

14. 人流时子宫穿孔可致（　　　）

二、填空题

1. 节育应以避孕为主,辅以＿＿＿＿＿及＿＿＿＿＿措施等三方面。

2. 宫内节育器分为＿＿＿＿＿和＿＿＿＿＿。

3. 女用避孕药物是应用人工合成的甾体激素避孕,由＿＿＿＿＿和＿＿＿＿＿配伍而成。

4. 药物流产是指通过服用药物而非手术终止早期妊娠的方法,目前最常用的药物是＿＿＿＿＿及＿＿＿＿＿。

5. 药物避孕机制为＿＿＿＿＿、＿＿＿＿＿、＿＿＿＿＿、＿＿＿＿＿。

三、名词解释

1. 计划生育

2. 人工流产

3. 中期妊娠引产

4. 漏吸

5. 吸宫不全

6. 人工流产综合征

四、简答题

1. 简述含孕激素宫内节育器的避孕机制。

2. 简述口服避孕药的不良反应及处理。

3. 简述避孕药对子代的影响。

【参考答案】

一、选择题

（一）A1/A2 型题

1. B　2. C　3. C　4. E　5. D　6. A　7. A　8. E　9. C　10. E　11. D　12. B

13. E　14. C　15. E　16. B　17. E　18. D　19. B　20. C　21. B　22. D　23. B　24. D

25. D　26. E　27. C　28. D　29. B　30. A　31. C

（二）A3/A4 型题

1. E 2. C 3. B 4. B 5. B 6. D 7. B 8. A 9. C 10. D

（三）B 型题

1. A 2. B 3. B 4. A 5. D 6. E 7. C 8. B 9. E 10. C 11. A 12. E
13. B 14. A

二、填空题

1. 绝育 避孕失败的补救
2. 惰性宫内节育器 活性宫内节育器
3. 雌激素 孕激素
4. 米非司酮 米索前列醇
5. 抑制排卵 改变宫颈黏液 改变子宫内膜 改变输卵管蠕动

三、名词解释

1. 计划生育就是有计划地生育子女,做到对人口的出生增长实行有计划地调节和控制,实现人口与经济、社会、资源、环境的协调发展。我国是人口众多的国家,实行计划生育是国家的基本国策。计划生育工作包括:提倡晚婚、晚育、节育和提高人口素质。

2. 在妊娠 14 周内,采用人工或药物方法终止妊娠称为早期妊娠终止,亦称人工流产。

3. 妊娠 13~24 周末,因节育或疾病等原因,用人工方法终止妊娠称为中期妊娠引产。

4. 人工流产时未能将子宫腔内胚胎组织吸出或刮出,妊娠继续进行,称为漏吸。

5. 吸宫不全是指人工流产术后部分胚胎组织残留于宫腔,子宫过度屈曲或技术不熟练时容易发生。

6. 人工流产综合征是指在人工流产过程中,受术者突然感到头晕、恶心、呕吐、面色苍白、出冷汗、脉搏细弱缓慢、血压下降、有心动过缓或心律不齐,重者可晕厥或抽搐。主要因宫颈或子宫受到机械性刺激,反射性引起迷走神经兴奋,使心血管系统产生一系列反应及脑供血不足所致。

四、简答题

1. 除了具备宫内节育器宫腔局部的杀精作用外,含孕激素宫内节育器释放的孕酮,可引起子宫内膜腺体萎缩、间质蜕膜化,从而阻止着床、抑制精子获能;进入血液的孕激素可部分地抑制卵泡发育和排卵,孕酮还可使宫颈黏液变黏稠,阻碍精子运行。

2. 避孕药的不良反应及处理:①类早孕反应,少数患者用药后可有头晕、乏力、食欲缺乏、恶心呕吐、白带增多等症状,轻症不需处理,较重者可考虑更换制剂。②月经改变,用药后短期闭经应停药观察,超过 3~6 个月,则需用雌孕激素序贯疗法替代治疗。突破性出血,若在月经前半周期,多因体内雌激素不足所致,点滴出血可每晚加服炔雌醇 5~10μg/d。若出血如月经量,可停药 5d 后再服下周期的药。若出血在月经后半周期,表明孕激素剂量不足,可每日加服 1 片短效避孕药。③色素沉着,颜面部皮肤发生色素沉着如同妊娠期。停药后一般能自行消退。④体重增加,口服避孕药的孕激素成分有弱雄激素作用,可促进体内合成代谢,增加体重轻微。

3. 研究证实:避孕药停药后妊娠,不增加胎儿畸形的发生率,短效低剂量口服避孕药停药后即可妊娠。长效避孕药在体内有蓄积作用,停药 6 个月后妊娠安全。

（吴　畏）

第二十五章 妇女保健

【重点、难点解析】

本章重点解析妇女保健的工作任务，难点解析妇女各期保健。

一、生殖健康的定义

世界卫生组织给予生殖健康的定义为："在生命所有阶段的生殖功能和生命全过程中的身体、心理和社会适应的完好状态，而不仅仅是没有疾病和虚弱。"

二、妇女保健工作的任务

1. 做好妇女各期保健工作，针对各阶段的生理特点，维护妇女的健康和生命安全。
2. 做好计划生育指导，保证夫妇能对避孕方法知情选择，降低非意愿妊娠的发生。
3. 定期普查普治妇女常见疾病和恶性肿瘤，建立健全妇女防癌保健网，制订预防措施，定期进行普查普治工作。
4. 做好妇女劳动保护确保女职工在劳动中的安全与健康。
5. 加强女性心理保健，化解心理问题，对于不同生理时期及面临生殖器官手术的女性尤其重要。
6. 加强信息管理，获取准确信息是妇女保健管理的基础，也是制订妇女保健新措施、评价现行妇女保健措施的依据。

三、妇女各期保健

1. 青春期保健内容包括劳逸结合，做好卫生指导及适当进行性教育及定期体格检查。
2. 婚前保健包括婚前医学检查、婚前卫生指导及婚前卫生咨询。
3. 做好孕前期保健以充分选择最佳受孕时机，贯彻孕期保健内容以确保孕产妇和围生儿的安全。
4. "五防、一加强"是产时保健重点内容。
5. 产褥期保健以预防产褥感染、支持母乳喂养及指导避孕为重点。
6. 哺乳期用药要慎重。
7. 做好绝经过渡期及老年妇女保健，提高此期妇女生活质量。

【练习题】

一、选择题

（一）A1/A2 型题

1. 哺乳期保健的主要任务是（　　　）
   A. 保护产妇劳动权利 　　　　　　　B. 促成纯母乳喂养
   C. 保证婴儿健康 　　　　　　　　　D. 促进产妇顺利恢复
   E. 降低婴儿死亡率

2. 下面为青春期保健的三级预防的是（　　）
   A. 适当的体格锻炼和劳动 　　　　　B. 合理的营养
   C. 对女青年疾病的治疗和康复 　　　D. 经期保健
   E. 及早筛查出健康和行为问题

3. 产时保健的五防**不包括**（　　）
   A. 防产伤 　　　　　　　　　　　　B. 防滞产
   C. 防感染 　　　　　　　　　　　　D. 防早产
   E. 防窒息

4. 围绝经期保健的内容**不包括**（　　）
   A. 定期体检 　　　　　　　　　　　B. 保持外阴清洁
   C. 注意锻炼身体 　　　　　　　　　D. 进食低蛋白、高维生素食物
   E. 进行肛提肌锻炼

5. 下面为妇女保健行政机构的是（　　）
   A. 人事处 　　　　　　　　　　　　B. 医政处
   C. 妇幼卫生处 　　　　　　　　　　D. 预防保健处
   E. 司法处

6. 下面**不是**围婚保健目的的是（　　）
   A. 减少人群中遗传病的蔓延 　　　　B. 避免有血缘的近亲婚配
   C. 保证健康的婚配 　　　　　　　　D. 保证夫妻感情的持续
   E. 避免遗传病患者之间不适当婚配或生育

7. 下面**不是**妇女保健统计指标的是（　　）
   A. 孕产期保健工作统计指标 　　　　B. 孕产期保健效果指标
   C. 计划生育统计指标 　　　　　　　D. 孕产期保健质量指标
   E. 妇科工作质量统计指标

8. 婚前医学检查的主要内容是（　　）
   A. 对有关婚配问题提供医学意见 　　B. 进行遗传病知识的教育
   C. 对严重遗传病,指定传染病等的检查 D. 进行性卫生知识,生育知识的教育
   E. 对有关生育保健问题提出医学意见

9. 妇女保健的目的是（　　）
   A. 提高妇女自身素质 　　　　　　　B. 促进社会进步

C. 维护和促进妇女的健康　　　　　　D. 保证妇女婚姻自由

E. 降低孕妇死亡率

10. 下列**不属于**妇女保健的是（　　）

A. 青春期保健　　　　　　　　　　B. 孕期保健

C. 围婚保健　　　　　　　　　　　D. 哺乳期保健

E. 儿童期保健

11. 女职工应可以从事的职业是（　　）

A. 矿山井下作业　　　　　　　　　B. 森林伐木作业

C. 每次负重超过 30kg 的作业　　　　D. 司乘人员

E. 脚手架的组装

12. 妇女保健工作任务是做好妇女各期的保健,具体是指（　　）

A. 胎儿期、新生儿期、儿童期、青春期、性成熟期、绝经期

B. 幼年期、青春期、育龄期、围绝经期、老年期

C. 儿童期、青春期、围婚期、孕期、哺乳期

D. 青春期、围婚期、生育期、围产期、围绝经期、老年期

E. 经期、孕期、产期、哺乳期、围绝经期

13. 关于孕期保健,下列叙述**错误**的是（　　）

A. 妊娠期间应避免性生活　　　　　B. 妊娠期衣服应以宽松、舒适为宜

C. 散步是孕妇最好的运动方法　　　D. 妊娠中、晚期提倡坐位淋浴

E. 按时做好产前检查

14. 老年妇女进行肛提肌锻炼的目的是（　　）

A. 缩紧阴道　　　　　　　　　　　B. 防止大便干燥

C. 加强盆底组织的支持力　　　　　D. 促进食物的消化

E. 以上均恰当

15. 下列**不是**妇女保健工作任务的是（　　）

A. 女性心理保健　　　　　　　　　B. 做好妇女各期保健

C. 做好家庭保健　　　　　　　　　D. 做好计划生育技术指导

E. 做好妇女劳动保护

（二）A3/A4 型题

（1~2 题共用题干）

某妇女, 46 岁, 10 年来很少参加单位组织妇女体检,近 1 年经量增多,自己认为是绝经的前兆,未去医院诊治。

1. 关于她的保健观点**不正确**的是（　　）

A. 异常阴道出血应及时就诊

B. 定期体检

C. 防治围绝经期综合征

D. 重视蛋白质、维生素、微量元素的摄入

E. 如无自觉症状,不必保健

2. 在社区医生的建议下, 2d 前该妇女去市中心医院检查,诊断为多发性子宫肌瘤、右侧卵巢肿瘤,拟行子宫切除术 + 右侧附件切除术,对于与妇科手术有关的心理问题,下列恰当的

是( )

    A. 手术切除卵巢或子宫,对受术妇女的健康无影响

    B. 手术切除卵巢,不影响正常月经

    C. 手术切除子宫,会失去女性特征

    D. 手术切除卵巢或子宫,对有较长时间性生活的受术妇女的性欲无明显影响

    E. 子宫次全切除术会增加残端癌的发生率

(三)B型题

(1~2题共用备选答案)

A. 孕产期保健工作统计指标	B. 孕产期保健质量指标
C. 孕产期保健效果指标	D. 妇女病普查普治的常用统计指标
E. 计划生育统计指标	

1. 妊娠期高血压疾病发病率属于( )

2. 人口出生率为( )

二、填空题

1. "五防、一加强"是产时保健重点内容,五防指_____、_____、_____、_____、_____;一加强:是加强对高危妊娠的产时监护和产程中处理。

2. 婚前保健包括_____、_____、_____。

三、名词解释

1. 生殖健康

2. 围生育期保健

四、简答题

1. 妇女保健的工作内容包括哪些?

2. 绝经过渡期主要保健措施有哪些?

五、案例分析题

患者,16岁,学生,14岁月经初潮,月经周期2~5个月,平时酷爱运动,喜欢吃冷饮,此次于停经2月后,阴道出血10d未净,量少,暗红色,家长特别担心,带来医院检查,肛诊:子宫正常大小,略软,B超子宫及双附件均无异常,如何对其进行健康教育?

【参考答案】

一、选择题

(一)A1/A2型题

1. B 2. C 3. D 4. D 5. C 6. D 7. E 8. C 9. C 10. E 11. D 12. D 13. A 14. C 15. C

(二)A3/A4型题

1. E 2. D

（三）B 型题

1. B　2. E

二、填空题

1. 防感染　防滞产　防产伤　防出血　防窒息
2. 婚前医学检查　婚前卫生指导　婚前卫生咨询

三、名词解释

1. 生殖健康是在生命所有各个阶段的生殖功能和生命过程中,身体、心理和社会适应的完好状态。

2. 围生育期保健是在一次妊娠的妊娠前、妊娠期、分娩期、产褥期、哺乳期为孕产妇、胎儿及新生儿期采取的一系列保健措施。

四、简答题

1. 妇女保健的工作内容包括:做好妇女各期保健工作,做好计划生育指导,定期普查普治妇女常见疾病和恶性肿瘤,做好妇女劳动保护、女性心理保健,加强信息管理。

2. 绝经过渡期的保健措施主要包括:①合理安排生活,保持舒畅心情,适当锻炼身体;②防治绝经前期月经失调,重视绝经后阴道流血;③保持外阴部清洁,进行肛提肌锻炼(用力做收缩肛门括约肌动作,每日 3 次,每次 15min),以防治子宫脱垂及张力性尿失禁;④普及防癌知识,定期进行防癌普查;⑤在医师指导下应用激素替代疗法、钙剂及维生素 D 防治绝经综合征、骨质疏松、心血管疾病等,可明显提高围绝经期妇女的生活质量;⑥绝经后 12 个月以内仍应采取适当避孕措施。

五、案例分析题

可从如下三方面进行健康教育:

1. 合理安排生活、劳逸结合,要注意均衡营养,以保证青春期的正常生长发育。

2. 经期也可参加适当运动,但要避免剧烈活动;注意经期卫生,禁止游泳和盆浴,经期注意保暖,避免过冷饮食。

3. 引导少女了解两性差别及性的基本知识,定期体格检查,及早发现并治疗少女常见病。

（张　媛）

第二十六章 妇产科常用手术

【重点、难点解析】

本章重点解析各种手术的适应证、术前术后注意事项等内容。

1. 会阴切开缝合术　是产科常用手术之一，包括会阴左侧后 - 侧切开术及会阴正中切开术。应有指征时进行会阴切开，而非常规切开。切开要掌握时机，缝合解剖层次要清楚，深浅适宜。术后要保持外阴清洁，预防感染。

2. 诊断性刮宫术　刮取宫腔内容物做病理检查协助诊断，以了解子宫内膜变化和有无病变。需要鉴别宫颈管还是宫腔病变时，需对宫颈管及宫腔分步进行刮宫，称分段诊断性刮宫。主要用于疑诊子宫内膜癌者。出血、子宫穿孔、感染是刮宫的主要并发症，注意预防。

3. 经阴道后穹隆穿刺术　可以了解盆腹腔内液体的性状，进行相应的理化检查、病理检查及病原体检查等，协助盆腔疾病的诊治。阴道为女性自然腔道，经阴道后穹隆容易探及盆腔脏器，可用于某些疾病的诊断或治疗。穿刺时注意避免刺入子宫体或直肠。

4. 子宫输卵管造影　是利用导管通过子宫颈管向子宫腔及输卵管注入造影剂，行 X 线透视并摄片，根据造影剂在输卵管及盆腔内的显影情况了解输卵管是否通畅、阻塞的部位及输卵管腔和子宫腔形态。该检查对输卵管阻塞诊断的准确率可达 80%，兼具一定的治疗作用。

5. 阴道镜检查　可将外阴、阴道和宫颈局部放大 10~40 倍，直接观察上皮结构及局部血管形态，以发现与癌有关的异型上皮、异型血管，指导对可疑病变部位的定位活组织检查，辅助诊断宫颈上皮内瘤变及早期宫颈癌，也用于外阴皮肤和阴道黏膜可疑病变部位的观察，以提高宫颈疾病与外阴阴道疾病的确诊率。

6. 宫腔镜检查　是应用膨宫介质扩张宫腔，通过插入宫腔的光导玻璃纤维窥镜连接于摄像系统和监视屏幕，直视观察宫颈管、宫颈内口、子宫内膜及输卵管开口的生理与病理变化，具有放大效应，以便针对病变组织直观准确取材并送病理检查；同时也可直接在宫腔镜下手术治疗。主要并发症包括子宫穿孔、出血、灌流液过量吸收综合征、气体栓塞、泌尿系及肠管等腹腔脏器损伤、盆腔感染、心脑综合征和术后宫腔粘连等，应注意避免。

7. 腹腔镜手术　是在密闭的盆、腹腔内进行检查或治疗的内镜手术操作。有诊断性腹腔镜与手术性腹腔镜，目前应用广泛。

【练习题】

选择题

1. 有关会阴切开术的适应证,以下**错误**的是( )
   - A. 产钳助产
   - B. 会阴坚韧
   - C. 死胎
   - D. 需要缩短第二产程
   - E. 保护胎头预防新生儿颅内出血

2. 会阴后 - 侧切开的长度一般为( )
   - A. 1~2cm
   - B. 2~3cm
   - C. 3~4cm
   - D. 4~5cm
   - E. 5~6cm

3. 分段诊断性刮宫顺序是( )
   - A. 先刮宫颈外口,后刮宫颈内口
   - B. 先刮宫颈内口,后刮宫颈外口
   - C. 先刮宫腔,后刮子宫颈管
   - D. 先刮子宫颈管,后刮宫腔
   - E. 以上都可以

4. **不适合**做诊断性刮宫检查的疾病是( )
   - A. 盆腔炎
   - B. 子宫内膜结核
   - C. 功能失调性子宫出血
   - D. 不孕症
   - E. 子宫内膜癌

5. 异位妊娠破裂腹腔内积液,为明确积液性质选择( )
   - A. 血 HCG
   - B. 超声检查
   - C. 经阴道后穹隆穿刺术
   - D. 腹腔镜检查
   - E. 诊断性刮宫

6. 有关子宫输卵管造影,以下**错误**的是( )
   - A. 可了解输卵管是否通畅
   - B. 可了解宫腔形态
   - C. 可了解输卵管阻塞部位
   - D. 可确诊子宫内膜结核
   - E. 对输卵管阻塞有一定的治疗作用

7. 35 岁女性,宫颈脱落细胞学检查提示 LSIL,下一步正确的处理是( )
   - A. 定期复查
   - B. 分段诊刮术
   - C. LEEP 术
   - D. 阴道镜检查
   - E. 宫颈锥切术

8. 会阴正中切开术的优点**不包括**( )
   - A. 出血少
   - B. 瘢痕小
   - C. 愈合好
   - D. 易缝合
   - E. 不易撕裂肛门括约肌

9. 53 岁经产妇,绝经 1 年后阴道流血两个月,出血量如月经量,以后时多时少,盆腔检查:宫颈光滑,子宫稍大,双附件正常,首选辅助检查是( )
   - A. 宫颈涂片检查
   - B. 分段诊刮

    C. 阴道镜检查   D. 宫颈活检

    E. 阴道涂片雌激素水平测定

10. 38 岁女性,月经量增多 3 个月,超声提示:子宫腔内异常回声,首选辅助检查是(   )

    A. 腹腔镜检查   B. 分段诊刮

    C. 阴道镜检查   D. 宫颈活检

    E. 宫腔镜检查

11. 异位妊娠诊断的金标准是(   )

    A. HCG 检查   B. 超声检查

    C. 阴道后穹隆穿刺   D. 腹腔镜检查

    E. 诊断性刮宫

【参考答案】

1. C 2. D 3. D 4. A 5. C 6. D 7. D 8. E 9. B 10. E 11. D

(赵荣伟)

80